Wolfgang Wendlandt

Abenteuer Stottern

Wolfgang Wendlandt

Abenteuer Stottern

Ganzheitliche Wege und integrative Konzepte für die Therapie und Selbsttherapie

Ein Praxis-Buch

DEMOSTHENES Verlag der Bundesvereinigung Stotterer-Selbsthilfe e.V., Köln

Über den Autor

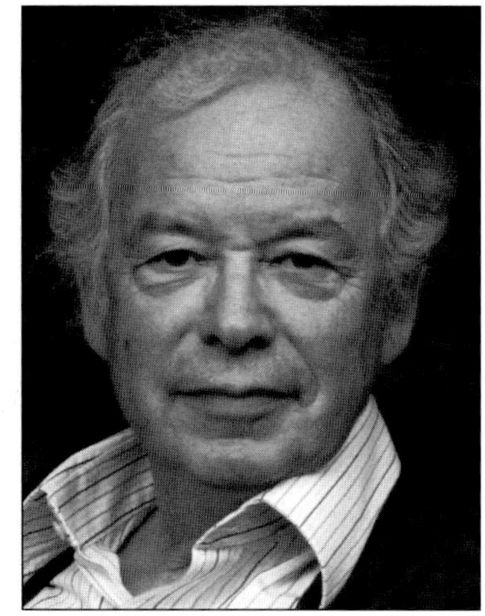

Prof. Dr. Wolfgang Wendlandt, Diplom-Psychologe, war Hochschullehrer für Psychologie mit dem Schwerpunkt Beratung und Therapie an der Alice-Salomon-Hochschule für Sozialarbeit und Sozialpädagogik Berlin. Als Psychologischer Psychotherapeut in Verhaltens- und Gesprächspsychotherapie arbeitet er in eigener Praxis und widmet sich hier, ebenso wie in seiner langjährigen Forschungs- und Lehrtätigkeit, besonders dem Gebiet „Sprache und Kommunikation" sowie der Supervision und Fortbildung von Berufsgruppen, die in der Diagnostik, Beratung und Therapie von Menschen mit Störungen des Sprechens und der Sprache befasst sind. Er hat die wissenschaftliche Auseinandersetzung mit dem Stottern maßgeblich geprägt und ist als Experte auf dem Gebiet des Stotterns international bekannt. Zahlreiche Bücher und Artikel zeugen von seinem Engagement für eine integrative und methodenkombinierte Therapiepraxis. Wolfgang Wendlandt ist verheiratet und hat eine erwachsene Tochter. Experimentierfreude ist für ihn typisch – nicht nur in seiner Arbeit, sondern auch beim Saxophon- und Theaterspielen. Seine Bücher schreibt er am liebsten in der ländlichen Ruhe der Toskana.

www.wendlandt-stottertherapie.de

Impressum

Printed in Germany
Lektorat: Dorothea Beckmann
Satz und Layout: Uwe Bley, www.bleysatz.de
Umschlaggestaltung: Marion Stelter, www.stelter-grafik.de
Titelfoto: © Fotolia / Clivia
Druck: Medienhaus Plump, Rheinbreitbach
1. Auflage 2010

ISBN 978-3-921897-57-7

Inhaltsverzeichnis

Vorwort

Ausgangslage

In diesem Buch stelle ich wesentliche Leitlinien für die Praxis von Stottertherapien vor. Bei der Beschreibung der Therapiepraxis wird deutlich werden, dass ich mich einem ganzheitlichen Anspruch verpflichtet fühle, der nicht auf die Sprechsymptomatik begrenzt ist, sondern die Person in ihrer ganzen Vielfalt betrachtet und sowohl Erfahrungen aus ihrer Lebensgeschichte, als auch ihre aktuelle Lebensweise und ihre Zukunftsideen berücksichtigt. Meine Vorstellungen von Therapiepraxis integrieren unterschiedliche Wissensbestände zum Stottern und verknüpfen verschiedene Therapiekonzepte, auch solche, die als gegensätzlich beschrieben worden sind. Bei den Überlegungen zu einer solchen Therapiepraxis geht es mir darum sicherzustellen, dass Veränderungsmaßnahmen, die für den Einzelnen erforderlich sind, auf die individuellen Besonderheiten der Person abgestimmt werden. Dazu ist es notwendig, logopädische und psychologisch-psychotherapeutische Behandlungsverfahren miteinander zu verknüpfen.

In den Text sind meine bisherigen beruflichen Erfahrungen mit dem Stottern eingegangen – 40 Jahre kontinuierliche Auseinandersetzung mit Theorien und Ergebnissen aus der Stotterforschung und ebenso viele Jahre Arbeit als Stottertherapeut. Eine große Anzahl stotternder Kinder, Jugendlicher und Erwachsener konnte ich auf ihrem Veränderungsweg begleiten. Darüber hinaus hatte ich die Gelegenheit, viele Stottertherapeuten* fortzubilden und zu supervidieren. Alle diese Aktivitäten haben dazu beigetragen, *neun Veränderungsbereiche für die Therapie stotternder Menschen* zu formulieren, die ich in diesem Buch nun erstmalig schriftlich vorstellen kann. Zu meiner großen Freude konnte diese Veröffentlichung nun gerade dort auf den Weg gebracht werden, wo ein wesentlicher Ausgangspunkt meiner eigenen beruflichen Arbeit mit dem Stottern lag – in der Stotterer-Selbsthilfe (vgl. Wendlandt 2009 a).

Die Vielzahl der unterschiedlichen Therapiekonzepte und Behandlungsmethoden, die im Bereich Stottern existieren, und die zum Teil heftig miteinander konkurrieren, verwirren den Neuling manchmal mehr, als dass sie Klarheit brächten. Mit dem vorliegenden Praxisleitfaden steuere ich kein zusätzliches Therapieprogramm bei, das die bestehende Vielfalt noch vergrößert. Vielmehr ging es mir darum, ein System zu schaffen, das Ordnung ins

* Eingedenk der Tatsache, dass es bei den Therapeuten deutlich mehr weibliche und bei den Stotternden deutlich mehr männliche Vertreter gibt, verwende ich im Folgenden – zur besseren Lesbarkeit des Textes – die männliche Form.

Wirrwarr bringt, ein Ordnungssystem, in das sich alle vorhandenen Therapieansätze angemessen einordnen lassen und dabei ihren Wert, den sie sich erarbeitet haben, behalten.

Zur Konzeption des Buches

Während ich in meinem letzten Buch zum Stottern im Erwachsenenalter (2009) allgemeine Erkenntnisse und therapeutisches Grundlagenwissen für die Therapie des Stotterns vermittelt habe, die unabhängig von spezifischen Behandlungsansätzen für jede Art von Stottertherapie Gültigkeit besitzen, gibt dieses Buch – nach einer kurzen Einführung (Teil 1) – in seinem zweiten Teil einen breiten Überblick über diejenigen Arbeitsbereiche, in denen Stottertherapie stattfinden kann. Diese Arbeitsbereiche werden – wie oben bereits erwähnt – als *neun unterschiedliche Zugangswege zur Veränderung stotternder Menschen* begriffen, die in jeder Stottertherapie, mit wechselnder Gewichtung, beschritten werden sollten. Für jeden der neun Zugangswege werden therapeutische Zielsetzungen und darauf bezogene Therapiemethoden ausführlich beschrieben. Dabei wird aufgezeigt, wie sich die Veränderungstechniken und Vorgehensweisen für ihre Anwendung in der Therapiestunde und im Selbsttraining auf vielfältige Weise variieren lassen. Im dritten Buchteil geht es dann um die Kombination, Auswahl und Schwerpunktsetzung von Behandlungsmaßnahmen sowie um die Struktur von Therapiesitzungen und Behandlungsabläufen. Der vierte Buchteil beleuchtet ausgewählte Themen, die bei der Behandlung der Kommunikationsstörung Stottern von besonderer Wichtigkeit sind und gerade im Erwachsenenalter nicht unberücksichtigt bleiben dürfen (z.B.: Rahmenbedingungen von Therapie, therapeutische Nachsorge, In-vivo-Arbeit). Nach den Schlussgedanken (Teil 5) werden in einem umfangreichen Anhang 25 Arbeitsbögen vorgestellt, die ich für die Hand der Therapeuten und Betroffenen geschrieben habe. Sie erleichtern die Therapieplanung und Durchführung, geben aber auch eine gute Orientierung für die Eigenarbeit und das Selbsttraining.

Insgesamt verfolgt das Buch den Anspruch, das Know-how von Stottertherapie zu vermitteln: Das notwendige *Handwerkszeug für den Therapeuten* wird präsentiert, und *hilfreiche Haltungen* für die Therapiedurchführung werden dargelegt. Dabei habe ich mich bemüht, auch solche Behandlungsmethoden und Trainingsmöglichkeiten für den Behandlungsalltag vorzustellen, die in den gegenwärtigen Stottertherapien zu kurz kommen bzw. noch ganz fehlen. Durch Beispiele, therapeutische Dialoge und wörtliche Selbstreflexionen von Klienten (Wiedergabe in anonymisierter Form) werden die Vorgehensweisen anschaulich illustriert und der Zugang zu einer integrativen therapeutischen Arbeit mit stotternden Erwachsenen erleichtert.

Kinder – Jugendliche – Erwachsene

Die neun Veränderungsbereiche bieten aus meiner Sicht einen geeigneten Rahmen für die Arbeit mit stotternden Menschen aller Lebensalter. Dies gilt auch für die meisten der aufgeführten Behandlungsmethoden und Therapietechniken. Die konkreten Durchführungshinweise und Vorschläge für die Therapiestunden und das Selbsttraining sind allerdings, ebenso wie die Arbeitsbögen, immer mit Blick auf die Anwendung in der Erwachsenentherapie geschrieben worden. In diesem Sinne wird das Buch von besonderem Nutzen für den Erwachsenenbereich sein. Andererseits zeigen gerade die vielen detaillierten Beschreibungen von therapeutischen Vorgehensweisen und Übungen exemplarisch auf, wie sich eine Stottertherapie auch mit Schulkindern und Jugendlichen methodisch gründlich und vom Angebot her kreativ und abwechslungsreich gestalten lässt.

Für wen das Buch geschrieben wurde

Das Buch wendet sich an Stottertherapeuten und diejenigen, die es werden wollen. Kolleginnen und Kollegen, die als Stottertherapeuten arbeiten, werden ein gut strukturiertes und reichhaltiges Angebot an Vorgehensweisen für den Therapiealltag vorfinden. Studierende bekommen einen Überblick über die Vielfalt an Behandlungsmöglichkeiten beim Stottern im Erwachsenenalter. Aber das Buch ist auch für die Hand der Betroffenen selbst geschrieben. Sie werden durch die Lektüre angeregt, ihre eigene Kommunikationsstörung aus neuen Perspektiven zu betrachten und ermutigt, neue Wege der therapeutischen Veränderung zu beschreiten. Lehrende und Forschende, die auf dem Fachgebiet des Stotterns arbeiten, erhalten mit der Darstellung der neun Veränderungsbereiche ein ganzheitliches Konzept, nach dem sich Stottertherapie als eine personenzentrierte Behandlungsform vermitteln lässt, die von einem breiten Verständnis gestörter Kommunikation ausgeht.

Dank

In der Vergangenheit habe ich mit einer großen Anzahl erwachsener Stotternder arbeiten dürfen, sowohl in meiner therapeutischen Praxis, als auch in vielen Therapieseminaren, Fortbildungskursen und Workshops. Es sind die Betroffenen selbst, die direkt oder indirekt in diesem Buch zu Worte kommen: Ihre Schicksale, ihr Veränderungswille, ihre Lebensfreude, ihr mutiger Umgang mit dem Stottern, ihre Suche nach neuen Entfaltungsmöglichkeiten, ihre Art und Weise, wie sie ihre Beziehung zu mir gestaltet haben – all das hat Eingang in den Text dieses Buches gefunden. So danke ich allen meinen Klienten von ganzem Herzen für die vielfältigen Anregungen und die große Wertschätzung, die ich durch sie erhalten habe. Ebenfalls danke ich den Verantwortlichen der Bundesvereinigung Stotter-Selbsthilfe für die gute kooperative Zusammenarbeit bei der Herausgabe dieses Buches.

Meinen ganz besonderen Dank hat Dorothea Beckmann verdient. Sie hat mit großer Sorgfalt das Gesamtmanuskript durchgesehen, gründlich korrigiert und dabei vielfältige und sehr fachkundige Anregungen gegeben, die zur Verbesserung des Textes beigetragen haben.

Berlin, im Februar 2010

I. Einleitung: Stottertherapie – ganzheitlich, integrativ, personenbezogen

In der Einleitung werden einige wesentliche Ansprüche an Stottertherapien formuliert, die mit den Begriffen „ganzheitlich", „integrativ" und „personenbezogen" zu charakterisieren sind. Dabei wird die Verschiedenartigkeit individueller Stotterbehandlungen herausgestellt, die große Flexibilität seitens des Therapeuten erfordert. Es wird deutlich, dass sich Selbsttherapien, die Betroffene in Eigenregie voranbringen, nicht nur an Therapiemethoden oder -techniken orientieren dürfen. Abschließend wird ein Überblick gegeben über die gegenwärtig praktizierten Therapieansätze im deutschen Sprachraum.

Tina und Heiko treffen sich zufällig am Hauptbahnhof, zwei Erwachsene, die sich aus der Schulzeit kennen. Beide stottern. Sie beschließen einen Kaffee zu trinken. Noch ist ein bisschen Zeit bis ihre Züge kommen.

Tina: „Heiko, wie kommst Du denn heute mit Deinem Stottern klar?"
Heiko: „Geht schon. Was soll man machen?"
Tina: „Na ja, es ist bei Dir nicht viel besser geworden, wie mir scheint."
Heiko: „Oooch... Muss man mit leben."
Tina: „Ich war nach dem Schulwechsel in einem Sprachheilheim. Hat mir viel gebracht."
Heiko: „Ich in der logopädischen Einzeltherapie."
Tina: „Und?"
Heiko: „Hat nicht wesentlich geholfen."
Tina: „Wir haben in der Gruppe gearbeitet. So mit Bewegung. Und Atmung. Und mutig sein. Auftreten und so."
Heiko: „Ne richtig gute Therapie hab ich noch nicht gefunden. Hab 'n bisschen Autogenes Training ausprobiert. Und Akupunktur. Und dann kam Amsterdam, mit Atemstütze und Zwerchfell und so."
Tina: „Hab' ich von gehört. Man braucht ein bisschen Zeit, bis man weiß, was einem hilft."
Heiko: „Vielleicht sollte ich doch noch mal auf Hypnose machen."
Tina: „Du musst Dich schon intensiv drauf einlassen. Ich merke das bei meiner Gesprächstherapie, die ich gerade mache."
Heiko: „Na, ja ...."
Tina: „Oder Selbsthilfe! Bist Du mal in 'ner Gruppe gewesen?"
Heiko: „Neee, das war nix. Die haben immer so laut getönt. Naturmethode."
Tina: „Die Hausdörfer-Woche auf Sylt war toll, kann ich Dir empfehlen. Nette Leute..."
Heiko: „Überzeugt mich alles nicht. Ich glaub' ich wandere aus!"
Tina: „Wegen des Stotterns?"
Heiko: „Ach Quatsch, ich mein' nur so ... Na ja, vielleicht sollte ich doch noch mal in Kassel nachfragen. Die haben so ein Computerprogramm mit hohen Erfolgszahlen."
Tina: „Hast Du denn jetzt wenigstens 'ne Freundin?"
Heiko: „Na klar!" (er guckt auf die Uhr) „Jetzt muss ich!"
Tina: „Na, dann viel Glück! Tschau. Und ruf mal an!" (Tina gibt ihm ihre Handynummer)
Heiko: „Ja, mach ich mal."
Tina: (lächelt)
Heiko: (rennt davon)

Ganzheitlicher Zugang

In der Stotterbehandlung finden wir noch immer Therapieansätze, bei denen es schwerpunktmäßig lediglich um die Verflüssigung der sprechmotorischen Symptome geht. Es handelt sich um Konzepte, die bemüht sind, ein wesentliches Merkmal der Kommunikation stotternder Menschen, nämlich ihr stotterndes Sprechen, zu verändern. Dazu werden kunstvolle Trainingsabläufe zur Modifikation der Stotterereignisse trainiert (Modifikationstechniken) oder Vorgehensweisen zur Veränderung der individuellen Sprechweise (Fluencyshaping) erprobt. Sprechunsicherheiten und Ängste, die im Rahmen der individuellen Stotterentwicklung entstanden sind, werden mit Hilfe von Techniken zum Angstabbau (meist Desensibilisierungsmaßnahmen auf verhaltenstherapeutischer Grundlage) zu beseitigen versucht. Diese vor allem übungsorientierten Behandlungsverfahren können wir als „Stottertherapien im engeren Sinne" verstehen (vgl. Wendlandt 2009, S. 23). Sie scheinen dem Selbstverständnis vieler Stottertherapeuten zu entsprechen, die in ihrer Berufsrolle eher als „Trainer" arbeiten, denn als „Therapeuten". Der für den Gesprächspartner besonders auffällige Teil der komplexen Kommunikationsstörung, das gestotterte Sprechen, wird zum Gegenstand der Veränderung gemacht. Demgegenüber werden die vielen anderen körperlichen, emotionalen, kommunikativen und sozialen sowie die sehr bedeutsamen kognitiven Begleitsymptomatiken, die sich im Laufe einer langen Stottergeschichte zu einer komplexen Gesamtsymptomatik zusammengefügt haben, in solchen Verfahren nur begrenzt einer gezielten und professionellen Veränderungskunst zugeführt. Hier fehlen noch immer ganzheitliche Behandlungskonzepte, die die Auswirkungen des Stotterns auf die Person, ihre Lebensweise sowie ihre Interaktion mit den Bezugspersonen und ihrer Umwelt mit in den Blick nehmen und dabei auch die Teilhabe des Stotternden an gesellschaftlichen Prozessen einbezieht.

Stottertherapeuten sollten ihre Identität aus der Rolle des ‚Therapeut-Seins' beziehen, was bedeutet, „dass sie über die Kompetenzen zur ‚therapeutischen' Bearbeitung des Stotterns verfügen müssen. Hierzu gehört die Beherrschung eines breiten Spektrums an Therapiemethoden, ebenfalls das psychologisch-therapeutische Wissen, unter welchen Bedingungen sich Menschen mit ihren chronischen Symptomatiken verändern … Darüber hinaus benötigen professionelle Stottertherapeuten natürlich selbst die Bereitschaft und jene Fähigkeiten, um Veränderungen im eigenen Verhalten, in den eigenen Einstellungen und Gefühlen möglich zu machen. Diese Offenheit für anstehende eigene Veränderungsschritte lässt sich durch Selbsterfahrung, Eigentherapie und Supervision ausbilden und stärken." (Wendlandt 2009, S. 25)

Mit dem vorliegenden Buch wird der Versuch unternommen einen ganzheitlichen Zugangsweg zu Menschen, die stottern, aufzuzeigen. Dazu werden neun Veränderungsbereiche beschrieben, die die Unterschiedlichkeiten stotternder Personen und ihres Stotterns berücksichtigen. Therapiearbeit mit stotternden Menschen findet in diesem Sinne immer in einem oder mehreren (manchmal allen) dieser Veränderungsbereiche statt:

- Veränderungsbereich 1: **die Körperlichkeit des Stotterns**
- Veränderungsbereich 2: **die Angst und Vermeidung**
- Veränderungsbereich 3: **die sprechmotorische Stottersymptomatik**
- Veränderungsbereich 4: **die Art und Weise des individuellen Sprechens**
- Veränderungsbereich 5: **die kommunikativen Fähigkeiten**
- Veränderungsbereich 6: **die Selbstsicherheit und das Selbstvertrauen**
- Veränderungsbereich 7: **die Kognitionen, Einstellungen und Überzeugungen**
- Veränderungsbereich 8: **die Lebensentwürfe**
- Veränderungsbereich 9: **das Verhalten und die Einstellungen von Bezugspersonen**

Integratives Konzept

Es ist bereits angeklungen: Die vielerorts noch immer geführte Diskussion zum „Entweder-Oder“ bestimmter Therapieansätze gehört einem überholten Verständnis von Gesundheit und Krankheit an. Heute gilt es, den Blick für das „Sowohl-als-auch“ von Behandlungswegen zu weiten und Offenheit für eine integrative Behandlungspraxis zu pflegen. Erst mit dem Blick auf die Vielfalt unterschiedlicher Zugangswege zur Veränderung eines stotternden Klienten kann es dem Therapeuten gelingen, überdauernde Erfolge bei unterschiedlichen Menschen zu erzielen. Beim Verfassen dieses Buches hat mir dieser Gesichtspunkt als eine wesentliche Leitidee gedient und zur Ausformulierung der *neun Veränderungsbereiche für die Therapie stotternder Menschen* geführt (s. Kapitel 1 bis 9). Ziele und Behandlungsmethoden in den einzelnen Veränderungsbereichen stehen in engem Bezug zueinander und lassen sich in einer Therapie gut miteinander verknüpfen. Der Leser erhält auf diese Weise Einblick in eine Therapiepraxis, die Behandlungsmethoden und Therapietechniken miteinander kombiniert, die an anderer Stelle unverbunden nebeneinander stehen oder als nicht kombinierbar bezeichnet werden.

Bei den neun Veränderungsbereichen handelt sich aus meiner Sicht um diejenigen Behandlungsbereiche, in denen nach dem gegenwärtigen Wissensstand jede Art von professioneller Stottertherapie stattzufinden hat. Und: Alle anerkannten, wissenschaftlich fundierten Therapiekonzepte des Stotterns, lassen sich mit ihrem Behandlungsrepertoire einem oder mehreren dieser neun Veränderungsbereiche zuordnen.

Personenbezogenes therapeutisches Vorgehen

Wer braucht was? Welche Maßnahmen benötigt Tina, welche Heiko, um zufriedener ihre tagtäglichen Kommunikationsabenteuer bestehen zu können? Wie muss die Therapeutin ihre Sitzung mit der lebhaften Bernadette gestalten, wie mit dem redescheuen Jonas? Nicht nur die stotterspezifischen Behandlungsmethoden müssen sich unterscheiden, auch die Art ihrer Anwendung, die konkrete Durchführung der Therapiestunden muss sich auf die Verschiedenartigkeit der Person von Tina und Heiko, Bernadette und Jonas beziehen. Arbeitsbögen, die für Ella geeignet sind, langweilen Clemens. Therapiebeispiele, die bei Jonas zentrale Erkenntnisse auslösen, lassen Ella unberührt. Tina braucht andere Hausaufgaben als Clemens! Und vielleicht bringen Selbstwert stärkende Maßnahmen für Heiko viel mehr als sprechmotorische Übungen, während letztere gerade bei Ella Wunder wirken.

Therapie ist immer eine sehr persönliche Angelegenheit. Sie muss auf die Individualität des Einzelfalls zugeschnitten sein. Und wer als stotternder Erwachsener meint, einfach nur den Weg nachschreiten zu brauchen, den Klaus in zwei Jahren gegangen ist und zu dem er in der Selbsthilfegruppe alle bekehren möchte, wird in seiner Selbsttherapie scheitern. Also: Wegen der Verschiedenartigkeit der Personen mit ihren jeweils sehr individuell ausgeprägten Symptomatiken und ihren sehr unterschiedlichen Vorerfahrungen mit Stottertherapie muss eine professionelle Behandlung in der Lage sein, unterschiedliche Zielsetzungen, Veränderungsmethoden und Durchführungsbedingungen für den einzelnen Betroffenen zur Verfügung zu stellen.

Der Begriff „personenbezogen“ stellt darüber hinaus einen Fachbegriff dar, der aus der „Gesprächspsychotherapie“ und der „Klientenzentrierten Beratung“ nach Rogers (2004) kommt und gleichbedeutend mit „klientenzentriert“ verwendet wird. Personenbezogen oder klientenzentriert meint dann eine spezifische Haltung, die die Gesprächsführung des Stottertherapeuten bestimmt, darüber hinaus aber auch sein gesamtes therapeutisches Handel prägt. Typisch dafür ist vor allem eine annehmend-wertschätzende und aufrichtig-echte Bezugnahme zum Klienten, die sich in einem einfühlenden Verstehen und Verbalisieren ausdrückt. – Einzelheiten zu diesen drei

Variablen „Positive Wertschätzung/Emotionale Wärme", „Echtheit und Kongruenz" sowie „empathisches Verstehen" finden sich bei Weinberger (2004), Steinebach 2006 a, Kriz u. Slunecko (2007), Kriz (2007) und Langenfeld u. Notdurft (2007).

Flexibilität für die Verschiedenartigkeit bewahren

Die Grundhaltungen „ganzheitlich", „integrativ" und „personenbezogen" sollen als Zielvorgaben verstanden werden. Wir können uns bemühen, ihnen in unserem konkreten Alltag von Therapie und Selbsttherapie schrittchenweise näher zu kommen. Natürlich ist es oft viel leichter, sich an vorhandenen Behandlungsprogrammen und festgelegten Abfolgen von Therapieschritten zu orientieren oder sich ein „ausgewogenes Menü" für alle Veränderungswilligen zu erarbeiten, das sich jederzeit aus der Schublade ziehen lässt. Ja, das wäre beruhigend und würde Stottertherapie zu einer leichteren – wenn auch nicht immer erfolgreichen – Angelegenheit machen. Demgegenüber erscheint es heute notwendig, einen schwierigeren Weg zu gehen: Jedes Mal aufs Neue verlangt die therapeutische Zusammenarbeit ein hohes Maß an Flexibilität. Der Therapeut muss die Verschiedenartigkeit der Menschen akzeptieren, sie wahrnehmen und sich immer wieder aufs Neue auf die gegebenen Unterschiede seiner stotternden Klienten einlassen.

„Stotternde Menschen haben, wenn sie erwachsen geworden sind, eine Vielzahl an Kenntnissen und Fähigkeiten sammeln können, die ihnen die Bewältigung ihres Alltags ermöglicht. Manche stotternde Erwachsene wünschen sich in bestimmten Lebensphasen oder für bestimmte Lebensaufgaben die Unterstützung durch eine Therapie. Wenn es ihnen dabei um eine Verbesserung ihrer kommunikativen Kompetenzen geht, beginnen sie mit einer Stottertherapie. Der Therapeut betrachtet das breite Spektrum an Handlungsmöglichkeiten seines Klienten und überlegt mit ihm, welche Fähigkeiten noch gestärkt, welche Handlungsbarrieren noch abgebaut werden sollten. Dabei werden meist mehrere Arbeitsbereiche festgelegt, die sich beispielsweise auf das sprechmotorische Verhalten, auf den Umgang mit Ängsten, auf die Veränderung negativer Einstellungen, auf die allgemeine körperliche Verspanntheit oder auf die Interaktion mit Bezugspersonen beziehen. In diesen Arbeitsbereichen [...] geht es um Veränderungsprozesse – der Therapeut wählt geeignete Methoden aus, um die angezielten therapeutischen Veränderungen einzuleiten. Die eingesetzten Methoden dienen der Erreichung individueller Ziele. Nicht der Stotternde wird einer spezifischen Methode zugeordnet, sondern umgekehrt: die Methode wird der Person zugeordnet. Genauer: Der Therapeut wählt aus einem Repertoire an methodischen Behandlungsbausteinen diejenigen Methoden aus, die die Zielerreichung am ehesten wahrscheinlich machen." (Wendlandt 2009, S. 24 f)

Selbsttherapie

Die in diesem Buch aufgeführten Hinweise richten sich auch an diejenigen stotternden Erwachsenen, die sich selbst auf einen intensiveren Prozess der Eigenarbeit einlassen bzw. in Zusammenarbeit mit einer Selbsthilfegruppe langfristig und selbstbestimmt, sowie in kooperativem Austausch mit Gleichbetroffenen und Gleichmotivierten ihre Veränderungsarbeit in die eigenen Hände nehmen möchten. Vielleicht braucht es hier und da dann auch einmal eine Diskussion mit einem Therapeuten, der mit Anregungen unterstützt. Auf jeden Fall braucht es Offenheit, Mut und Neugier, um das Abenteuer Stottern bewältigen zu können.

Zum gegenwärtigen Stand der Stottertherapie. Oder: Dominanz zweier Behandlungsansätze

Bevor ich mein eigenes Behandlungskonzept für die Erwachsenen-Therapie des Stotterns im Einzelnen vorstelle, möchte ich zur besseren Orientierung des Lesers einen stichwortartigen Überblick über die gegenwärtigen Behandlungsansätze des Stotterns im deutschen Sprachraum geben (siehe Tabelle 1). Obwohl von einer geradezu sprichwörtlichen Vielfalt an Therapiemethoden und Vorgehensweisen in der Behandlung des Stotterns ausgegangen wird, lassen sich fast alle diese zur Zeit bei uns praktizierten Verfahren im Grunde genommen nur zwei unterschiedlichen Therapieansätzen zuordnen, der „Stottermodifikation" und dem „Fluencyshaping-Ansatz". Beide Ansätze beziehen sich, auch wenn sie zum Teil sehr unterschiedliche Interventionsmethoden nutzen, auf die Sprechproduktion, also auf die Art und Weise wie jemand stottert oder seine individuelle Sprechweise gestaltet. Es handelt sich um „Stottertherapien im engeren Sinne" (Wendlandt 2009, S. 23 f). Zusätzlich kommen „Methodenkombinierte Ansätze" zum Einsatz, die unterschiedliche Behandlungsverfahren integrieren.

Tabelle 1: Behandlungsansätze

Fluencyshaping-Ansätze: Das Sprechen modifizieren!
• *Ansätze zur Sprechmodifikation* wirken auf die individuelle Sprechweise des Stotternden ein. Dieser lernt, typische Merkmale seines Sprechens anders zu gestalten, z.B. Kraft und Tempo zu reduzieren, mit mehr Betonung oder mit einem weicheren Stimmeinsatz zu reden. Mit der Variation des Sprechablaufes, der Stimmgebung und / oder der Artikulation und mit konsequenten Anwendungsübungen im Alltag festigt der Betroffene sein neues Sprechmuster, das ihn nun zu einer deutlichen Reduktion seiner Symptomhäufigkeit und -stärke gelangen lässt.
• Behandlungsverfahren zur Sprechmodifikation werden auch mit den Begriffen „Sprechtraining" oder „Sprechübungsbehandlung" bezeichnet.
• Im deutschen Sprachraum findet eine schwerpunktmäßige Modifikation der individuellen Sprechweise von Stotternden beispielsweise im Rahmen folgender Therapieansätze statt: Therapieansatz von Fernau-Horn (1969), *Tönen* nach Hausdörfer (1994), Weiterführung durch Wauligmann (1996, 2010); *Naturmethode* nach Muirden (2003), Therapie nach Richter (2003: s. auch Richter u. Wertenbroch 1986); *Koordinierte Stotterkontrolle* (Jacobsen 1992), *Kasseler Stottertherapie* (von Gudenberg 2006).
Stottermodifikation: Die Symptome verflüssigen!
• *Ansätze zur Stottermodifikation* haben das Ziel, den Stotternden zu befähigen, seine Stotterersymptome systematisch zu verändern, ohne dass er dabei seine individuelle Sprechweise modifizieren müsste. Der Betroffene lernt, „anders" zu stottern, d.h. unmittelbar bevorstehende oder gerade stattfindende Stotterereignisse (die sog. Kernsymptomatik) zu „verflüssigen", sie weicher und unauffälliger zu gestalten sowie Flucht- und Vermeidungsverhalten (die sog. Begleitsymptomatik) aufzulösen. Als Verflüssigungstechniken können beispielsweise *der Pullout* oder das *Stoppen* eingesetzt werden.
• Die Stottermodifikation umfasst auch Maßnahmen zur Desensibilisierung von Sprech- und Stotterangst (beispielsweise durch den Einsatz des *Pseudostotterns*) und fördert damit ein unbefangenes Kommunizieren des Stotternden in seinem Lebensalltag (Wendlandt 1987 a,b; Koch 1998, Zückner 2008).
• Die Ansätze zur Stottermodifikation wurden in den USA entwickelt (Sheehan 1970, van Riper 1973) und sind unter dem Begriff „Non-avoidance-Therapien" in Deutschland bekannt geworden (vgl. Hood 1978, Wendlandt 1984 a). Sie werden heute manchmal verkürzt auch als *Blocklösetechniken* bezeichnet.
• Im deutschen Sprachraum werden – neben meinem eigenen Therapiekonzept zur Stottermodifikation (Wendlandt 1987 a, b) – Therapieansätze zur Stottermodifikation vor allem in Form von Behandlungsprogrammen durchgeführt: siehe das *Successful Stuttering Management Program* von Breitenfeld u. Rustad Lorenz (deutsche Übersetzung: Stotterer-Selbst-Management-Programm, 2002; vgl. auch Engelken, 2008); das *Nonavoidance-Therapiekonzept zur Stottermodifikation* von van Riper (1973 / 1986); die *van-Riper-Therapie* als Selbstbehandlungsprogramm für Einzelne und Gruppen von Kellner (1993); die *Van-Riper-Therapie* als Intensiv-Intervall-Behandlung durch Starke (1995); die *Intensiv-Modifikation Stottern* von Zückner (2008); der *Konfrontationsansatz* von Rauschan u. Welsch (2008).
Kombination von Maßnahmen zum Fluencyshaping und zur Stottermodifikation
• Aufgrund fehlender wissenschaftlicher Daten zur Indikationsstellung kann vor einer Behandlung nicht entschieden werden, welche Therapiemaßnahme für welchen Klienten die prognostisch günstigsten Ergebnisse erwarten

lässt. Der kombinierte Einsatz von Therapiemethoden zur Stottermodifikation und zum Fluencyshaping ergibt sich folgerichtig als ethische Notwendigkeit (vgl. Natke 2005; Fiedler 2009; Wendlandt 2009).	
• Entsprechende kombinierte Behandlungsansätze findet man im deutschen Sprachraum für erwachsene Stotternde beispielsweise in stationären Therapieeinrichtungen (vgl. Prüß 2000; Herziger 2007), ebenso in der ambulanten therapeutischen Versorgung (vgl. Wendlandt 1984 a, Kuhr 1991).	
Kombination von sprechmotorischen und kommunikationsbezogenen Interventionen mit psychotherapeutisch orientierten Methoden	
• Neben der Kombination von Maßnahmen zum Fluencyshaping und zur Stottermodifikation wird in ausgewählten Behandlungskonzepten der zusätzliche Einsatz psychotherapeutisch orientierter Methoden propagiert (vgl. hier wieder Prüß 2000, Herziger 2007, Wendlandt 1984 a und Kuhr 1991).	
Weitere Therapieansätze	
• *Medikamentöse Behandlung:* Trotz immer wieder neuer medizinischer Forschungsbemühungen gibt es noch keine medikamentöse Therapie, die Stottersymptome langfristig unter Alltagsbedingungen abzubauen vermag (vgl. Oertle 1998, Natke 2005).	
• *Therapie mit Hilfe apparativer Verfahren:* Apparative Hilfen, die akustisch z.B. einen Sprechtakt vorgeben oder die eigene Stimme über Kopfhörer verzögert rückmelden, können das Auftreten von Stottersymptomen ausschalten, führen aber in gerätefreien Alltagssituationen nicht zu einer Beseitigung des Stotterns (vgl. Oertle 1998, Natke 2005). Nebenwirkungen, wie die Abhängigkeit vom Gerät, sind vorprogrammiert (vgl. Bahlmann 2006).	
• *Unspezifische Behandlungsansätze:* Therapieverfahren, die in unserem Gesundheitssystem für unterschiedliche Störungsbilder zur Anwendung kommen (z.B.: Gesprächspsychotherapie, Psychoanalyse, Kunst- und Musiktherapie), bleiben meist ohne spezifische Auswirkungen auf die sprechmotorischen Symptome, tragen in der Regel aber zur Stärkung der Person und zur Förderung ihrer individuellen Entwicklung bei.	
Unseriöse Therapieangebote	
• Leider lassen sich Stotternde immer wieder von *unseriösen Therapieangeboten* ködern, die als Intensiv-Kuren, 10-Tages-Kurse oder ähnliche Schnellverfahren angepriesen werden. Einschlägige Therapieratgeber (Schindler 1998, Oertle 1998) informieren, wie man Wunderheilern auf die Schliche kommen kann.	
„Therapien, denen man das Etikett ‚unseriös' oder ‚unethisch' zuweisen kann ... treten im allgemeinen dadurch hervor, dass sie entweder versprechen, durch ihre Methode oder Behandlung eine Heilung des Stotterns zu erreichen, oder sie geben vor, dass jeder oder jede Stotternde durch ihre Behandlung flüssiges Sprechen erreichen kann, ihre Methode sozusagen unfehlbar ist (für den Fall, dass die versprochene Sprechflüssigkeit nicht eintritt, trägt dann der Patient die Schuld: die Methode oder die Qualität der Therapiedurchführung werden absolut nicht in Zweifel gezogen)." (Zückner 2001, S. 42)	

Wie in Tabelle 1 erkennbar, besteht gegenwärtig eine Dominanz zweier Behandlungsansätze. Dabei sind in der Fachöffentlichkeit und in der Stotterer-Selbsthilfebewegung deutliche Vorbehalte von Non-avoidance- gegenüber Fluencyshaping-Therapeuten und umgekehrt zu beobachten. Nicht selten zeigt sich unter ihnen ein Abgrenzungs- und Profilierungsgehabe, das von der Überlegenheit der eigenen Therapierichtung ausgeht. Allerdings kann erwartet werden, dass diese unproduktive Arbeitshaltung zunehmend der Vergangenheit angehören wird, zumal Diskussionen in Gang kommen, die eine Kombination beider Therapieansätze für individuelle Behandlungspläne für sinnvoll erachten und eine Integration mit psychotherapeutisch orientierten Ansätzen favorisieren (siehe oben). Neben den vor allem verhaltenstherapeutisch orientierten komplexen Therapiekonzepten werden vereinzelt individualpsychologische Therapieansätze durchgeführt (Schoenaker 1981, Waas 1999) oder auch tiefenpsychologisch fundierte Vorgehensweisen (z.B. Kollbrunner 2004) zur Stotterbehandlung empfohlen. – In den folgenden Kapiteln dieses Buches wird eine Fülle an Argumenten für eine konzeptionelle Offenheit und Methodenvielfalt zusammengetragen und eine schulenübergreifende Behandlung favorisiert.

II. Neun Veränderungsbereiche für die Therapie und Selbsttherapie stotternder Erwachsener

In neun Kapiteln werden unterschiedliche Zugangswege zur Veränderung stotternder Menschen dargestellt:

- die Körperlichkeit des Stotterns
- die Angst und Vermeidung
- die sprechmotorischen Symptome
- die individuelle Sprechweise
- die kommunikativen Fähigkeiten
- Selbstsicherheit und Selbstvertrauen
- die Einstellungen und Überzeugungen (Kognitionen)
- die Lebensentwürfe
- die Beziehungen zu Bezugspersonen

Zu jedem dieser neun Veränderungsbereiche wird ein zusammenfassender Überblick gegeben, Bergriffsklärungen werden vorgenommen und Zielsetzungen für die Therapie und Selbsttherapie formuliert. Es folgt dann ein Spektrum an Behandlungsmethoden, mit denen sich die Zielsetzungen des jeweiligen Veränderungsbereiches erreichen lassen. Dabei wird das konkrete Vorgehen für Therapiesitzungen bzw. Selbsthilfemaßnahmen ausführlich dargestellt und anhand von Beispielen veranschaulicht. Arbeitsbögen erleichtern die therapeutische Umsetzung und helfen dem Therapeuten und dem erwachsenen Stotternden die Veränderungsmaßnahmen zu strukturieren.

Manne, ein stotternder Mitarbeiter, „wird von Dr. Sommer gebeten, zu einer sachlichen Frage Stellung zu nehmen, nachdem Sommer ihn wegen der Attacke auf Napoleon zusammengeschissen hat. Ihm versagt der Kiefer, seine Ohren sausen, der Rotz, den er vorhin heruntergeschluckt hat, steht ihm vor der Mandel. Sein Frosch quakt gehässig dazwischen. Manne poltert wie Kartoffeln, die eine Treppe unaufhaltsam hinabkullern, er kriegt seine davon galoppierende Sprache nicht mehr ein. Der Brustkorb ist aufgeplustert von überflüssiger Luft, wäre sinnvoll zum Langsteckentauchen, aber nicht zum Sprechen, dieser Luftsack drückt ihm die Kehle ab. Am Anfang muss er jedes Wort einzeln herauswürgen. 'Ich wollte sagen', will er sagen, und das hört sich so an: beim 'Ich' hält er den Mund weit offen, verdreht die Augen, die Schultern werden spitz, der Hals verschwindet darin, der Kopf wie aufgepumpt. Schließlich lässt der Überdruck das Wort entstehen, bis es herausgeschnellt kommt nach langen Sekunden des Pressens und Würgens. Das ‚wollte' lässt die Backen anschwellen, die Kehle hält der Frosch besetzt, er ähnelt einem Biber, der die oberen Schneidezähne auf die Unterlippe beißt. So formt sich das W. Der Vokal lässt ihn erscheinen wie einen unglücklichen Chorknaben bei 'O du fröhliche'. Er atmet schwer und schmeißt das Wörtchen von sich, warum nicht gleich so. Mit dem letzten Ausatmungsrest erwischt er, mit einem zierlichen Stimmchen, noch das Wort 'sagen'. Was wollte er sagen?"

(in: H. Strätz, 1983, S. 54 f.)

1. Körperbezogene Modifikation

Wahrnehmung, Sensibilisierung und Entspannung

Überblick

Stottern ist ein Phänomen, das sich als motorisches Verhalten zeigt und mit körperlichen Erregungszuständen einhergeht (z.B. Herzjagen und Schwitzen). Typische Verspannungen haben sich verselbstständigt (z.B. in Muskelpartien des Mundes, der Zunge und des Bauches), zeigen sich aber auch in solchen Muskelgruppen, die mit dem Sprechen nicht unmittelbar in Beziehung stehen (z.B. als Mitbewegungen der Extremitäten). Der spannungsreiche Umgang mit dem Stottern hat in der Regel Auswirkungen auf die gesamte Körperhaltung (z.B. Festigkeit der Sitz- und Standposition) und das allgemeine Körperempfinden (z.B. häufige Angespanntheit und Erschöpfung). Die körperliche Seite des Stotterns hat sich bei vielen Betroffenen zu einer Gewohnheit verfestigt, die meist nicht mehr differenziert wahrgenommen wird. In der therapeutischen Arbeit gilt es, eine präzise Wahrnehmung für den eigenen Körper zu entwickeln und mit Hilfe unterschiedlicher Sensibilisierungs- und Entspannungsverfahren Einfluss auf die beim Kommunizieren auftretenden körperbezogenen Verspannungen zu gewinnen.

„Was? Ich stottere mit dem großen Zeh?"
„Ja", antwortet die Therapeutin, „ja! Aber auch mit dem Nacken, der Kopfhaut und dem linken Oberschenkel!"
„Neeee … Wirklich?"

Individuelle Bewegungs- und Verspannungsmuster

Stottern zeigt sich in muskulären Verspannungen des ganzen Körpers, nicht nur im Lippen- und Halsbereich. Wer jahrelang gestottert hat, spürt meist selbst nicht mehr den blitzschnellen Spannungsanstieg, wenn das Sprechen unmittelbar bevorsteht, spürt nicht das leichte Vorschieben des Kopfes, die Festigkeit in den Nackenmuskeln, die leichte Gewichtsverlagerung auf die rechte Pobacke, während der Oberschenkel hart wird und die Zehen des rechten Fußes sich anspannen. Die Bauchdecke verspannt, der linke große Zeh wird nach oben gezogen. Jede stotternde Person hat ihre individuell typische „Körper-Haltung", hält mehrere Körperpartien auf ihre Weise „fest". Typische Bewegungsabläufe zeigen sich, noch bevor sich der Mund zum Reden öffnet. Und wenn das Sprechen dann erfolgt, kommt es mit einer bestimmten Geschwindigkeit daher, mit einem bestimmten Rhythmus, zeigt sich als automatisierte und damit eingeschliffene Sprechbewegung. Und auch beim Sprechen selbst setzen Stotternde meist zu viel Spannung ein – die Kraft beim Sprechen kann nicht angemessen dosiert werden. Übermäßiger Krafteinsatz führt zu einer hohen Frequenz an Wiederholungen und einer deutlich erhöhten Sprechgeschwindigkeit (de-de-de-de-de-de-denken). Die Angestrengtheit beim Sprechen können Außenstehende auch anhand einer übermäßigen Lautstärke oder anhand des Ansteigens der Tonhöhe (der Stimmlage) „heraushören". Das Zuviel an Kraftanstrengung wird beim tonlosen Pressen, bei der Stotterblockade, ganz offensichtlich.

Automatisierung

Wir dürfen nicht erwarten, dass langjährig Stotternde über eine differenzierte Selbstwahrnehmung des eigenen Sprechvorganges verfügen – dazu müssen sie meist erst gezielt angeleitet werden. Zur Stottersymptomatik bei Erwachsenen gehört es, dass die mit dem Stottern einhergehenden körperlichen Abläufe unterhalb der Wahrnehmungsschwelle liegen, d.h. sie werden nicht (oder nur unvollkommen) wahrgenommen: So werden 30 bis 70 % der Symptomereignisse gar nicht registriert, typische Bewegungsmuster (z.B. Mitbewegungen) können oft nicht beschrieben werden, das Ausmaß der gesamtkörperlichen Verspanntheit, aber auch die Intensität der eingesetzten Kraft beim Sprechen wird unterschätzt. Viele Automatismen, die der Zuhörer wahrnehmen kann, sind dem Betroffenen nicht mehr zugänglich, sie sind „ausgeblendet", laufen unbewusst ab. Dies ist ein üblicher Vorgang bei Gewohnheiten, die sich verselbstständigt haben – er lässt sich nicht nur beim Stottern beobachten, sondern auch bei anderen motorischen Bewegungsabläufen (z.B. Ticks). Das „Ausblenden" oder „Abspalten" kann als ein sinnvoller Schutzmechanismus begriffen werden, der einen leichteren Umgang mit der ständigen Normabweichung sichert und permanenten Kränkungen vorbeugt. Andererseits gibt es eine ganze Reihe an Automatismen, die dem Betroffenen sehr wohl zugänglich sind, wie z.B. das Sprechtempo oder die Intensität des Krafteinsatzes, die dennoch nicht korrekt bewertet werden – über die Jahre hinweg hat sich bei vielen Betroffenen ein subjektiver Beurteilungsmaßstab entwickelt: Die Einschätzungen des eigenen Sprechens orientieren sich an den gewohnheitsmäßig auftretenden Muskelspannungen, die vom Wahrnehmungssystem des Stotternden als „normal" bewertet werden. Jemand, der jahrelang schnell gesprochen und viel Kraft beim Sprechen eingesetzt hat, empfindet bereits eine sehr geringe Temporeduzierung beim eigenen Sprechen als „unangenehm auffällig" oder ein Sprechen mit weniger Kraft als „lasch und unlebendig".

In der Arbeit von Schulte (2002) wird die Bedeutung des wissenschaftlichen Werkes von F.M. Alexander (1988) für die Stottertherapie herausgearbeitet und eindrücklich darauf verwiesen, dass wir uns bei einem ungewohnten neuen Körpergebrauch (wie dies beispielsweise bei einer veränderten Sprechweise der Fall ist), nicht auf die tiefensensible Eigenwahrnehmung (*Propriozeption*) des Stotternden verlassen können. Alexander prägt den Begriff der *Unzuverlässigkeit der Sinneseindrücke*, die typisch für einen gewohnheitsmäßigen Fehlgebrauch sei und zeigt auf, dass beim Aufbau neuer motorischer Fertigkeiten mit einer zunächst fast unüberwindbaren Macht der Gewohnheit gerechnet werden muss. Alte Bewegungsabläufe werden, einfach weil sie so vertraut sind, als richtig und natürlich erlebt, neue hingegen als falsch. Daher geht es nach Alexander neben der Veränderung der Propriozeption in der Stottertherapie immer darum, die extreme Muskelanspannung, die oft bereits beim Sprechansatz vorliegt, sofort zu stoppen. „Die einzig wirkungsvolle Möglichkeit, das Einsetzen des gewohnten Musters beim Sprechen zu unterbinden" bedeutet nach Schulte (2002, S. 46), „nicht sofort auf den Impuls sprechen zu wollen zu reagieren, sondern ein *Stopp* zwischen Handlungsimpuls und die Reaktion zu setzen." Auf dieses Innehalten vor dem Sprechen wird vertiefend in Kapitel 3 eingegangen.

„Propriozeption" als Fachterminus meint die spezifische Sinneswahrnehmung für Bewegungen und die Lage der Gelenke im Raum, manchmal auch als „Tiefensensibilität" körperlicher Zustände bezeichnet. Sie bedarf eines Zusammenspiels von vestibulärer (das Gleichgewicht betreffend), kinästhetischer (die Bewegung betreffend) und taktiler (den Tastsinn betreffend) Wahrnehmung.

Wahrnehmungsstörung

Neben der *sprechmotorischen Störung* Stottern gibt es bei Betroffenen also auch eine *wahrnehmungsbezogene Störung*, die sich auf die Wahrnehmung des eigenen Sprechvorganges und den Ablauf der eigenen Stotterereignisse bezieht. Therapeuten müssen eine solche Störung im Wahrnehmungssystem des Stotternden berücksichtigen: Wenn sie beispielsweise den Betroffenen nach einer Übung fragen, ob sich sein Sprechen jetzt im Moment gerade angespannt oder locker angefühlt hat, dürfen sie keine „objektive" Einschätzung erwarten. Es bringt dann auch wenig, mehr Konzentration und Achtsamkeit anzumahnen. Vielmehr gilt es den Klienten zu einer Differenzierung seiner Selbstwahrnehmung zu führen und ihm durch ein Wahrnehmungstraining zur Ausbildung differenzierterer Körperempfindungen zu verhelfen. Auf diese Weise kann die Grundlage für einen neuen Maßstab zur Einschätzung des eigenen Sprechens und Stotterns geschaffen werden. Jetzt erst kann es möglich werden, dass der langjährig Stotternde zu einer besseren sprechmotorischen Feinabstimmung und damit auch zu einer differenzierteren Dosierung der eingesetzten Kraft beim Sprechen gelangt – sein Vermögen, Lockerheit oder Angespanntheit zu beurteilen, wächst zusehends.

Für das Training der Wahrnehmung sind „objektive" Rückmeldungssysteme gefragt, beispielsweise der Spiegel, das Tonband, Kassettenrekorder oder Diktiergerät, die Videokamera, aber auch die systematische Rückmeldung des Therapeuten. Letzteres, beispielsweise das modellhafte Spiegeln, bietet den Vorteil, dass die Aufmerksamkeit des Stotternden systematisch gelenkt werden kann und seine Wahrnehmungskapazität nicht überfordert wird. Einzelne Elemente aus dem komplexen Kommunikationsverhalten lassen sich nacheinander durch den Therapeuten „abbilden" und „nachstellend" imitieren: beispielsweise die Sitzhaltung zu Sprechbeginn, ihre Veränderung im Laufe der Mitteilung oder die Sitzposition beim Stottern, der exakte mundmotorische Bewegungsablauf bei unterschiedlichen Stottersymptomen, die Kopfhaltung, die mimischen Begleitbewegungen, die immer wieder auftreten, die gesamtkörperlichen Begleitbewegungen, die zur Symptomatik gehören, die Schwankungen des Stimmklanges und der Tonhöhe bei flüssigen Sprecheinheiten im Gegensatz zu gestotterten Sprecheinheiten, die Art des Blickkontakts, die Zugewandtheit und Expressivität beim Kommunizieren.

Begriffsklärungen

In diesem Kapitel tauchen immer wieder drei zentrale Begriffe auf: Wahrnehmen, Sensibilisieren, Entspannen. Sie sollen hier kurz erläutert und in ihrer Bedeutung für die Stottertherapie erklärt werden.

Wahrnehmen

Der Vorgang des Wahrnehmens bezieht sich hier auf die Wahrnehmung eigener körperlicher Vorgänge beim Sprechen, die sich der Stotternden gezielt bewusst machen soll. Dies gelingt durch Selbstbeobachtung und vergleichende Beobachtung anderer Menschen und kann durch gezielte Fremdrückmeldung (z.B. Feedback durch Spiegel oder verbale Mitteilung des Therapeuten) unterstützt werden. Körperwahrnehmung erschließt sich durch akustische, optische aber auch durch taktile Reize (Berührung, Vibration, Kitzel, Temperaturempfinden).

> Ich beobachte, was ich tue, wie ich mich bewege, wie ich stehe, wie ich mich hinsetze, wie ich jemanden begrüße, mit welchem Fuß ich üblicherweise eine Treppe beginne hinaufzusteigen, wie die Arme beim Laufen schwingen, wie sich der Bewegungsablauf der Beine in den Hüften anfühlt, ob ich meine Zähne aufeinander presse, wenn ich in einer Schlange beim Bäcker stehe, wie glatt (oder in

Falten gezogen) die Stirn in einer Dienstbesprechung liegt, was meine Hände tun, z.B. der linke kleine und der rechte Zeigefinger. Und das, was ich bei mir beobachte, das beobachte ich auch bei meinen Mitmenschen: wie sie den Kopf beim Begrüßen neigen, wie lange sie sich in die Augen schauen, bei wem die Stimme „hart", bei wem sie „weich" klingt und ob das Mahlen der Zähne und die Falten auf der Stirn im Kollegenkreis in einer bestimmten Situation zunehmen.

Sensibilisieren

Der Begriff des Sensibilisierens soll hier im Sinne einer Wahrnehmungsdifferenzierung verstanden werden: Empfindsamer werden für Sinneseindrücke, genauer hinsehen, hinhören, hinriechen, nachschmecken, ertasten. Sensibilisieren bedeutet nicht nur intensiver spüren, sondern auch genauer erfassen können. Es entsteht ein differenzierteres Wahrnehmungssystem, „Zwischentöne" werden ausgemacht. Und mit der Zeit werden zwischen den Zwischentönen weitere Töne wahrgenommen. Es fällt plötzlich leicht, Unterschiede festzustellen, Abstufungen deutlich zu erleben. Wo es früher nur den Unterschied zwischen „Kraft eingesetzt" und „keine Kraft eingesetzt" gab, heißt es bald „wenig Kraft" und „viel Kraft eingesetzt" – und nach etwas Übung gelingt es, eine Einschätzung nach fünf Abstufungen vorzunehmen. Außerdem können nun die Muskelgruppen, die angespannt waren, lokalisiert werden. Und es wird möglich zu benennen, ob diese Anspannung konstant gehalten wurde oder nur ganz am Anfang einer Handlung schlagartig auftrat (z.B. beim Sprechbeginn). In diesem Sinne geht es um eine Verbesserung der *Tiefensensibilität*, die sich auf die Körperhaltung insgesamt, den Bewegungsablauf (Bewegungssinn) und den dafür benötigten Kraftaufwand (Kraftsinn) bezieht (vgl. Birbaumer u. Schmidt 1996).

Sich nicht damit begnügen, dass ein Gegenstand, den man in der Hand hält, irgendwie gespürt wird! Nein, genauer hinspüren! Wie fühlt er sich an? Ist er rau oder glatt, kühl oder warm, hart oder nachgiebig. Feststellen, in welcher Position er in der Hand liegt, welche Partien der Hand ihn fassen, wie sich der Gegenstand „eindrückt" (wie viel er wohl wiegt?), aber auch wie viel Kraft die Hand zum Halten einsetzt (und der Oberarm?), welche Finger Druck ausüben, ob diese Kraft nötig ist, oder ob der Gegenstand auch mit weniger Kraft zu halten wäre. Auf diese Weise kann ich auch mit anderen Sinneseindrücken verfahren, z.B. mit der Annäherung eines Geräusches, mit welchem Ohr ich das Geräusch zuerst deutlicher erfasse, ob es anfangs wie ein diffuses Dröhnen klingt, dann zum deutlicheren Brummen wird, das über mir, von hinten links, sich nähert, das sich als Flugzeug identifizieren lässt, der Lärm, der anschwillt und immer spitzer und metallisch wird, ein Vibrieren in meinem Körper auslöst (wo?), die Fußsohlen, die plötzlich wie Membrane das Geräusch aufnehmen, als leichtes Kribbeln spürbar, und dann das Abschwellen der Lautstärke, das wieder Diffuswerden, und wie mein rechtes Ohr noch den letzten Klang der Motoren in weiter Ferne verebben hört.

Entspannen

Entspannen bedeutet, sich willentlich in einen Zustand des körperlichen und seelischen Wohlbehagens zu begeben. Die Fähigkeit zur Entspannung ist jedem Menschen gegeben, kann aber durch aktuelle Belastungen und lebensgeschichtliche Schwierigkeiten verloren gehen.

Entspannung ist ein gesamtkörperlicher und seelisch-geistiger Zustand, der sich im Körpererleben, im Fühlen, Denken und Handeln zeigt, und der typische Veränderungen auf physiologischer Ebene zur Folge hat (vgl. Vaitl und Petermann 2004; Wendlandt 2005 a).

- So sinkt der Spannungszustand der Muskulatur, die Durchblutung in den Körperextremitäten steigt, das Herz schlägt langsamer, der Atemrhythmus wird ruhiger und tiefer (weniger flach), was zur Verringerung der Atemhäufigkeit und zu längeren Pausen zwischen der Aus- und Einatemphase führt. Als Folge eines regelmäßigen Entspannungstrainings kommt es zu einer andauernden Senkung des Erregungsniveaus, d.h. die Tendenz, auf Umweltreize mit Unruhe und Angst zu reagieren, verringert sich.

- Das psychische Wohlbefinden im Zustand der Entspannung lässt sich als Gefühl der inneren Gelöstheit beschreiben, das Erlebnis von Ruhe und Gelassenheit, Gleichmaß und „innerem Frieden" ist gegenwärtig, ein Gewahrwerden der eigenen inneren Stärke und Kraft taucht auf. Die Außenreize verlieren an Bedeutung. Die Person spürt deutlicher, wer sie ist, was sie selbst will und welche (fremden) Ansprüche ihr nicht entsprechen.
- Aufgrund der körperlich-physiologischen und psychischen Prozesse, die mit der Entspannung einhergehen, kann Entspannung als „angstantagonistischer" Zustand genutzt werden: Wenn Entspannung vorliegt, kann nicht gleichzeitig Angst erlebt werden – Angst und Entspannung sind zwei nicht miteinander zu vereinbarende Zustände. Wenn wir tiefe Ruhe, Gelassenheit und Wohlbehagen empfinden, können wir nicht zur gleichen Zeit voller Sorge an eine bevorstehende Konfliktsituation denken oder uns des Misserfolgs von gestern schämen. Hierin besteht der große Nutzen, den ein Entspannungstraining für unser seelisches Gleichgewicht besitzt: Negative Gefühlszustände und Körperempfindungen können, sobald sie wahrgenommen werden, durch die Herstellung von Entspannung gezielt gemindert oder ganz beendet werden.

Ziele und Schwerpunktsetzungen einer körperbezogenen Veränderungsarbeit

„Der erste Schritt zu einem besseren Sprechen ist, sich mit dem Stottern zu beschäftigen, mit dem, was ärgert, nervt, was man vielleicht hasst und verflucht, möglicherweise peinlich findet und wofür man sich schämt, was man verlieren und wegstoßen will. Die Voraussetzung, das Stottern zu ändern, ist, das Stottern kennen zu lernen und anzunehmen. Und das kostet Überwindung." (Manu 2004, S. 28)

Stottern lässt sich auf unterschiedlichen Ebenen beschreiben. Wenn wir die Symptomatik als einen körperlichen Vorgang betrachten, können wir Stottern als sprechmotorische Ereignisse analysieren. Die stotternde Person produziert selbst die Symptome, ohne allerdings Zugriff auf diesen bereits automatisierten Vorgang zu besitzen. Die Störungen in der Koordination von Atmung, Stimmgebung und Artikulation ereignen sich nicht schicksalhaft, sondern sind selbst gemacht. Ein Stotternder muss den Tatsachen ins Auge schauen, selbst der Verursacher seiner Stottersymptome zu sein: Statt zu formulieren: „Es kommt bei mir zu Wiederholungen von Lauten und Silben" oder „Blockaden treten auf", sollte er vielmehr begreifen: „Ich wiederhole die Laute und Silben" und „ich blockiere".

Bei der Arbeit an den körperlichen Anteilen des Stotterns geht es also darum, dem Betroffenen zu ermöglichen, den Prozess des Sprechens und des Stotterns selbst gezielt wahrzunehmen und ihn dann auch gezielt unter Alltagsbedingungen zu verändern. Dazu gilt es, dem stotternden Erwachsenen in der körperbezogenen Therapiearbeit die erforderlichen körperlichen Steuerungsmöglichkeiten zur Verfügung zu stellen. Im Einzelnen ergeben sich für die Erwachsenenbehandlung daraus zwei Schlussfolgerungen:

- Stotternde müssen für die körperlichen Abläufe beim Stottern sensibilisiert werden und das Stottern als selbstproduziertes Symptom begreifen. Sie müssen erkennen, dass sie Einfluss nehmen können auf den Gestaltungsprozess des Sprechens und die Flüssigkeit des Stotterns (beispielsweise auf die Spannung ihrer Lippen, auf die Geschwindigkeit des Ein- und Ausatmens, auf den Krafteinsatz, mit dem die Zunge die Laute „d" und „t" bildet, auf die Streckung des Halses, die

Krümmung des Oberkörpers und die Verhärtung der Bauchdecke).
Als allgemeines Therapieziel kann hier formuliert werden: *Die Körperlichkeit der Symptomatik wahrnehmen und Möglichkeiten der Einflussnahme kennen lernen.*

- Stotternde müssen ein insgesamt bewussteres Verhältnis zu ihrem Körper aufbauen, dessen Signale spüren und sie in ihrem Lebensalltag berücksichtigen. Dies ist eine grundlegende Fähigkeit, die die Erreichung der zuerst genannten stotterspezifischen Steuerungsmöglichkeiten begünstigt. Man kann keine Lockerheit des Sprechens erzielen, wenn nicht allgemeine Grundlagen für Lockerheit und Entspannung gelegt sind. Der in der Stotterliteratur immer wieder geforderte Arbeitsschritt zur Identifikation der Stottersymptome kann nur dann vertieft gelingen, wenn beim Stotternden ein insgesamt differenziertes Körpererleben möglich ist.
  Als allgemeines Therapieziel kann hier formuliert werden: *Die Möglichkeiten einer den gesamten Körper umfassenden Wahrnehmung verbessern und durch gezielte Sensibilisierungs- und Entspannungstechniken zu mehr Ruhe und Gelassenheit gelangen.*

Da der zweite Punkt von grundlegender Bedeutung ist, sollte mit ihm begonnen werden. Bald schon sollten dann Veränderungsmethoden zu beiden Punkten parallel eingesetzt werden.

Methoden zur allgemeinen Verbesserung des Körperbewusstseins und der Entspannungsfähigkeit

„Für mich bedeutet Entspannung bei sich sein und nicht bei den anderen, im Augenblick sein und weder in der Vergangenheit noch in der Zukunft, Ruhe finden, einen Gang runterschalten oder auch zwei, den Körper spüren und schwer werden lassen, die Gedanken leicht und wegfliegen lassen. Wo Entspannung ist, ist keine Stottern!" (Manu 2004 S. 34)

Seit Jahren wende ich bei stotternden Erwachsenen eine Reihe von Techniken an, mit denen sich erfolgreich eine allgemeine Verbesserung des Körperbewusstseins und der individuellen Entspannungsfähigkeit herstellen lässt. In einer Anleitung für Therapeuten und Klienten (Wendlandt 2005 a) sind ein Großteil dieser Entspannungstechniken für den Einsatz in Alltagssituationen dargestellt und vor allem für kommunikative Stresssituationen detailliert beschrieben worden. Für Stotternde empfehle ich vor allem die folgenden Übungen, die an dieser Stelle nur zusammenfassend benannt werden können (Details siehe Originalliteratur).

- **Basisübungen aus der Progressiven Muskelentspannung nach Jacobson (Progressive Muskelrelaxation = PMR)**

  Durchführung des sechsteiligen Tainingsverfahrens; erlernbar innerhalb von 6 Wochen durch regelmäßige Übungen im Behandlungsraum und täglich zweimaliges Selbsttraining (vgl. Jacobson 2002, Bernstein u. Berkovec 2004).

- **Generalisierungsübungen der PMR**

  Durchführung der PMR im Rahmen von Invivo-Arbeit und Selbsttraining; Einleitung von Entspannungsreaktionen im Stehen, im Laufen, in öffentlichen Räumen und beim Sprechen angesichts beunruhigender Kommunikationsherausforderungen.

- **Kurzentspannung**

  Erwerb einer weniger zeitaufwendigen, alltagstauglichen Kurzentspannung für die Sitzposition; die Übungen vom häuslichen „Entspannungsstuhl" werden auf andere Sitzmöbel (Parkbank), auch solche in unruhiger Umgebung (Bus, Bahn) und in Stress-Situationen (Dienstzimmer) übertragen.

- **Sensibilisierungsübungen für unterschiedliche Wahrnehmungskanäle**
  Schneller Zugang zu unterschiedlichen Sinneskanälen wird geübt: Sehen und Hören von Umgebungsreizen, Spüren von Berührungsreizen, Gleichgewichts-, Temperatur- und Kraftempfinden, Riechen von Düften und Gerüchen, Schmecken bekannter und unbekannter Nahrungsmittel.

- **Spaziergang durch den Körper**
  Lokalisierung von Körperregionen und Spezifizierung des aktuellen Spannungszustandes in den wahrgenommenen Muskelpartien bei geöffneten Augen; anfänglich im Sitzen, später im Gehen und bei unterschiedlichen kommunikativen Handlungen; neben den bekannten Muskelgruppen aus der PMR werden auch andere Partien einbezogen: z.B. Kinnspitze, Kniekehle links, Ohrläppchen rechts, Nasenspitze, rechter Ellenbogen.

- **Problemzonen gezielt lokalisieren**
  Körperpartien, in denen typischerweise immer wieder sprech- und stotterbedingte Verspannungen auftreten oder in denen sich Schmerzen lokalisiert lassen, werden in einer „Check-Liste" zusammengestellt und in wiederholten Trainingsdurchläufen in den Therapiesitzungen durchgegangen, sodass sie der Selbststeuerung im Rahmen des täglichen Selbsttrainings der Klienten schnell und gezielt zugänglich sind.

- **Stopp – Innehalten – Runterschalten**
  Selbstinstruktion zur Wahrnehmung des aktuellen Körperempfindens (Stopp), blitzschnelles Lokalisieren und „Messen" körperlicher Anspannungsreaktionen (Innehalten), willentliche Spannungsreduktion in unterschiedlichen Muskelpartien (Runterschalten); beliebte Selbststeuerungstechnik für individuell bedeutsame Belastungssituationen (siehe hierzu den AB 1, S.179).

- **Spannungsbarometer**
  Hinwenden zum eigenen Körpererleben und Einschätzen des aktuellen Ausmaßes der eigenen Angespanntheit auf einer Skala von 0 – 100 (0 = überhaupt nicht angespannt, 100 = extrem angespannt); Spannungsmessung regelmäßig beim täglichen Selbsttraining.

- **Hochschalten – Runterschalten: Den Spannungswechsel üben**
  Bewusstmachen angespannter Körperpartien durch willentliche Erhöhung der körperlichen Gesamtanspannung; mit dem Wahrnehmen des Angespanntseins spezifischer Muskelpartien diese gezielt lösen, eine deutliche Spannungsreduktion einleiten; willentlich die Richtung (Zunahme oder Abnahme) und den Grad (Ausmaß der Intensität) von Anspannung steuern.

- **Pendeln: Wechsel der Aufmerksamkeitszentrierung von innen nach außen und von außen nach innen**
  Ruhiges Hin- und Herpendeln von der „Außenreiz-Zentrierung" (im Blick-, Gehör-, Geruchs- oder Tastfeld) auf die „Innenreiz-Zentrierung" (Körperhaltung, Spannungszustand, Temperatur, Gewicht). Nachdem es dem Klienten gelingt, sich von der Wahrnehmung äußerer Reize und Ereignisse blitzschnell auf die Wahrnehmung der inneren, körperbezogenen Empfindungen einzulassen, geht es in einem zweiten Schritt um die gleichzeitige Wahrnehmung äußerer und innerer Reize: Beispielsweise beobachtet der Stotternde die Mimik seines Gesprächspartners oder identifiziert die Farben in dessen Pullover und lokalisiert gleichzeitig die eigene Verkrampfung im Mundbereich oder die Anspannung im linken Fuß. Mit zunehmender Fähigkeit, angesichts kommunikativer Anforderungen (die die Wahrnehmung nach außen lenken) auch die inneren Spannungszustände zu spüren, wachsen die Möglichkeiten zur Selbst-

kontrolle beträchtlich. Der Stotternde ist nun mit seiner erweiterten Aufmerksamkeitsspanne in der Lage, auch während kommunikativer Alltagssituationen störende Körperverspannungen bei sich selbst wahrzunehmen und ihnen sofort und gezielt entgegenzuwirken.

- **Vibrationen spüren**

  Übungen zum Summen erschließen dem Klienten einen unmittelbaren Zugang zum eigenen Körpererleben: zusätzlich zum auditiven Gewahrwerden des eigenen Stimmklanges werden taktile und kinästhetische Wahrnehmungskanäle erschlossen.

- **Rollenimaginationen (Handlungsbilder)**

  Entspanntes Körpererleben wird mit Hilfe kognitiver Imaginationsprozesse ausgebildet: Rollenvorstellungen („cooler Filmstar", „selbstsichere Fernsehansagerin" etc.) unterstützen unterschiedliche Arten der Selbstpräsentation (mit dem jeweils zugehörigen körpersprachlichen Ausdruck); eine Veränderung eigener Körperhaltung und Bewegungsabläufe beim Sitzen und Laufen ist die Folge („ich schreite mit erhobenem Haupt wie eine Königin").

- **Ruhebilder (Vorstellungsbilder)**

  Imaginationen von Ruhe-Orten und -Zuständen werden erarbeitet und zur Vertiefung körperbezogener Entspannungsübungen genutzt. Diese Bilder der Ruhe und des Wohlbefindens führen zu einer größeren Gelassenheit und Stärke im Selbsterleben. Sie können mit verschiedenen Entspannungsübungen gekoppelt oder für sich durchgeführt werden.

Methoden zur Sensibilisierung für stotterspezifische Verspannungen und zur Veränderung gestotterten Sprechens

Im Folgenden werden Methoden vorgestellt, die eine gezielte Wahrnehmung und einen veränderten Umgang mit Stotterereignissen erlauben. Das methodische Vorgehen wird kurz benannt, vertiefende Hinweise können an anderer Stelle nachgelesen werden (Wendlandt 1984 a, 1987 a/b, 1993).

- **Registrierung des Stotterns**

  Hinlenkung des Stotternden zur exakten Selbstbeobachtung von Stotterereignissen; bisher unbemerkt (automatisiert) ablaufende Symptome sollen bei ihrem Auftreten registriert werden, dabei Verwendung eines Signals (Summer, Zählgerät, Schütteln einer Streichholzschachtel, Klopfen; besonders gut sind Ereigniszähler geeignet, die direkt in der Hand liegen und bereits auf leichten feinmotorischen Druck reagieren); anfangs Unterstützung durch systematische Verstärkung der Registrierleistung, ggf. Visualisierung des Anteils der registrierten und der nichtregistrierten Stotterereignisse in einem Diagramm / Schaubild. Jedes Stottern soll wahrgenommen werden. Dazu ist ein achtsames Hinhören („Ohren ausklappen – groß wie beim Elefanten!") und ein spürendes Gewahrwerden der taktilen Empfindungen vonnöten. Das „Mitstottern" mit den Fingern, kann ein guter Einstieg in diesen Arbeitsschritt sein, ebenfalls die Überprüfung, ob es beim Herumlaufen im Zimmer immer dann ganz automatisch zum Stehenbleiben kommt, wenn eine Blockade auftritt.

- **Imitation und Veränderung der Bewegungsabläufe beim Stottern**

  Stotterereignisse werden in ihrem Bewegungsablauf erfasst und in ihre Bestandteile zerlegt.

Es gilt also, beispielsweise bei einer Blockade, nicht nur die Art der konkreten Lautbildung und den „Blockierungs-Rhythmus" zu erfassen (K-----kkk---k---kk---katze) und dabei auch die Länge der Dehnung, die Anzahl der Wiederholungen und den Anstieg der Lautstärke und Tonhöhe zu beachten, sondern auch die individuell typischen Einzelbewegungen zu identifizieren. Beim Wort „mein" ergibt sich bei einem Stotternden z.B. immer wieder die folgende gleichartige Bewegungsabfolge: Festhalten und Spannungszunahme des Lippendrucks, Schließen und Zucken der Augenlider, Nach-vorne-Neigen des Kopfes, Vorziehen der Schultern und Wippen des Oberkörpers, Starrwerden des linken Armes und Zittern der Hand, Beenden der zunehmenden Anspannung und damit der Stotterblockade durch nach unten Schlagen des rechten Armes. Das Stotter-„Ereignis" erweist sich also als eine Ereignisfolge, als eine Kette aus ineinander greifenden Bewegungsgliedern, die in stereotyper Weise aufeinander folgen. Der Klient lernt durch wiederholtes Imitieren seiner Stotterereignisse, durch absichtsvolles Verstärken und Abschwächen der dabei auftretenden Spannungen, durch leichte lautliche (beispielsweise: Stimmhöhe senken) und sprechmotorische Variationen (beispielsweise: Langziehen eines Lautes statt Lautwiederholungen) und plötzliche Stopps im Sprechablauf, das typische Muster seiner Symptome wahrzunehmen. Der Therapeut unterstützt diese Lernvorgänge ständig durch spiegelndes Feedback und anregende Modellvorgaben und motiviert und verstärkt für eine immer präzisere Selbst-Identifikation. Dabei tut sich beim Stotternden mit dem langsamen und variantenreichen Erspüren des eigenen Stotterablaufes ein neuer Wahrnehmungskanal auf, der von zentraler Bedeutung ist: Ein taktiler, propriozeptiver Zugang zum Stotterautomatismus wird möglich, der später für gezielte sprechmotorische Veränderungen im Rahmen von Modifikations- und Fluencyshaping-Techniken (s.u. Kap. 3 und 4) genutzt werden kann. Spiegel- und Tonbandrückmeldungen ersetzen in keiner Weise diese Art des erprobenden Erspürens eigener Bewegungs- und Spannungsabläufe, sie können später aber, ebenso wie Videoaufzeichnungen, als zusätzliche optische und akustische Hilfsmittel hinzukommen.

- **Variationen des Krafteinsatzes beim Sprechen und Stottern**

Um die beschriebenen Bewegungsvariationen durchführen zu können ist eine differenzierte Kraftdosierung erforderlich. Sie ergibt sich als Lernergebnis der im ersten Teil dieses Kapitels beschriebenen Entspannungsübungen, bei denen es um eine allgemeine Lokalisierung und Sensibilisierung von Spannungszuständen und um ein gezieltes und willentliches gesamtkörperliches Loslassen ging. Diese Möglichkeiten der Spannungsreduktion werden nun noch einmal gezielt mit den am Sprechen und Stottern beteiligten Körperregionen trainiert – ein Spiel mit Spannung und Kraft beginnt: Dabei geht es nicht nur um ein „vernünftiges" oder „richtiges" Dosieren („Wie viel Kraft ist für ein exakt gebildetes „t" erforderlich, ohne dass ein verwaschenes „d" dabei herauskommt?"). Übertreibungen und „Fehler", also ein spielerisches „Zuviel an Krafteinsatz", machen das Experimentieren mit Spannung erst zu einem Vergnügen! Dabei darf an das oben beschriebene Hoch- und Runterschalten erinnert werden, ebenfalls an den blitzschnellen Wechsel verschiedenstarker Spannungsstufen, bis hin zum verwaschenen Sprechen (Unterkiefer abgesenkt, Zunge liegt fast bewegungslos im Mund), bei dem keine Symptome mehr auftreten können, aber auch kaum noch Wörter zu verstehen sind (s. Kap. 4 und AB 5).

Bei der Variation von Körperspannung sollte der Therapeut demonstrieren, dass die Sprechgeschwindigkeit (und damit auch die Geschwindigkeit der klonischen Symptome beim Stot-

tern) ebenso wie die Tonhöhe der Stimme und die Lautstärke des Sprechens eine Funktion der Kraft sind: mit zunehmendem Krafteinsatz nehmen ebenfalls das Sprechtempo, die Stimmhöhe und die Lautstärke zu. Neben dem Spüren, dem Gewahrwerden der taktilen und propriozeptiven Empfindungen, ermöglicht ein achtsames Hören also gleich auf dreierlei Weise die Identifizierung von zuviel Kraft.
Bei diesen Variationsübungen kann mit zwei Abstufungen von Kraft (wenig – viel) begonnen werden, wobei der Klient zwischen zwei Stühlen beim Sprechen wechseln soll; Fortsetzung mit 3 Stühlen (wenig – mittel – viel); dann schneller Wechsel (vom Therapeuten durch Signal vorgegeben) zwischen 4 oder 5 Stühlen; zunehmend komplexere Sprechanforderungen einführen.

- **Willentliches Stottern**

  Nach den vorausgegangenen Arbeitsschritten werden kurze Übungen zur exakten Imitation des eigenen Stotterns durchgeführt. Um die individuelle Stotterweise tatsächlich absichtsvoll produzieren zu können, muss der Klient in der Lage sein, sein Stottern willentlich zu gestalten: sowohl den Beginn und die zeitliche Ausdehnung des Stotterns bewusst zu steuern als auch sein Ende beliebig herbeizuführen – und dies alles ohne in ein unwillkürliches Stottern zu geraten. Willentliches Stottern wird anfangs an Wörtern und kurzen Sätzen, die der Therapeut vorgibt, geübt und später unter zunehmendem Kommunikationsdruck in komplexeren Sprechsituationen gefestigt. Willentliches Stottern ermöglicht die bewusste Steuerung des bisher automatisiert ablaufenden Symptomereignisses oder Sprechunflüssigkeitsmusters und stärkt die Gewissheit, das eigene Stottern beeinflussen zu können.

- **Pseudostottern**

  Erprobung unterschiedlicher Arten des Stotterns, die dem individuellen Spontanstottern mehr oder weniger ähneln; dabei beispielsweise die Sprechgeschwindigkeit, die Kraftanstrengung und die soziale Zugewandtheit variieren; Fokussierung der Wahrnehmung (Hören und Spüren) auf wesentliche Merkmale des eigenen Stotterns und dic Möglichkeiten, sie selbstbestimmt zu steuern; anzustreben ist ein immer genaueres Erfassen der eigenen körperbezogenen Reaktionsweisen vor, während und nach dem Stotterablauf; erste Erfahrungen mit derartigen Pseudostotter-Varianten im Alltag sammeln.
  Mit der Maßnahme Pseudostottern im hier verstandenen Sinne beginnt im Behandlungsraum ein unbefangener Umgang mit dem Stottern, der durch Gelassenheit und Akzeptanz gekennzeichnet ist und sich in der späteren Desensibilisierungsphase fortsetzt (s. Kap. 2). Die hier erworbenen feinmotorischen und kognitiven Fähigkeiten stellen die Voraussetzung für weitere Varianten des Pseudostotterns dar, die später im Sinne einer Modifikation des Stotterns genutzt werden können (s. Kap. 3).

- **Willentlicher Wechsel: Spannung – keine Spannung; Stottern – kein Stottern**

  In kurzen Übungseinheiten soll ein Wechsel zwischen stotterndem und nicht stotterndem Sprechen ohne Einsatz spezifischer sprechbezogener Techniken erfolgen; dazu setzt der Therapeut ein ruhiges und entspanntes Sprechmodell und einfache Sprechaufgaben ein; Klient wird vom Stuhl A (Stotter-Stuhl) auf den Stuhl B (Nicht-Stotter-Stuhl) gebeten; tritt Stottern in Position B auf, sofort zurück auf Stuhl A; Klienten mobilisieren Selbststeuerungstechniken, die oft versteckt vorhanden sind; hohe Motivation zur Mitarbeit entsteht.

- **Ausschalten von Mitbewegungen beim Stottern**

  Identifikation und Imitation: Mitbewegungen beim Stottern (in Verbindung mit den oben beschriebenen Maßnahmen) bewusst machen

und so genau wie möglich nachahmen, sie wiederholt mehrfach hintereinander willentlich produzieren; Mitbewegungen treten meist als letztes Glied einer längeren Bewegungskette bei Stotterblockaden auf; erst Fremdregistrierung (Therapeut gibt Zeichen), dann Selbstregistrierung.
Modifikation der Mitbewegung: Ersetzen des Bewegungsablaufes durch eine alternative Bewegung, beispielsweise soll das Hochruckeln und In-den-Nacken-Werfen des Kopfes dadurch ausgeschaltet werden, dass eine langsam gleitende Bewegung des Kopfes nach unten ausgeführt wird. Oder: statt des Abspreizens und Schlagens des rechten Armes eine weiche öffnende Handbewegung links beginnen.
Stoppen: Der gesamte Stotter-Bewegungsablauf wird so früh wie möglich gestoppt, spätestens beim Einsetzen der Mitbewegung; Therapeut gibt dazu verbales Signal („stopp!") oder Handzeichen; Klient lernt das „Stopp" als innere Selbstinstruktion; mit dem immer besseren Erspüren der körperlichen Spannungszustände können bereits sich ankündigende Stotterblockaden blitzschnell gelöst werden, die Ausführung der Mitbewegungen entfällt damit. (Zum Abbau von Mitbewegungen, Zittern, Ticks und Füllwörtern wird noch einmal in Kapitel 3 Stellung genommen.)

- **Vorbereitende Bewegung**

  Bei Sprechabsicht zeigt sich bei einem Großteil chronisch Stotternder eine deutliche Anspannung in der Körperhaltung – eine denkbar schlechte Voraussetzung für den Redebeginn. Haltungsänderungen und kleine fließende weiche Bewegungen, die die Starrheit von Sitz- und Standposition auflösen, Schultern, Kiefermuskeln usw. lockern und Bewegtheit in der Gestik ermöglichen, werden als individuelle „Sprech-Start-Hilfen" erprobt; dabei Einbeziehung von Zugewandtheit und Blickkontakt; Therapeut ist vielfältiges Modell und gibt während kurzer Übungssequenzen – anfangs bei sehr einfachen Kommunikationsanforderungen – immer wieder das Signal: „Erst bewegen – dann sprechen!" (Achtung: Es geht um eine weiche, die Spannung lösende Bewegtheit, nicht um eine Bewegung, die zu einer Mitbewegung erstarren kann!)

Die Bedeutung der Selbstinstruktion

Erfolge beim Erlernen von Entspannungsfähigkeiten können nur dann andauern, wenn die Einleitung der Spannungsreduktion als Ergebnis eines selbstgesteuerten Prozesses zu Stande kommt: Nicht der Stottertherapeut soll als „Verursacher" der Entspannungsempfindungen erlebt werden, sondern der Stotternde muss zur „Selbst-Herstellung" des entspannten Zustandes befähigt werden. Er muss erfahren, dass es seine eigenen Instruktionen sind, die Entspannung bewirken. In diesem Sinne geht es immer um einen doppelten Lernprozess: neben den körperbezogenen Fähigkeiten stehen die Fähigkeiten zur Selbstinstruktion auf dem Lehrplan. Letztere müssen verfügbar sein, wenn sich Betroffene ohne ihren Helfer im Alltag bewegen – nur so lassen sich auch nach Abschluss der Stottertherapie die erzielten Erfolge sichern. Die folgende Übersicht zeigt, wie das Erlernen von Selbstinstruktionen, die im Rahmen der Eigenarbeit in allen Veränderungsbereichen von zentraler Bedeutung sind, stattfinden kann. In Kapitel 7 wird noch einmal ausführlich auf diesen Sachverhalt der „kognitiven Selbstbeeinflussung" eingegangen.

Das Erlernen von Selbstinstruktionen in sieben Schritten *:

1. Instruktion (z.B. Entspannungsinstruktion „Den Bauch lockerlassen!") wird vom Therapeuten vorgegeben (Fremdinstruktion = FI), Klient hört zu
2. Instruktion wird vom Therapeuten vorgegeben, Klient spricht FI laut mit
3. Instruktion wird vom Therapeuten vorgegeben, Klient spricht FI leise mit
4. Instruktion wird in Kurzform vom Therapeuten vorgegeben, Klient übernimmt die Ausführungen dazu als laute Selbstinstruktionen (= SI)
5. Therapeut gibt nur noch Stichwort vor, Klient übernimmt dazu die passenden Selbstinstruktionen im Sinne eines stillen Verbalisierens (nicht nur denken, tatsächlich innerlich sprechen!)
6. Therapeut gibt nur noch nonverbales Signal (zeigt beispielsweise auf seinen Bauch), Klient führt SI (wie oben) aus
7. Therapeut gibt kein verbales oder nonverbales Signal. Klient „verabreicht" sich selbst die stillen SI

* vgl. Wendlandt 2005 a, S. 174 f

Abschließende Bewertung

Neben den in diesem Kapitel aufgeführten Maßnahmen bieten sich im Einzelfall weitere körperbezogene Therapiemethoden an (vgl. Dornieden 2002, Payne 2002, Marlock u. Weiss 2006). Aber auch alternative Vorgehensweisen sind denkbar, beispielsweise wenn Klienten im Fitness-Studio einen Großteil ihrer Anspannungen „abarbeiten" oder in Tanzkursen die Weichheit und den Fluss von Bewegungen schätzen lernen (s. „Flankierende Maßnahmen", Wendlandt 2009, S. 85 ff). Meines Erachtens kommt die körperbezogene Arbeit in den gegenwärtigen Konzepten von Stottertherapie zu kurz. Die vielfältigen Möglichkeiten, die Entspannungsverfahren für die Wahrnehmung, Sensibilisierung und den Abbau von chronischen Stottersymptomen besitzen, werden nicht ausgeschöpft (vgl. Wendlandt 1993). Wer sein Stottern dauerhaft abbauen möchte, muss genau spüren, wann Spannungen auftreten, in welchen Muskelgruppen sie sitzen, und dass in einer Vielzahl von Alltagssituationen eine Zunahme von Verspannungen stattfindet, auch wenn Sprechen noch gar nicht gefordert ist. Hier im Vorfeld – unabhängig von der eigenen Kommunikationsabsicht – gilt es spannungsreduzierende Verfahren einzuleiten. Dies kann beispielsweise mit Hilfe des Arbeitsbogens 1 (AB: „Stopp – Innehalten – Runterschalten", s. S. 179) erfolgen. Erst wenn eine solche Einflussnahme gelingt, darf erwartet werden, dass der Stotternde im richtigen Moment und in den richtigen Muskelgruppen gezielt gegenzusteuern vermag, um auch beim Sprechen, Atmen und bei der Stimmgebung ein blitzartiges Verkrampfen lösen zu können.

2. Therapeutische Arbeit an der Angst und Vermeidung

Überblick

Die sprechmotorische Symptomatik des Stotterns ist eng verknüpft mit einer ausdifferenzierten Begleitsymptomatik, zu der beispielsweise die Ängste und das Flucht- und Vermeidungsverhalten des Betroffenen gehören. Die negativen Gefühle, die an das Stotterverhaltens geknüpft sind, haben sich oft zu allgemeinen Ängsten vor dem Sprechen ausgeweitet und prägen die Befindlichkeit und das Kommunikationsverhalten des Stotternden, oft aber auch seinen allgemeinen Umgang in sozialen Beziehungen. Mit der Langjährigkeit einer Symptomatik kommt es – in Abhängigkeit von der Art der erfahrenen Umweltreaktionen auf das Stottern – meist auch zu zusätzlichen Scham- und Peinlichkeitsgefühlen, Hilflosigkeit und Wut, Verzweiflung und depressiven Verstimmungen. In der Folge können sich Rückzugstendenzen aus sozialen Zusammenhängen entwickeln, wodurch die Spirale zunehmender Unsicherheit im zwischenmenschlichen Kontakt gefestigt wird. Stottertherapie hat die vorrangige Aufgabe, Unbefangenheit im sprachlichen Miteinander herzustellen, Sprechvermeidungen und Rückzugstendenzen aufzuheben und Freude am Kommunizieren herzustellen – und dies unabhängig von dem jeweiligen Grad der aktuellen Sprechflüssigkeit zu leisten. Dies kann dann gelingen, wenn sich der Stotternde mit seinen Ängsten und Vermeidungen auseinandersetzt, Desensibilisierungstechniken nutzt und zu einer neuen Sprecherrolle gelangt.

Nach einem Jahr Therapie notiert Bärbel ein „Zwiegespräch mit der Angst“:

„Du bist mir sehr vertraut, warst mir eine wichtige Begleiterin. Immer aktiv und präsent. Schützen wolltest Du mich. Aber Du warst unmäßig, Du engtest mich ein! Du machtest mich unfrei, weil ich es Dir gestattete.

Du bist mir keine liebevolle Beraterin mehr. Du bist eine Diktatorin geworden. Du hast zu viel Macht beansprucht. Je mehr ich Deinen übertriebenen Warnungen und Einflüsterungen Raum gab, desto enger wurde mein Aktionsradius. Du wuchsest und ich wurde umso kleiner, abhängiger, ängstlicher!

Angst – oder wie immer Du auch heißt: Ich schaue Dich an. Aber jetzt bestimme ich, was ich tue oder lasse! Ich höre, was Du mir sagen willst, aber ich folge Deinen Befehlen nicht mehr. Ich kann mit Dir spielen, ausprobieren, variieren. Was geht noch, was könnte ich ein bisschen anders machen? Kleine Schritte gehen. Aus dem Kokon der Enge heraus hat sich ein schöner bunter Schmetterling entwikkelt, der fröhlich in die Welt hinausfliegt und die Weite genießt.“

Stotterängste – irrationale Ängste?

Ängste vor Spinnen und Mäusen erscheinen irrational – in unseren Breitengraden gibt es keine giftigen Spinnen. Und auch von Mäusen ist nicht bekannt, dass sie sich auf Menschen stürzen. Und doch sind Phobien, krankhafte Angststörungen, die sich auf einen spezifischen

Inhalt beziehen, weit verbreitet. Fast jeder Mensch habe, wie Bandelow (2004, S. 45) schreibt, eine oder zwei spezifische Phobien und komme doch damit ganz gut zurecht, ohne sich in seiner Lebensqualität einschränken zu müssen, weil er die Orte oder Situationen der Angst (z.B. hohe Türme oder Fahrstühle) so gut es geht vermeide. Und beim Stottern – sind da die Ängste irrational? Sind sie überflüssig, unbegründet? Warum hören sie im Laufe der Jugend und des jungen Erwachsenenalters nicht auf? Betrachten wir die Lebensgeschichte einer 22-jährigen jungen Frau, die seit ihrem dritten Lebensjahr stottert, so finden wir in der Regel eine Vielzahl realer negativer Reaktionen auf Stottern, die von Kommunikationspartnern oder von ihr selbst ausgegangen sind: Ermahnungen zum Langsamsprechen, Ungeduldsreaktionen oder Hänseleien der Spielkameraden, unangenehme Gefühle beim Hängenbleiben, später selbstabwertende Gedanken bei Sprechabbruch oder Schweigen, Magenschmerzen in Phasen mit stärkerem Stottern. Trotz aller selbst initiierten Tricks, das Stottern zu lassen, war es dem Teenager nicht möglich, die Symptome abzustellen. Trotz wiederholter Therapieversuche nach Schulabbruch, Lehre und Arbeitsbeginn war das Stottern nicht zu beseitigen. Ihr Leben lang hat die junge Frau erfahren, dass ihre Redeunflüssigkeiten keine Akzeptanz in ihrem Umfeld fanden. Auffällige Blockaden waren ständig gegenwärtig. Es gab kein Entweichen, wie dies bei vielen spezifischen Phobien möglich ist (siehe oben) – es sei denn, die junge Frau hätte die Entscheidung getroffen, konsequent und dauerhaft zu schweigen. Für die Ängste rund um das Sprechen gibt es also reale Anlässe – anders als bei einer Mäusephobie, bei der, wenn es zu einer Begegnung kommt, lediglich die Maus einen tödlichen Ausgang fürchten muss, nicht aber der Mensch. Stotternde begegnen ihrem Stottern immer wieder – tagtäglich, daran ist nichts Irreales.

Und doch: Stotterbezogene Ängste sind – obwohl rational erklärbar – nicht sinnvoll. Sie stehen im Widerspruch zum Bedürfnis nach Kontakt und zwischenmenschlichen Beziehungen. Und sie sind in der Regel übertrieben: Sprechen führt zwar zu den befürchteten Konsequenzen, nämlich zu Symptomen, und Symptome können hier und da zu Benachteiligungen führen, aber die Zwangsläufigkeit negativer Reaktionen auf Stottern ist nicht gegeben. Gefahren werden übergeneralisiert – es kommt zu Fehleinschätzungen und Teufelskreisen (siehe Kasten). Dabei hängt es maßgeblich von der Umgehensweise des Betroffenen mit seinen Sprechunflüssigkeiten ab, wie Mitmenschen darauf reagieren. Darüber hinaus müssen Gefühle und Gedanken, die mit dem Stottern verknüpft sind, nicht zwangsläufig negativer Art bleiben, sie sind veränderbar. Häufigkeit und Intensität der Angstreaktionen sind also oft unangemessen. Gerade hieraus ergibt sich der Behandlungsbedarf.

Nach Bassler u. Leidig (2006, S. 377) können Angsterkrankungen mit kognitiv-behavioralen Störungskonzepten erklärt werden, wobei die Bedeutung von „Schemata", „Fehleinschätzungen" und „Teufelskreisen" hervorgehoben wird:
Schemata: Angststörungen werden als Folge dysfunktionaler Interpretationen von Ereignissen und damit einhergehender, die Störung verfestigender Verhaltensweisen erklärt. „Die krank machenden Interpretationen resultieren aus relativ stabilen Annahmen und Glaubenssätzen, die in Schemata genannten Gedächtnisstrukturen abgespeichert sind". Die Schemata beeinflussen „die Informationsverarbeitung, formen Interpretationsmuster und das Verhalten."
Fehleinschätzungen: Die Einseitigkeit der Informationsverarbeitung bestehe darin, „dass bestimmte Gefahren über- und eigene Bewältigungsfähigkeiten unterschätzt werden. Patienten zeigen also in Bezug auf spezifische Stimuli Angst, weil sie diese Stimuli für gefährlicher halten, als sie tatsächlich sind. Sobald eine Gefahreneinschätzung ausgelöst ist, generiert das ‚kognitive System' eine Reihe von negativen automatischen Gedanken wie Selbstzweifel, negative Bewertungen und skeptische Prognosen."
Teufelskreise: „Anzeichen vermeintlicher körperlicher, sozialer oder psychischer Störungen verstärken das subjektive Erleben von Verletzlichkeit und ver-

schärfen damit gefahrenbezogene Kognitionen und maladaptive Bewältigungsversuche. Die unrealistischen Interpretationen verfestigen sich, weil Patienten gedankliche und motorische Strategien mit dem Ziel anwenden, das gefürchtete Ereignis nicht eintreten zu lassen."
Dieses *Sicherheitsverhalten* zeigt sich in vielfältigen *Vermeidungsstrategien*. Sie mindern zwar kurzfristig die Angst, verstärken aber auf Dauer den Glauben an die Bedrohung.

Stottern besitzt „Krankheitswert", seine Behandlung wird von den Krankenkassen finanziert. Behandlungsbedarf liegt allerdings nicht nur wegen der Sprechunflüssigkeiten, sondern auch aufgrund der Sozialen Angststörung vor, die sich bei vielen stotternden Erwachsenen als Folge ihrer langjährigen Stottergeschichte entwickelt hat. Stärke, Intensität und Charakteristika der stotterbezogenen Ängste verweisen vielfach auf das Vorhandensein einer „Sozialphobie", und zwar einer „Spezifischen Sozialphobie" (vgl. Wendlandt 2009, S. 10 f.). „Spezifisch" meint hier, dass sich das Angst- und Vermeidungsverhalten vor allem auf nur einen Inhaltsbereich konzentriert, nämlich den Bereich der Kommunikation.

Begriffsklärungen

Im Einzelnen geht es in der Stottertherapie Erwachsener darum, drei voneinander unterscheidbare Angstbereiche zu bearbeiten, die *Stotterangst*, die *Sprech- und Kommunikationsangst* sowie die *Soziale Angst*. In Verbindung mit diesen unterschiedlichen Angstbereichen existiert bei langjährig Stotternden in der Regel eine Vielzahl an *Flucht- und Vermeidungsverhalten*, die den Handlungs- und Entfaltungsspielraum des Betroffenen eingrenzen.

Angst vor dem Stottern

Sprechmotorische Symptome werden von den Betroffenen nicht als neutrale Phänomene erlebt, sondern haben sich im Laufe ihres langjährigen Bestehens bei den meisten stotternden Erwachsenen mit einer Vielzahl an negativen Empfindungen (z.B. Unbehagen, Ärger, Wut, Hilflosigkeit, Scham, Selbsthass, Selbstmitleid, Traurigkeit, Hoffnungslosigkeit) verknüpft. So ist eine mehr oder weniger ausgeprägte Angst vor dem Stottern entstanden. Verbunden mit diesen Empfindungen sind negative Gedanken, die eine Abwertung der eigenen Person umfassen, beispielsweise die Überzeugung eigener Minderwertigkeit. Die Stotterangst tritt nicht nur im Moment des Stotterns auf, sondern bleibt auch nach der gestotterten Kommunikation wirksam und kann dann mit quälender Sorge vor erneutem Stottern einhergehen. In den allermeisten Fällen zeigt sich die Stotterangst als *Erwartungsangst*, die bereits Minuten (manchmal Stunden oder gar Tage) vor dem Sprechereignis einsetzt.

Stotterangst tritt bei einzelnen Klienten in einer Stärke von phobischem Ausmaß auf: Starke körperliche Erregungszustände und heftige Vermeidungsreaktionen sind dann die Folge. Diese phobischen Reaktionen können an individuell sehr unterschiedliche Auslösereize (Kommunikationsanforderungen, Menschen, soziale Situationen) oder auch an bestimmte Laute/Buchstaben oder Buchstabenkombinationen (Logophobie) gekoppelt sein.

Angst vor dem Sprechen und der Kommunikation

Neben der Angst vor dem Stottern entwickeln sich im Laufe der Lebensgeschichte vielfach Ängste vor dem Sprechen: Sorgevoll beschäftigt sich der erwachsene Stotternde mit bevorstehenden Kontaktsituationen, zweifelt daran, sein Anliegen vermitteln, die beabsichtigte Wirkung in der Kommunikation erzielen zu können, erprobt in Gedanken „schlechte" und „gute" Gesprächseinstiege und kreist, oft angespannt und leidvoll, um mögliche negative Ereignisse im Gesprächsablauf und um einen unwürdigen Gesprächsausgang. Der Glaube an die eigenen sprachlichen Kompetenzen wird vielfach in Frage gestellt oder ist gänzlich abhanden gekommen. Nicht nur das Stottern selbst, sondern die eigene Redefähigkeit wird als Problem betrachtet. Derartige Unsicherheiten und Ängste machen es vielen erwachsenen Stottern unmöglich, sich unbefangen mit den alltäglichen Kommunikationssituationen auseinander zu setzen und zuversichtlich zwischenmenschliche Begegnungsräume zu betreten.

Soziale Ängste

Neben den sprechmotorischen Auffälligkeiten springen bei vielen erwachsenen Stotternden vor allem ihre sozialen Ängste ins Auge. Bei einem Großteil der Betroffenen haben die Ängste, wie oben bereits ausgeführt, das Ausmaß einer Sozialen Angststörung angenommen, auch Sozialphobie genannt (vgl. Juster u.a. 2000, Stangier u.a. 2006). Sie ist durch drei Störungskomponenten charakterisiert: spezifische Ängste, generalisierte Angst und ein breites Spektrum an Vermeidungsverhalten. Bandelow (2004, S. 73 ff) gibt viele konkrete Beispiele für das Verhalten von Sozialphobikern – wenn man sie liest, glaubt man ständig chronisch stotternde Menschen vor sich zu haben (siehe Kasten).

Nach Bandelow haben Sozialphobiker vor allem Angst davor,
- von anderen Menschen negativ bewertet zu werden,
- in den Mittelpunkt der Aufmerksamkeit zu geraten (beispielsweise eine Rede zu halten, einen Witz zu erzählen oder auch nur einen Raum zu betreten, in dem schon andere sitzen),
- Gespräche mit Fremden zu führen,
- Telefonate zu erledigen,
- mit Kollegen gemeinsam in der Kantine zu essen,
- zum Kaffeetrinken der Oma zu gehen, wenn sich dort Verwandte treffen.

Ebenso besteht die Angst darin,
- anzunehmen, andere Menschen würden einen für ungeschickt, unbeholfen, unattraktiv oder unintelligent halten,
- sich schon tagelang im Voraus Gedanken über Behördengänge zu machen,
- unter extremer Prüfungsangst zu leiden (trotz gründlicher Prüfungsvorbereitung), obwohl bisher gute schriftliche Leistungen erbracht werden konnten.

Auch die körperlichen Symptome, die Bandelow bei einer Sozialen Angststörung als typisch beschreibt, erinnern an die physiologischen Erregungszustände, die wir von Stotternden kennen: „Herzrasen, Herzklopfen, Zittern, Schwitzen, Erröten, Harn- oder Stuhldrang" treten auf und „können sich bis zu einer Panikattacke steigern. Die Patienten befürchten, dass man ihnen die Angstsymptome wie Erröten, Schwitzen oder Zittern ansehen könnte..." (ebenda, S. 75).

Wie in der wissenschaftlichen Fachliteratur zum Stottern immer wieder beschrieben wird, beruht das Leid chronisch stotternder Menschen nicht so sehr auf ihren Redeunflüssigkeiten, sondern auf ihren schwerwiegenden Ängsten, die mit dem abweichenden Sprechverhalten einhergehen. Die Bearbeitung der Sozialen Ängste muss also ein wesentliches Anliegen in der Stottertherapie Erwachsener sein, bei manchen Klienten sogar das zentrale Anliegen überhaupt.

Die Angst vor der Angst

Da die Angst im Erleben vieler stotternder Menschen eine dermaßen zentrale und belastende Rolle spielt, ist es kein Wunder, dass sich bei manchen Klienten zusätzlich eine Angst herausgebildet hat, die um die ständig lauernde Möglichkeit des Angstauftretens kreist: Eine Angst vor dem Angsterleben (vor Stotter-, Sprech- und sozialen Ängsten) liegt vor.

Flucht- und Vermeidungsverhalten

Auf Grund sprechmotorischer Unflüssigkeiten und Ängste kommt es bei chronisch stotternden Menschen in der Regel zu einer Vielzahl an Flucht- und Vermeidungsreaktionen, die den Handlungsspielraum der Betroffenen einengen und ihre Lebensqualität deutlich reduzieren.

Fluchtverhalten meint ein Verhalten, mit dem der Betroffene eine für ihn unangenehme Situation oder einen unangenehmen Zustand erfolgreich beendet, beispielsweise wenn er das Sprechen abbricht oder bei der Wahrnehmung eigener leichter Lautwiederholungen ein kräftiges Durchpressen startet – hier fehlt die Gelassenheit, das Symptom von selbst ausklingen zu lassen. Das „Aus dem Feld gehen“ kann sich auch darin zeigen, dass der Betroffene eine begonnene Unterhaltung abbricht bzw. sich einer Kommunikationssituation bei zunehmenden Anforderungen und den damit wachsenden Ängsten entzieht (z.B. durch einen Gang zur Toilette oder Spaziergang um den Block).

Vermeidungsverhalten meint Handlungsweisen, mit denen unangenehme Körperzustände, Empfindungen und Ereignisse vermieden werden können. Sprachliches Vermeidungsverhalten zeigt sich beispielsweise als blitzschnelles Austauschen „schwieriger“ Wörter (Verwenden von Synonyma) oder als Einschieben von Floskeln („na ja“, „wollen wir mal sagen“). Soziales Vermeidungsverhalten drückt sich in einer Vielzahl von Unterlassungen aus: Manche sind offensichtlich, wenn z.B. nicht mehr telefoniert wird, Arzttermine vom Partner vereinbart werden und das Einkaufen an der Wursttheke durch Zeigen und Nicken statt durch Sprechen erledigt wird. Andere Vermeidungen sind nur schwer erkennbar, weil sie bereits seit langer Zeit bestehen und vom Betroffenen selbst oft nicht bewusst als Vermeidungen erlebt werden: „So bin ich nun – das passt zu mir“, argumentieren dann die Klienten. „Angesichts der Oberflächlichkeit vieler Gespräche rede ich nur noch das Nötigste.“ „Ich mag den ganzen Trubel beim Tanzen nicht – also gehe ich auch nicht in Diskotheken.“ „Abends bin ich sowieso lieber zu Haus und höre meine tolle CD-Sammlung.“ Oder: „Menschen, die viele Bekannte haben, haben keinen Tiefgang. Ich komme mit wenigen Freunden aus!“ Vermeidungen verstecken sich manchmal hinter gut begründeten Lebensanschauungen und Einstellungen zur eigenen Person oder verkleiden sich oft als Schweigen.

Ziele und Schwerpunktsetzungen einer angstbezogenen Veränderungsarbeit

Identifizierung der auf das Stottern, das Sprechen und die Kommunikation bezogenen Ängste

Stotternde sollen in die Lage versetzt werden, ihre Ängste und sozialen Unsicherheiten differenziert erfassen zu können und den Zusammenhang der Symptomatik mit aktuellen Auslösern und Belastungen zu erkennen. Hierfür ist es unter anderem erforderlich, die Wahrnehmungsfähigkeit des Klienten durch gezielte Hausaufgaben und In-vivo-Übungen zu schulen (s.u.), die Selbstexplorationsfähigkeit zu stärken (Beobachtetes, Empfundenes und Gedachtes mitteilen) und Techniken der Eigendokumentation und Registrierung zu vermitteln, um Beobachtungen und Gedanken festhalten zu können.

Identifizierung des Flucht- und Vermeidungsverhaltens: Untaugliche Bewältigungsversuche aufspüren

Es gilt, das individuelle Flucht- und Vermeidungsverhalten in den eigenen Kommunikationshandlungen (beispielsweise das Abwenden des Blickes) oder im Sozialverhalten (beispielsweise die Meidung von Gruppenreisen oder fremden Lokalen) aufzuspüren. Der Stotternde sollte untaugliche Bewältigungsversuche erkennen, z.B. die Zunahme seines Sprechtempos oder Krafteinsatzes bei Gefühlen des Sich-Blamierens oder sein verstärktes Reagieren mit einem monotonen, verwaschenen oder kurz angebundenen Sprechen bei Stotterangst. Auch später noch, wenn Sprechtechniken bereits beherrscht werden, gilt es wieder achtsam mit erneut auftretendem Vermeidungsverhalten umzugehen (vgl. AB 2 und 22). Da die meisten der angstmotivierten und untauglichen Bewältigungsversuche mit der Art und Weise zusammenhängen, wie eine Person über sich selbst denkt und welche Einstellungen sie zu einer lebensweltbezogenen Kommunikation hat, sollen auch hier unangemessene gedankliche Prozesse ermittelt werden (s. Kap. 7). Selbstbeobachtung und therapeutische Gespräche sind zentrale Zugangswege für eine solche Identifikationsarbeit (s. Wendlandt 2009, S. 155 ff).

Realitätsprüfung

Es ist eine Experimentierhaltung einzunehmen, von der aus immer wieder überprüft werden kann, ob in einer aktuellen Situation die befürchteten Ereignisse tatsächlich eintreten oder nur irreale, fantasierte Befürchtungen bleiben. Diese Überprüfung hat auch in Alltagssituationen stattzufinden. So kann die Erkenntnis reifen, dass die Mehrzahl der aktuellen Ängste nicht wirklich mit den gegenwärtigen Bedingungen zusammenhängen (es besteht keine reale Gefahr!), sondern gespeicherte Gefühle aus der Vergangenheit sind, die auftauchen, weil es früher in ähnlichen Situationen zu negativen Empfindungen oder Misserfolgen kam.

Psychoedukation

Dem Stotternden sind Kenntnisse über Modelle zur Entstehung und Aufrechterhaltung von Ängsten zu erläutern und Wissen zu vermitteln, wie Ängste abgebaut werden können. Die für die aktuelle Stottertherapie zur Verfügung stehenden Methoden zum Angstabbau sind in ihrem auf den Klienten abgestimmten Anwendungsverfahren motivierend darzulegen. Dieser Vorgang der Psychoedukation sollte sich als Behandlungsbaustein über die Gesamtdauer der Therapie erstrecken (vgl. Mühling u. Jacobi 2006).

Veränderungsplanung

Gemeinsam werden diejenigen Maßnahmen geplant, die dem Klienten beim Abbau seiner mit dem Stottern in Verbindung stehenden Ängste helfen sollen. Dabei können sich nur Erfolge einstellen, wenn sich die Umsetzung an realistischen Zielsetzungen orientiert. Transparenz und Flexibilität sind dabei ebenfalls wichtige Planungsgesichtspunkte (vgl. Hinweise im AB 23).

Durchführung von Maßnahmen zum Angstabbau und zum Abbau der Flucht- und Vermeidungstendenzen

Dem stotternden Erwachsenen sind Möglichkeiten der Einflussnahme auf seine Ängste zur Verfügung zu stellen, die das Stottern, sein Sprechen und seine Kommunikation in unterschiedlichen für ihn bedeutsamen Alltagssituationen betreffen. Flucht- und Vermeidungsverhalten, das auch nach einem Angstabbau noch weiter bestehen bleibt, sollte gezielt aufgelöst werden.

Auswertung der Veränderungsarbeit

Die Veränderungsarbeit sollte durch regelmäßige Auswertungen, die eine umfassende Rückmeldung und systematische Verstärkung des Stotternden umfassen, unterstützt werden (vgl. „Bilanzsitzungen": Wendlandt 2009, S. 116 ff.). Die Auswertungsgespräche sind so zu gestalten, dass der Betroffene lernt, seine Fortschritte zu erkennen, positiv zu bewerten und notwendige Veränderungen im therapeutischen Ablauf und bei den Interventionsmaßnahmen selbst vorzunehmen.

Methoden zur Wahrnehmung und Veränderung der eigenen stotterbezogenen Ängste und zum Abbau des Flucht- und Vermeidungsverhaltens

Im Folgenden werden Methoden und Arbeitsschritte zum Angstabbau vorgestellt. Die meisten von ihnen dienen nicht nur der Behebung der Stotterangst, sondern auch allgemeiner Sprechängste und der mit dem Stottern und dem Kommunizieren verbundenen Flucht- und Vermeidungshaltungen. In gleicher Weise werden Methoden zum Abbau sozialer Ängste und Angststörungen beschrieben. Der Prozess des Angstabbaus wird in der psychotherapeutischen Fachliteratur als „Desensibilisierung" bezeichnet (vgl. Florin 1978).

Als Methode der Verhaltenstherapie in den 50er Jahren des vorigen Jahrhunderts von J.D. Wolpe (1958) entwickelt, stellt die Systematische Desensibilisierung ein Verfahren dar, mit dem Reize und Reizkonstellationen (Ereignisse), an die Ängste (und andere negative Emotionen, z.B. Scham- und Peinlichkeitsgefühle) geknüpft sind, gezielt „ent-angstet" werden. Bei einer Desensibilisierung findet eine mehrfache, meist gestufte Konfrontation mit den angstauslösenden Reizen statt, wodurch eine Habituierung stattfindet, eine Gewöhnung an die Angstreize (vgl. Linden 1996). Diese werden nun wieder zu neutralen, nicht mehr angstbesetzten Reizen. Dieser Vorgang wird erleichtert, wenn eine therapeutisch eingeleitete Hemmung der Angstreaktion stattfindet, beispielsweise durch den Einsatz eines Entspannungsverfahrens. Entspannung, aber auch positive Selbstverbalisierungen (innere selbstermutigende Sätze und Vorstellungen; s. Kap. 7) wirken als angstantagonistische Zustände und hemmen die Angstbereitschaft.

Mittlerweile hat sich ein breites Spektrum an Desensibilisierungsmethoden etabliert, die in der klinischen Praxis wegen ihrer hohen Erfolgsquoten als Standardmethoden zum Angstabbau gelten (vgl. Florin und Tunner 1975, Reinecker 1999, Maerker 2000, Sartory 2005, Schneider u. Margraf 2009). Spätestens seit dem Erscheinen des Buches „The treatment of stuttering" (van Riper 1973) gilt auch in der wissenschaftlichen Stottertherapie die Desensibilisierung als zentraler Bestandteil eines seriösen Therapiekonzeptes (vgl. Ham 2000). Die theoretischen Überlegungen zum Angstabbau zeigen, dass erwachsene Stotternde nur dann ihre mit dem Stottern verbundenen Ängste verlieren können,

- wenn sie sich intensiv mit eigenen und fremden Stottersymptomen konfrontieren und den dabei entstehenden unangenehmen Empfindungen nicht ausweichen, also kein Flucht- und Vermeidungsverhalten zeigen;
- wenn sie sich intensiv mit den das Stottern auslösenden inneren und äußeren Reizen (eigenen Gedanken, Erwartungen und Befindlichkeiten sowie situativen Gegebenheiten, Personen und kommunikativen Anforderungen) konfrontieren, ohne Flucht- und Vermeidungsverhalten zu zeigen.

Die erste Strategie kommt einem „Stotterbad" gleich, die zweite einem „Bad in der Menschenmenge" – beide Strategien finden sich in dem Motto wieder, das zu einer Selbstverständlichkeit in der Erwachsenentherapie und Selbsthilfe des Stotterns geworden ist: „Da, wo die Angst ist, da geht es lang!", ein Motto, das in dem Anspruch gipfelt: „Nicht vermeiden – Stottern zeigen!"

Über Stottern, Ängste und den Umgang mit Vermeidungen und Bewältigungsversuchen sprechen

Der Therapeut führt mit dem Klienten Gespräche über die aktuellen Belastungen, die mit dem Stottern und damit zusammenhängenden Ängsten verbunden sind und schafft durch sein einfühlendes Verstehen und seine annehmende Wärme eine Atmosphäre, in der die Ängste des Stotternden gemindert und seine Selbstakzeptanz gestärkt werden. Typische Gefühle und Gedanken, die mit Kommunikation in Verbindung stehen, werden herausgearbeitet, wobei auch Bezug genommen wird auf prägende Erfahrungen aus der Lebensgeschichte. Durch eine gute Bezugnahme (Rapport) und eine einfühlsame Gesprächsführung (Wendlandt 2009, s. Kap. 6.5 S. 155 ff) können besonders belastende Wahrnehmungen, Erfahrungen und Sichtweisen erörtert werden, günstige und ungünstige Bewältigungsstrategien von Stottern und Kommunikationsangst werden fassbar. Mit zunehmendem Vertrauen und einer verbesserten Selbstexploration des Klienten lassen sich bisher ausgeklammerte Themen besprechen, Vermeidungshaltungen aufspüren und die Desensibilisierung stotterbezogener Ängste weiter voranbringen.

Sich gezielt mit Texten und Materialien zum Thema Stottern auseinandersetzen

Viele erwachsene Stotternde haben sich erstaunlich wenig mit Büchern und Texten zum Thema Stottern beschäftigt, auch wenn sie ansonsten (bei anderen Themen) leicht Zugang zu Fachinformationen finden. Der Therapeut kann aus der breiten Palette von Texten zum Stottern anregende Leseimpulse auswählen: Lebensgeschichten von Stotternden, Erfahrungsberichte über Therapie und Selbsthilfe, Arbeitsmaterialien für die Eigenarbeit, erprobte Übungen und Trainingsanweisungen, Gedichte und literarische Texte, Sachinformationen aus unterschiedlichen wissenschaftlichen Fachgebieten zum Stottern, Informationsmaterialien (u.a. Filme) der Stotterer-Selbsthilfe. Stottern sollte als ein weltweites Problem erfahrbar gemacht werden, das über nationale und internationale Organisationen und ein gut funktionierendes Kommunikationsnetz verfügt (vgl. beispielsweise: www.forum.bvss.de, www.bvss.de, www.stutteringhomepage.com).

Sich gezielt mit Texten und Materialien zum Thema Angst auseinandersetzen

Es gibt mittlerweile hervorragende Selbsthilfeliteratur zu den Themen „Angst“, „Schüchternheit“ und „soziale Phobie“, die Betroffene zum Selbststudium und Selbsttraining motiviert, und die ich manchmal im Rahmen meiner Stottertherapien als „Pflichtlektüre“ empfehle und bespreche (vgl. z.B. Bandelow 2004, Markeway u. Markeway 2003, Bassett 2004, Hambly 2000).

Beobachtungsaufgaben kontinuierlich durchführen

Unbefangenheit dem eigenen Stottern und den eigenen Ängsten gegenüber ergibt sich nicht nur durch regelmäßige Therapiegespräche und neues Wissen zum Stottern, sondern auch durch begleitende Selbstbeobachtungen: einerseits geht es dabei um die immer genauere Ermittlung der eigenen Symptomatik und ihrer Einbettung in die alltäglichen Kommunikationssituationen. Andererseits geht es für den Stotternden darum, sich selbst immer wieder gezielt mit unterschiedlichen Aspekten seines Stotterns zu konfrontieren, belastende Situationen und unangenehme Empfindungen ohne Selbstvorwurf und Vermeidungsbemühen mutig auszuhalten – eben sich abzuhärten und die Eigen-Desensibilisierung zu intensivieren.

Selbstreflexionen notieren

Im Rahmen des Desensibilisierungsprozesses ergeben sich immer wieder sehr persönliche Themen, die der Therapeut mit Hilfe verschiedener Medien kreativ bearbeiten lassen kann. Hierbei können therapeutische Schreibimpulse eine wichtige Funktion haben und, wie die kleinen Texte von Klienten in diesem Buch zeigen, eine sehr anregende Wirkung besitzen. Zu fast allen Fragestellungen lassen sich kleine Aufsätze für die Eigenarbeit formulieren.

Beispiele:
- Welche Auswirkungen hat mein Stottern (meine Sprechangst) auf mein gegenwärtiges Leben?
- Zur letzten Woche: Was hätte ich gerne wann bei wem wie gesagt?
- Zeitdruck: Ein Problem des Stotterns, des Lebens oder mein Problem?
- Welche Entscheidungen möchte ich nicht mehr verschieben?
- Standhalten: Was ich mich gerne trauen würde.
- Welche Themen spreche ich noch nicht an (in der Therapie bzw. Selbsthilfegruppe).

(weitere „Gesprächsvorschläge und Schreibimpulse" in: Wendlandt 2002 a, S. 148 ff)

Sprechimpulse und Sprechabsicht signalisieren

Im Rahmen von Klärungsgesprächen und Selbstbeobachtungen zeigt sich bei manchen Stotternden die Überzeugung, sie stünden in vielen Kommunikationssituationen „mit einem leeren Kopf" da, es gäbe nichts, über das sie reden könnten (wir kennen das alle, wenn wir in einem Smalltalk stecken geblieben sind). Es scheint so, als ob Stottern und Sprechangst die innere vorsprachliche Lebendigkeit blockieren und sich eine „Angst vor der Leere" breit macht. Hier können im Behandlungsraum Übungen zum bildhaften Vorstellen durchgeführt werden: Der Therapeut schildert beispielsweise eine idyllische Strandszene, der Klient soll immer dann aufstehen, wenn in ihm Bilder/Erinnerungen auftauchen. Das ständige (schweigende!) Aufstehen und Hinsetzen, das sich bei suggestiv-bildhaften Vorgaben des Therapeuten dann einstellt, kann ausgesprochen lustig sein. Eindrücklich erlebt der Stotternde, dass genug eigene Impulse zum Sprechen vorhanden sind.

Assoziationsübungen aus dem Improvisationstheater (s. Kap. 6) führen dem Klienten vor Augen, dass auf Umwelteindrücke (beispielsweise auf das Wort „Apfel") immer eine eigene Resonanz stattfindet, die nicht nur gefühlsmäßig, sondern auch gedanklich abläuft („grün", „Birne", „Stiel", „Made", „Baum") und eine Vielzahl an Sprechimpulsen zulässt. Bei vorliegender Sprechabsicht und Minimierung von störenden Selbst-Zensurprozessen gelingt dann blitzschnell eine Sprechreaktion (siehe folgende Übung).

Assoziationsübung:

Person A und Person B stehen sich gegenüber, Abstand etwa ein Meter, wechselseitiges Assoziieren zu vorgegebenem Hauptwort, dabei zuerst Wort wiederholen bevor dann Assoziation erfolgt, jeweils begleitende Gesten des Gebens und Nehmens mit beiden Händen, gefragt ist flüssiges Hin und Her der Gesten und Worte in ruhigem Rhythmus:

Person A	Person B
macht mit beiden Händen Geste des Überreichens, sagt dazu „Apfel";	
	nimmt gestisch mit beiden Händen das Wort entgegen, führt dann Hände bis zur Brust, wiederholt dabei „Apfel" und fügt daran (ohne Pause!) mit beiden Händen die Geste des Überreichens an, dabei erfolgt die Assoziation, beispielsweise „Baum";
nimmt gestisch mit beiden Händen das Wort entgegen, führt Hände zur Brust, wiederholt dabei: „Baum" und fügt daran (ohne Pause!) mit beiden Händen die Geste des Überreichens an, assoziiert dabei „Strauch"	etc.

(Weitere Übungen siehe Kap. 7; vgl. auch Übungen und Spiele aus dem Improvisationstheater: Spolin 1987; Johnstone 2004 a, b; Andersen 1996; Lösl 2004).

Sprechaktivität steigern, unabhängig von der Sprechqualität

Stotterangst und Sprechangst führen zu einer Reduzierung von Sprechaktivitäten beim Klienten. Es gilt, unabhängig von der Qualität der Sprechleistung (dem Ausmaß der Sprechflüssigkeit), die Sprechaktivität zu steigern. „Mehr sprechen!" ist die Devise, was bedeutet, das Wagnis „mehr Stottern" einzugehen. Das gelingt nur, wenn Sprechfreude entsteht, der Therapeut also deutlich verstärkend und mit Leichtigkeit und Humor am Sprechen arbeitet. Mit der Steigerung von Redevorhaben sollten gleichzeitig neue kommunikative Signale eingesetzt werden. Die Erprobung wird im Behandlungsraum, in-vivo und als Hausaufgabe durchgeführt, beispielsweise: a) Anzahl der Wörter pro Satz erhöhen (Motto: „Ein Wort mehr!)", b) Anzahl der Sätze erhöhen („Ein Satz mehr!") oder c) Kommunikative Signale intensivieren („Öfter Blickkontakt!").

Beispiel: Mehr kommunizieren!

Ausgangslage: Bert begrüßt bisher morgens bei Dienstantritt den Pförtner nur durch Zunicken. Nun gelten (nacheinander) folgende Mottos:

1. Ein Wort mehr: „Hallo!"
2. Zwei / drei Worte mehr: „Schönen Morgen!" / „Hallo, schönen Morgen!"
3. Ein Satz mehr (zusätzlich zur Begrüßung nach Befinden fragen): „Na, wie geht's?"
4. Ein Signal / zwei kommunikative Signale mehr: Bewegungsablauf beim Vorbeilaufen und Begrüßen verlangsamen / stehen bleiben und Reaktionen des Pförtners abwarten usw.

(Fortsetzung mit vielfältigen Variationen möglich; weitere Übungen s. Kap. 5: Kommunikative Fähigkeiten)

Pausentoleranz stärken

Die allgemeine Angst, Stottern auszuhalten, zeigt sich bei fast allen langjährig Stotternden nicht nur im Ankämpfen gegen auftretende Symptome (Kraftzunahme), sondern auch im angespannten, unruhigen Sprechablauf, bei dem sich der Betroffene kein Innehalten zugesteht. Die Dauer eines Stotterereignisses wird als übermäßig lang erlebt. Hier sind Übungen zum Innehalten notwendig, um die Angst abzubauen, Gesprächspartner würden Stotterereignisse mit kritischen Blicken und Bemerkungen negativ bewerten und ruhiges Sprechen sofort unterbrechen. Absichtsvolles Innehalten sollte unabhängig vom Auftreten von Stotterereignissen geübt werden (!) und nicht gleich auf den Vorgang des Sprechens bezogen sein: a) Bewegungsstopp beim Laufen, b) Bewegungsstopp bei manuellen Tätigkeiten, c) Bewegungsstopp und gleichzeitiger Sprechabbruch bei Übungsgesprächen mit dem Therapeuten, mitten im Satz (nicht bei Sinneinheiten!), später mitten im Wort, d) sinnvolle Pausen einlegen, unmittelbar vor Sprechbeginn (analog der Erfahrung bei Stotterblockaden), später während der Unterhaltung – Pausentoleranz schrittweise erweitern! Therapeut gibt anfangs Signal für absichtsvolles Pausieren, dabei Pausenlänge variieren, zunächst nicht unter sieben Sekunden; Stille aushalten! Übungen verknüpfen mit der Entspannungsübung „Stopp – Innehalten – Runterschalten" (s. Kap. 1; AB 1, S. 179).

Hierarchien zu unterschiedlichen Angstbereichen bilden

Alltägliche angstbesetzte Kommunikationssituationen werden gesammelt und auf Kärtchen notiert, ähnliche Situationen zu Übungsbereichen zusammengefasst (z.B. „Einkaufen", „Telefonieren", „Im Mittelpunkt stehen"). Jeder Situation wird ein Zielverhalten (gewünschtes Verhalten in der jeweiligen Situation) zugeordnet. Die Kärtchen eines jeden Angstbereiches werden nach Schwierigkeitsgrad geordnet. Auf diese Weise entstehen Angsthierarchien, von denen eine jede etwa 10 bis 20 Trainingssituationen umfassen sollte. Diese Situationshierarchien bilden die Grundlage für ein kleinschrittiges Bearbeiten der Angst – im Gespräch, im Rollenspiel, in der In-vivo- und Eigenarbeit. (Weitere Hinweise zur Hierarchieerstellung siehe Wendlandt 2003, S. 118–120)

Spielerische Übungen zum eigenen Stottern durchführen (Variation des Stotterns)

Übungen zwischen Klienten und Stottertherapeuten im Behandlungsraum (ggf. im Wettstreit), dabei steigen Schwierigkeitsgrad (unterschiedliches Sprechmaterial) und Übungsdauer an; genaue Selbstbeobachtung und Registrierung:

- *„Offenes Stottern"*: Stotterereignisse zulassen, verstärkt spontanes Sprechen wagen (eigene Sprechimpulse wahrnehmen und unverzüglich reden!); keine Wörter vermeiden bzw. nach Stotterbeginn austauschen; Kaschierungsbemühungen jeder Art unterlassen; allein auf Grund der selbsterteilten Erlaubnis zum Stottern vermindern sich Symptomhäufigkeit und -stärke des Spontanstotterns
- *„Variationen zum Einsatz sprachlicher Begleitsymptome"*: Gezielt sprachliches Start- und Ankämpfverhalten (strugglereactions), auch in stark übertriebener Weise einsetzen; Blockaden länger aushalten und sprechmotorisch-lautlich anders gestalten
- *„Variationen zum Einsatz körpersprachlicher Begleitsymptome"*: kommunikatives bzw. soziales Ausweichverhalten, kaschierende Gesten etc. als körpersprachliches Verhalten absichtsvoll einsetzen, variieren und dosieren (über-/untertreiben)
- *„Entspannungs-Stottern"*: Aus dem Zustand der Entspannung heraus (s. Entspannungsübungen: Kap. 1) stotternd sprechen, dabei lockeres, flüssiges, weiches Stottern verwenden; Kopplung entspannungsbedingter, angenehmer emotionaler und körperlicher Zustände an diese Stotterart

Spielerische Übungen zum eigenen Stottern und Sprechen in kommunikativen Belastungssituationen durchführen

Variationen der Übungen wie oben, nun aber zusätzlich auch im Rahmen von Rollenspielen, Sprechübungen in der Öffentlichkeit (In-vivo-Arbeit, s. Kap. 17) und Selbsttrainingsaufgaben; achtgeben, dass keine Sprechanlässe, Personen oder Sprechsituationen vermieden werden; Berücksichtigung eines abgestuften Vorgehens entsprechend der erarbeiteten Hierarchien.

Pseudostottern systematisch einsetzen

Auf der Grundlage der Variationsübungen zum Stottern (s.o.) und der körperbezogenen Arbeit aus dem ersten Veränderungsbereich (s. Kap. 1) wird nun das Pseudostottern zum Zweck einer vertieften Desensibilisierung in unterschiedlichen Sprechkontexten und unter verschiedenartigen Kommunikationsanforderungen sowohl im Behandlungsraum als auch im Alltag (mit Hilfe von In-vivo-Arbeit und Hausaufgaben) eingesetzt. Dafür stehen drei Varianten des Pseudostotterns zur Verfügung:

- *Pseudostottern als „absichtsvolles Alternativ-Stottern"*: Das für die Zuhörer wahrnehmbare Stottern ist nicht das echte Spontanstottern des Klienten, sondern ein „vorgetäuschtes" Stottern. (Ham [2000, S. 89] spricht hier von einem Pseudostottern als Vortäuschung.) Dem Zuhörer wird ein Stottern präsentiert, das sich deutlich von der eigenen Art des Stotterns unterscheidet und dessen Ablauf vom Klienten gut gesteuert werden kann. Dabei kommt es zu keinen nennenswerten unwillkürlichen Stotterereignissen. Die meisten Betroffenen finden relativ schnell eine derart neue, vorgetäuschte Stotterart: Manche wählen gerne Symptome, die auffälliger sind als ihr Spontanstottern – selbst absichtsvolle lange Blockaden können aufgrund einer sich einstellenden Unbefangenheit nun gut ausgehalten werden. Die meisten Klienten bevorzugen ein anstrengungsfreieres Stottern (z.B. statt tonlos blockierend nun weich-wiederholend), das von geringerem Tempo ist (z.B. statt trommelfeuer-schnelle nun deutlich verlangsamte Wiederholungen aufweist), durch eine geringere Lautstärke charakterisiert ist, einen tieferen Stimmklang hat und mit einer weicheren Art der Bewegungsabläufe und einer flexibleren Körperhaltung einhergeht (z.B. statt steif und unbeweglich nun weichbewegt und locker klingt).

- *Pseudostottern als „willentliches Stottern"*: Gestottert wird nach dem typischen Muster der eigenen Symptomatik, nun aber willentlich: der Beginn, die Ausführung und das Ende des Symptomablaufs sind steuerbar (siehe „willentliches Stottern", Kap. 1, s. S. 28).
- *Pseudostottern im Rahmen einer neuen „Kommunikationsrolle"*: Nicht das Stottern selbst, sondern die Art und Weise des körpersprachlichen Ausdrucksverhaltens soll verändert werden, sodass sich die Bezugnahme des Stotternden auf das Gegenüber deutlich von seiner bisherigen Art des Kommunizierens unterscheidet. Hierzu wird (über innere Vorstellungsbilder) eine angenehme Sprecherrolle erarbeitet und in Variationen erprobt: Rollen mit dem Merkmal „zugewandt, freundlich" oder „selbstbewusst, von sich eingenommen" sind ebenso hilfreich wie Rollen, die als „charmant, liebenswürdig" erlebt werden. Die Aufforderung, „charmant" und „liebenswürdig" zu stottern, führt (bei Unterstützung durch ein entsprechendes Modellverhalten des Therapeuten) oft wie von selbst zu einer leichten, deutlich weicheren und selteneren Symptomproduktion – das Gequältsein vom Stottern weicht aus dem Selbstausdruck. Im Sinne einer „Gegenkonditionierung" (s.o.) wirkt das positive Eigenempfinden nun als angstantagonistischer Zustand und hat damit desensibilisierende Wirkung. Weiterführende Hinweise siehe „kommunikative Fähigkeiten" (Kap. 5) und „Kognitionen" (Kap. 7).

Blickkontakt im Alltag trainieren

Blickkontakt zu anderen Menschen aufnehmen und immer wieder herstellen, zuerst ohne Sprechen, dann beim Sprechen, zuletzt gezielt vor allem während des Stotterns, dabei nicht unwillkürlich wegschauen.

Stottern zum Thema machen

Im Gespräch mit fremden Menschen einleitend kurz das eigene Stottern ansprechen, dem Gesprächspartner Orientierung geben, dazu anfänglich Rollenspiele im Behandlungsraum, später In-vivo-Übungen durchführen, auch am Telefon. In Kapitel 6 werden unterschiedliche Spielarten einer solchen Selbstoffenbarung vorgestellt.

Reden halten vor Publikum

Durch spielerische Auftritte (Rollenspiele) mit unterschiedlichen Sprechanforderungen können Ängste vor Ablehnung und Bewertung ausgelöst, aber auch bearbeitet werden. Der Übungsaufbau erfolgt von vorbereiteten zu unvorbereiteten Auftritten, von Fantasiethemen und Quatschgeschichten zu komplizierten Sacherörterungen, vom geschützten Rahmen im Behandlungsraum mit geladenen Gästen zu Auftritten in der Öffentlichkeit (Redenhalten in Fußgängerzone oder Einkaufszentrum). Zu Letzterem zählt auch das laute Fragenstellen in Warteschlangen (Post) oder auf kulturellen Veranstaltungen (nach einer Dichterlesung oder einer Filmpräsentation). Es gilt alltagstaugliche Strategien zur Stressbewältigung anzuwenden, bisher vermiedene Handlungen und soziale Situationen kognitiv neu zu bewerten und eigene Ressourcen kennen zu lernen.

Auseinandersetzung mit anderen stotternden Erwachsenen pflegen

Klienten, die noch keinen Kontakt zu Selbsthilfegruppen haben, vermeiden anfangs meist den

Kontakt zu anderen Betroffenen. Hierfür sind u.a. Schamgefühle und die Angst verantwortlich, es könnte zu einer Intensivierung der eigenen Stottersymptomatik kommen. Gezielt sollten therapeutisch angeleitete Begegnungen im Behandlungsraum zwischen Klienten aus der Einzeltherapie hergestellt, Kontakt zu einer Selbsthilfegruppe vermittelt oder Klienten zu einem regelmäßig tagenden Ehemaligen-Treff behandelter Stotternder eingeladen werden. Es geht um den Austausch über Ängste und Vermeidungsverhalten, Lebenskrisen und Therapieerfahrungen, neue Perspektiven und Möglichkeiten gemeinsamer Kontaktpflege.

Mit „Abweichungen" experimentieren, sie absichtsvoll einsetzen

Es gilt zu erkennen, dass in der Regel eine allgemeine Angst vor dem Auffallen und vor negativen Bewertungen besteht, die nicht nur an die Abweichung Stottern geknüpft ist: Klienten werden angeleitet, kleine Veränderungen (Normabweichungen) im zwischenmenschlichen Kontakt zu wagen und erfahren dabei, dass dies heftige Gefühle und körperliche Erregungszustände auslösen kann. Damit kommt es zu einer Relativierung ihres oft eingeengten Blicks nur auf das Stottern (Fixierung; s. auch Veränderungsbereich „Kognitionen": Kap. 7). Der Arbeitsablauf erfolgt in drei Schritten:

- Einsatz anderer Auffälligkeiten des Sprechens und der Stimme (z.B. abgehackt, flüsternd, mit piepsiger Stimme, „Wortfindungsstörungen" und unmotivierten Pausen reden)
- Einsatz normabweichenden Kommunikationsverhaltens bzw. einer ungewöhnlichen Körpersprache (z.B. gar kein/ständiger Blickkontakt, vielfaches Räuspern, Kichern, Gähnen)
- Einsatz normabweichender sozialer Verhaltensweisen (z.B. offene Schnürsenkel/Bluse, zu dichter/weiter Abstand, hüpfend/singend auf Passant zubewegen, sich am ganzen Körper kratzen).

Vertiefende Hinweise hierzu, speziell mit Materialien zur Desensibilisierung symptombezogener und sozialer Ängste, finden sich an anderer Stelle (Wendlandt 2002 a, Kap. 12, S. 105–119.)

Anna, Barbara und Sabine haben einen Spaziergang durch das Holländische Viertel in Potsdam gemacht und dabei Experimente zum Thema „Abweichungen" unternommen. In ihrem Bericht dazu steht:
„Sabine gähnt unaufhörlich ohne Hemmungen und Handvorhalten, sieht den attraktiven Verkäufer im Buchladen nicht einmal an bei der Frage nach der Arnd Stein-CD (er sie aber auch nicht).
Anna fragt albern-kichernd nach einem Geldautomaten, streicht sich ständig die Haare aus dem Gesicht bei einer Frage in einem Keramikgeschäft.
Barbara läuft mit offenen Schnürsenkeln herum (und wird von der Verkäuferin im Keramikladen ermahnt), fragt leise flüsternd nach den Kartenblöcken vom ollen Hansen (Verkäufer antwortet auch leise)."
Sabine fasst zusammen, warum das Trainieren von Abweichungen so wichtig war:
„Stottern empfinde ich auch als Abweichung. Stottern löst Gefühle aus und ich reagiere mit Begleitsymptomen. Das Trainieren von Abweichungen dient dazu, die alten Gefühle und Begleitsymptome zu entkräften. ... Abweichungen zu trainieren ist eine Chance, neue Fähigkeiten zu erlernen und zu besitzen."

Weitere individuelle Belastungssituationen bearbeiten

Neben den oben aufgeführten Arbeitsschritten sind unter Umständen weitere Interventionen für stotternde Erwachsene erforderlich, um noch bestehende individuell bedeutsame Kommunikationssituationen bearbeiten zu können. Hier gilt es wieder exemplarisch vorzugehen und die Ängste und Vermeidungshaltungen durch Übungen, Rollenspiele bzw. In-vivo-Aktivitäten abzubauen.

Improvisation und Scheitern wagen

Will man Ängste und Vermeidungen langfristig abbauen, geht es nicht nur darum, in einem planvollen und bedachten Vorgehen die Bewältigung schwieriger Belastungssituationen systematisch zu trainieren. Vielmehr sind in gleicher Weise Therapiestrategien gefragt, die Spontaneität und Mut im Umgang mit Ungewissheit und unvorhersehbaren Ereignissen stärken. Übungen hierzu finden sich in der Improvisationsliteratur (s.o.) und bei Wendlandt (2004 a, b; 2005 b; 2009, S. 166 ff).

Beobachtungen und Veränderungsschritte dokumentieren

Aufzeichnungen von Beobachtungen und Selbstreflexionen vertiefen den Desensibilisierungsprozess (s. Anhang: AB 23 und 24), Therapiejournal und Protokollbögen sind hilfreiche Unterstützungsinstrumente. Das eigene Vermeidungsverhalten kann beispielsweise mit Hilfe des AB 2 („Vermeidungen aufspüren", s. S. 181) erfasst werden.

Abschließende Bewertung

Für die Aufgabenstellungen im Veränderungsbereich „Angst und Vermeidung" steht eine ganze Reihe unterschiedlicher Interventionsmaßnahmen zur Verfügung, die sich gezielt zum Abbau von Stotter-, Sprech- und sozialen Ängsten nutzen lassen. Soziale Angststörungen, die bei vielen erwachsenen Stotternden vorliegen, verlangen eine besonders gründliche therapeutische Bearbeitung, die flexibel auf die individuellen Gegebenheiten des Einzelnen zu beziehen ist. Das bedeutet, dass der Therapeut alternative Vorgehensweisen bereithält. Denn Desensibilisierungsmaßnahmen, die für den einen Klienten sinnvoll sind, können bei einem anderen Stotternden wirkungslos bleiben. Der Stottertherapeut sollte selbst ein angst- und spannungsarmes Modell für den Umgang mit Stottern und kommunikativen Herausforderungen sein bzw. mit eigenen Ängsten und Vermeidungstendenzen, die beispielsweise in der In-vivo-Arbeit auftauchen, offen umgehen können.

3. Therapeutische Arbeit an den sprechmotorischen Symptomen

Stottermodifikation

Überblick

Hat sich Stottern verfestigt (Chronifizierung), kommt es in der Regel im Laufe der Jahre zu einer deutlichen Zunahme der sprechmotorischen Auffälligkeiten. Dies liegt an der Art der Bewältigungsversuche, die Stotternde unternehmen, um ihre Sprechunflüssigkeiten in den Griff zu bekommen. Sie kämpfen beispielsweise gegen ihre Stottersymptome an („struggle reactions"), verharren bewegungslos in einer Artikulationsstellung („fixations"), versuchen Sprechblockaden, die sich ankündigen, durch Geräusche, Laute, Worteinschübe und Bewegungen zu umgehen („starter") oder verstärken im Symptom blitzartig die Spannung und pressen sich kraftvoll durch. Die typische Umgangsweise bei erwarteten oder gespürten Unflüssigkeiten ist also eine unwillkürliche, wie automatisiert ablaufende Zunahme der Kraft- und Anstrengungsreaktionen durch den Betroffenen. In der Therapie und Selbsttherapie geht es darum, den Stotternden für seine individuellen Umgangsweisen mit auftretenden Stotterereignissen zu sensibilisieren und ihm Modifikationstechniken an die Hand zu geben, mit denen er in der Lage ist, sein sprechmotorisches Verhalten im Moment des Symptomauftretens unauffälliger zu gestalten, das Stottern „aufzuweichen", deutlich zu verflüssigen und damit den gesamten Sprechablauf und schließlich auch die Kommunikationsfreude in Fluss zu bringen.

Julian: „Wie in vielen anderen Dingen in meinem Leben habe ich mir auch hier am ersten Tag bei der Eigenarbeit viel zu viel auf einmal vorgenommen. Ich wollte alle Pseudostottervarianten gleich im Alltag ausprobieren, ohne vorher im Stillen zu üben. Das Zunicken natürlich auch. Doch am ersten Tag merkte ich schon, dass mein Vermeidungsverhalten eine große Macht über mein Leben hat.[...]. Um konsequent sein zu können, muss ich die nötige Motivation und Konzentration besitzen, die Dinge in meinem Leben auch wirklich ändern zu wollen. Die Motivation habe ich aber nur, wenn ich mir ein realistisches Ziel setze. Es darf [...] am Anfang nicht zu hoch sein, denn wichtig ist der kleine Erfolg, weil ich ihn leichter und schneller erreiche. Er wird mich motivieren, viele andere kleine Ziele anzustreben, die zu einem großen Ziel werden. [...] Jetzt heißt es erstmal für mich, im „stillen Kämmerlein" meine Entspannungsübungen, meine Sprachübungen und mein Zunicken jeden Tag um die gleiche Zeit regelmäßig zu üben. Dieses konsequente Üben wird mir die Kraft geben, mein nächstes Ziel, im Alltag alle Gespräche mit einem Zunicken zu beginnen, zu erreichen. Das Zunicken wird mich dann immer vor Sprechbeginn an meine speziellen Sprechtechniken erinnern. Diese Erinnerungshilfe wird mich zu meinem nächsten Ziel bringen, konsequentes leichtes Pseudostottern im Alltag zu praktizieren."

Begriffsklärungen

Sprechmotorische Stotterereignisse – Stottern im engeren Sinne

Ein zentrales Anliegen aller Stottertherapien ist es, den Stotternden zu befähigen, Einfluss auf die individuelle Art seines Stotterverhaltens zu nehmen, sodass er zu einer Verflüssigung seines Sprechablaufes gelangen kann. Dazu ist es notwendig, dass er seine individuelle Stotterweise, also seine typische Art, sprechmotorische Symptome „herzustellen" und mit diesen Stotterereignissen umzugehen, genau kennt. Stotterweise und -umgang können als sprechmotorisches Verhalten bezeichnet werden, das als „Stottern im engeren Sinne" charakterisiert werde kann. Die Veränderungsarbeit an der individuellen Stotterweise (Stottermodifikation) gelingt in der Regel eher, wenn sich die Klienten auch mit ihrer allgemeinen Sprechweise bewusst auseinander setzen (s. hierzu Kapitel 4).

Stottern als sprechmotorisches Flucht- und Vermeidungsverhalten. Oder: Stottern ist das, was ein Stotternder tut, um nicht zu stottern

Aller Anfang ist leicht! Meist ist der Beginn eines Stotterereignisses eine kurze unauffällige Lautverlängerung, ein kleines Hängenbleiben, ein kurzes Stocken im Sprechablauf. Diese unauffällige Sprechunflüssigkeit wird vom erwachsenen Stotternden, wenn er sie registriert, zu beenden versucht: Er belässt sie nicht in dem Spannungszustand, in dem sie auftritt, lässt sie nicht ausklingen, sondern strengt sich an, sie zu überwinden. Wendel Johnson (1961) hat deswegen geschrieben, Stottern sei das, was der Stotternde tut, um nicht zu stottern. Van Riper (1973) greift diesen Gedanken auf und zeigt, dass im schnellen Überwindenwollen des Stotterns im Grunde genommen ein ängstliches Vermeidenwollen des Stotterereignisses liegt. Folgerichtig betont er in seinem Therapiekonzept die Wichtigkeit des Nicht-Vermeidens und zeigt die Freiheitsspielräume auf, die jeder erwachsene Stotternde besitzt, um auf eine neue Weise mit dem Stottern umzugehen.

„Umgang" mit dem Stottern

Die Betroffenen haben die Freiheit, auf eine neue, leichtere und weniger auffällige Weise zu stottern. Es gilt, die automatisierten Stotterereignisse und den sprechmotorischen Umgang mit ihnen erst einmal zu identifizieren: sie müssen motorisch gespürt, taktil wahrgenommen und klanglich willentlich reproduziert werden. Ist dies gelungen, kann der Klient lernen, mit ihnen auf eine veränderte Art und Weise umzugehen. Er bekommt also Techniken für einen neuen Umgang mit dem Stottern an die Hand.

Stottermodifikation

Therapieansätze, die die Veränderung der Stotterereignisse selbst zum Gegenstand machen, werden heute unter dem Begriff „Modifikationsansätze" zusammengefasst. Sie sind in den achtziger Jahren des vorigen Jahrhunderts in Deutschland publik geworden (vgl. van Riper 1986, Wendlandt 1987 a, b) und haben unter dem Schlagwort „Non-avoidance-Therapien" eine rasante Verbreitung gefunden. „Modifikation des Stotterns" meint, dass der Betroffene lernt, Stotterereignisse in dem Moment, in dem sie auftreten, unauffälliger und weniger kraftvoll zu gestalten. Die sprechmotorischen Modifikationsfertigkeiten sollen sich dabei nicht nur auf Stotterereignisse beziehen, die für den Zuhörer erkennbar sind, also in ihrer hörbaren und/oder sichtbaren Ausprägung wahrgenommen werden können. Sie sollen auch bei bisher „versteckten" Stotterereignissen Anwendung finden, beispielsweise bei unterdrückten Sprechimpulsen, bei Satzumstellungen und beim Austauschen von Wörtern. Immer geht es darum, geeignete neue Stotterweisen zu etablieren, mit denen der Stotternde seinen Sprechablauf unangestrengt zu verflüssigen vermag.

Verflüssigung

Verflüssigung des Stotterns meint eine gezielte, absichtsvolle Minderung von Stotterhäufigkeit und Stotterintensität. Die Stotterereignisse werden blitzschnell abgeschwächt, mit weniger Anstrengung, zeitlich kürzer oder in ihrem Erscheinungsbild unauffälliger produziert. Der Gesamteindruck des Sprechablaufs ist fließender und im kommunikativen Ablauf flexibler auf das Gegenüber eingestellt. Damit wirkt nicht nur die Rede des Stotternden flüssiger, sondern auch seine zwischenmenschliche Bezugnahme lebendiger. Im Grunde genommen kann man alle sprechmotorischen Interventionen, die zur Modifikation des Stotterns eingesetzt werden, auch als *Verflüssigungstechniken des Kommunizierens* bezeichnen – auch die Bezugnahme zum Gegenüber verbessert sich und wird flexibler (vgl. hierzu auch den Veränderungsbereich „Kommunikative Fähigkeiten", Kap. 5).

Ziele und Schwerpunktsetzungen für den Abbau sprechmotorischer Symptome

Für die Therapie erwachsener Stotternder können folgende übergeordnete Zielsetzungen formuliert werden, die sich auf die sprechmotorischen Symptome beziehen:

- **Symptomhäufigkeit senken:** Es geht um eine deutliche Abnahme der Stotterrate.
- **Symptomstärke reduzieren:** Die Intensität der Stotterereignisse (Heftigkeit, Auffälligkeit) und ihre Dauer (durchschnittliche Länge der Symptome) sollen deutlich gemindert werden.

Um diese beiden übergeordneten Zielsetzungen erreichen zu können, müssen folgende Teilziele realisiert werden:

- **Sprechmotorische Sensibilität entwickeln**

  Eine differenzierte Selbstwahrnehmung der am Sprechen und Stottern beteiligten motorischen Abläufe und Spannungszustände muss beim Betroffenen entwickelt werden. Dies wird mit Methoden aus dem Veränderungsbereich 1 (körperbezogene Arbeit, Kap. 1) möglich. Dabei erweist es sich als günstig, eine phonetische Analyse der Laute der deutschen Sprache vorzunehmen und dabei die Verschiedenartigkeit der Lautbildung zu erforschen. Je nach Auffassungsgabe der Klienten können Reibe- und Explosivlaute, Lippen- und Zungenlaute, stimmhafte und stimmlose Laute „abgetastet" und entsprechend klassifiziert werden.

- **Auditive Sensibilität entwickeln**

  Nicht nur das Spüren, sondern auch das differenzierte Hören ist zu trainieren. Stotternde müssen den Klang ihres Stotterns, die Laut- und Geräuschgebilde, die dabei entstehen, erfassen, Unterschiede im eigenen Sprechklang und in der Lautstärke wahrnehmen, den Rhythmus, beispielsweise bei absichtsvollen und unwillkürlichen Lautwiederholungen registrieren können, sowie die Resonanz der Stimme und damit verbundene Vibrationen spüren. Das bewusste Hören soll zu einem Steuerungsinstrument für die Sprechkontrolle und -veränderung werden.

- **Automatisierte Stotterabläufe steuern können**

  Der Stotternde ist in die Lage zu versetzen, gezielt in seine automatisierten Stotterabläufe (inklusive Mitbewegungen) einzugreifen, sie stoppen bzw. kontrolliert verändern zu können. Dazu gehört auch, willentlich eingesetztes Stotterverhalten (Pseudostottern) so zu nutzen, dass ein unwillkürliches Abrutschen in automatisiertes, echtes Stotterverhalten unterbleibt.

- **Über Variationsmöglichkeiten von Stotter-Bewältigungstechniken verfügen**
  Der Betroffene soll einen flexiblen Umgang mit alternativen Verflüssigungstechniken lernen, um für die unterschiedlichen Spannungspotentiale in alltäglichen Kommunikationssituationen gewappnet zu sein. (Es gibt keine Technik, die für alle Anforderungen in gleicher Weise wirksam ist!)

Modifikationstechniken für erwachsene Stotternde

Im Folgenden werden exemplarisch einige Modifikationstechniken beschrieben, mit denen die bisher weitgehend automatisiert ablaufenden Stotterereignisse erwachsener Stotternder gezielt verändert werden können. Voraussetzung für eine solche Modifikation ist eine präzise Symptomwahrnehmung (s. Veränderungsbereich 1, Kap. 1). Mit dem Einsatz der Modifikationstechniken geht eine Veränderung der Einstellung gegenüber dem Stottern einher. Diese Einstellungs-Modifikation bedarf zusätzlicher Interventionen, die im Veränderungsbereich 7 (s. Kap. 7) ausführlich dargestellt werden.

Stoppen (1)

Das Symptom wird in dem Moment blitzschnell gestoppt, in dem es wahrgenommen wird, d.h. das Sprechen wird unterbrochen. Während der Stotternde also im Reden innehält, lässt er die Restluft entweichen (atmet ruhig aus), lässt dann die Einatmung ruhig und selbsttätig einströmen und spricht nun mit weichem Stimmeinsatz – genau an der Stelle, an der er vorher abgebrochen hatte – weiter. (*Selbstinstruktion*: Stopp – ausatmen – einatmen – weich weiter!)

Beispiel: „Wir sind g-g-g-g" – [Stoppvorgang] – „gggggestern in den Zoo gegangen".

Das Weitersprechen beim „g" des Wortes „gestern" soll mit weichem Stimmeinsatz erfolgen. Dies lässt sich gezielt üben, indem das Wort bewusst in den Ausatemstrom gesetzt wird, wobei das Merkmal „weich" durch eine oder mehrere der folgenden Instruktionen zu erzielen ist: a) weniger Kraft, b) verwaschen, c) verzögert, d) leiser, e) tiefer (s. u.: Individualisierung, S. 52 ff).

Schulte (2002, S. 47) betont, wie wichtig es sei, den Prozess des Innehaltens und Stoppens mit einer akzeptierenden und annehmenden Haltung dem Stottern gegenüber zu verbinden. „Ein häufig üblicher Umgang mit negativen Mustern ist, sie 'weghaben zu wollen', ‚dagegen anzurennen', oder auch damit zu 'hadern'. Diese Energie verhindert ein wirkliches Stoppen und Aussteigen aus dem Muster und damit auch wirkliche Veränderung. ... Damit Wahrnehmung und Inhibition zu einer Veränderung des *misuse* (Fehlgebrauch; Verf.) führen können, ist Akzeptierung unerlässlich".

Stoppen (2)

Stufe für Fortgeschrittene: Das Symptom wird in dem Moment blitzschnell gestoppt, in dem es wahrgenommen wird, d.h. das Sprechen wird unterbrochen, der Sprecher hält im Sprechen inne, lässt ein bisschen Luft entweichen und spricht dann, auf den Ausatmungsstrom, genau an der Stelle des Satzes, an der abgebrochen wurde, mit weichem Stimmeinsatz weiter. (*Selbstinstruktion*: Stopp – etwas Luft entweichen lassen – weich weiter!)

Beispiel: „Wir sind g-g-g-g" – etwas Luft entweicht – mit der Luft der selben Ausatmungsphase erfolgt dann das „ggggestern in den Zoo gegangen".

Anfangs ist es für Klienten (aber auch für Therapeuten, die das Stoppen erlernen) schwierig, den Unterschied zwischen beiden Formen des Stoppens im eigenen Atemablauf wirklich körperlich zu spüren und das Stoppen selbstgesteuert auf die eine oder andere Weise auszuführen. Stoppen lehrt eine differenzierte Wahrnehmung des Atemvorgangs und kann von vielen Betroffenen relativ schnell und unauffällig im freien Gespräch verwendet werden. Beide Formen des Stoppens sind allerdings nur wirkungsvoll, wenn es nach dem Stoppen zu einem deutlichen Spannungsabfall kommt und das „Weich weiter" als ein langgezogener, spannungsfreier Vorgang ausgehalten wird: Der weiche Stimmeinsatz soll bei einem Laut so lange ausgedehnt werden, dass die Tendenz zum Spannungsanstieg damit kontrollierbar bzw. unmöglich gemacht wird.

Tonvorschlag (Fernau-Horn)

Noch lange bevor der Siegeszug der Non-Avoidance-Ansätze in die deutschsprachige Stottertherapie Einzug hielt, hat Fernau-Horn den sog. Tonvorschlag als Bewältigungstechnik für gefürchtete Konsonanten vorgestellt. Stotternde können ihren Atemstillstand mit seinem Stimmlippenverschluss dadurch beenden, dass sie „ein kurzes gemurmeltes „ə", ähnlich einem leisen Stöhnlaut, dem gefürchteten Konsonanten rasch vorausschicken" (Fernau-Horn 1969, S. 156). Das „ə" hört sich wie das „e" am Ende von „Banane" an und ist in der Fachterminologie als Schwa-Laut bekannt. Diese sprechmotorische Technik stellt eine „Stotterkontrollreaktion" dar. Sie soll gezielt in dem Moment eingesetzt werden, in dem das Stotterereignis auftritt bzw. sich ankündigt. „Stöhnlaut und Wortproduktion dürfen dabei nicht voneinander abgesetzt, sondern müssen ineinander gezogen werden. Durch den Stöhnlaut stellt sich die physiologisch richtige Phonations- und Artikulationsstellung ein" (Wendlandt 1986, S. 42). In einem mehrstufigen Lernprozess erwerben erwachsene Stotternde die feinmotorische Fertigkeit, den Tonvorschlag immer geschickter und dann auch zunehmend tonlos einzusetzen, so dass er von den Gesprächspartnern nicht mehr registriert wird.

Beispiel „Tonvorschlag"

Übungen beim Lesen: Tonvorschlag bei allen Wörtern mit Konsonanten am Wortanfang

Übungen zum Nachsprechen einzelner Wörter (Therapeut ist Modell!): „ə bitte" – Restluft entweichen, Einatemluft einströmen lassen; „ə danke" – Restluft entweichen, Einatemluft einströmen lassen.

Übungen zum Nachsprechen mit zweiteiligen Sätzen: „ə Bitte" – Restluft entweichen, Einatemluft einströmen lassen – „ə gib mir Milch!" – Restluft ...

Übungen mit Fragen: Therapeut: „Ich ə sitze. Und ə Sie?" Klient: „Ich ə sitze auch. Ich ə sehe die ə Blume. Und ə Sie?"

Übungen im freien Gespräch: Therapeut: „ə Wenn Sie sich an ə gestern erinnern," – Restluft entweichen, Einatemluft einströmen lassen – „ə was ist Ihnen ə gut ə gelungen?" Klient: „ə Nun ja, ich ə habe ...

(siehe Details zum Lernablauf an anderer Stelle: Wendlandt 1986, S. 136–138)

Pullout: Verflüssigen – aus hart wird weich

Ham (2000, S. 179) definiert den Pullout als „eine Technik, mit der der Stotternde während eines unwillkürlichen Stotterkrampfes die Kontrolle über sein Sprechmuster wiedergewinnt und das Wort mit einem kontrollierten unflüssigen Muster" abschließt. Statt einer Sprechblockade ihren Lauf zu lassen, statt dem Impuls zum Durchdrücken, zum Vermeiden oder Ausweichen nachzugeben, modifiziert der Stotternde die Blockade im Moment ihres Auftretens. Grundprinzipien dieser Modifikationstechnik sind „Kraftreduktion", „Verzögerung" und „Bewegungseinleitung":

- *Kraftreduktion:* Die Anstrengungsreaktionen beim Stottern werden systematisch „heruntergepegelt". Analog der Alltagserfahrung beim Herabdimmen der Zimmerbeleuchtung lernt der Stotternde den Krafteinsatz während der Blockade abzusenken, sodass die Artikulation beim Ausformen der Laute fließender und ohne übermäßige Anspannungen erfolgen kann und die Blockade in eine weiche Wiederholung bzw. weiche Dehnung überführt wird.

- *Verzögerung:* Der Stotternde zieht das festsitzende Stottern aus der Erstarrtheit oder Härte in einen leichtgängigen, weichen Ablauf, was sich als Verlangsamung bzw. Verlängerung des Artikulierens zeigt. Dabei geht es immer darum, die physiologisch richtige Artikulationsstellung einzunehmen.
- *Bewegungseinleitung:* Das Verflüssigen mittels Pullout gelingt bei einer angestrengten Stottersymptomatik normalerweise nur dann, wenn der Stotternde einleitend oder begleitend einen Bewegungsimpuls ausführt, z.B. die Lippen öffnet, den Unterkiefer absenkt, den Kopf hebt, Blickkontakt herstellt oder eine Haltungskorrektur des Oberkörpers vornimmt.

Für den Begriff „Pullout" wird im Amerikanischen auch „Korrektur während des Blocks" verwendet. In der deutschen Fachliteratur findet man dafür auch den Begriff „Befreiung" (s. Übersetzung von van Riper [1973] durch Starke [1986]). In dem Moment, in dem der Stotternde erkennt, „dass er sich mitten in einem Zusammenbruch seiner Sprechflüssigkeit befindet" (van Riper, 1986, S. 135), kommt er mit Hilfe des Pullout zu einer sprechmotorische „Befreiung". Er zieht sich gewissermaßen selbst aus der Blockade heraus, ein Vorgang, den Sheehan (1970) treffend als Gleiten („slide") charakterisiert. Die Arbeit an der Verflüssigung des Stotterns bedarf einer achtsamen Individualisierung, bei der der Stottertherapeut diejenigen sprechmotorischen Bewältigungsmuster vermitteln sollte, die dem Betroffenen am besten „von der Hand gehen" und seinen aktuellen feinmotorischen Fähigkeiten und seinen persönlichen Vorlieben entsprechen (siehe unten: „Individualisierung", S. 52 ff).

Spannungsvariation: Den Spannungswechsel einleiten

Stottern verflüssigen zu wollen verlangt einen flexiblen Umgang mit den jeweils aktuellen Spannungszuständen in den am Sprechen beteiligten Muskeln. Zu wenig Spannung führt in ein verwaschenes Sprechen, das unverständlich klingt. Mit zu viel Spannung gerät das Artikulieren zu einer harten und immer wieder blockierenden Angelegenheit. Das richtige Dosieren von Spannung ist also die Kunst jeder flüssigen Sprechweise. Die therapeutischen Interventionen im Veränderungsbereich 1 (Arbeit an der Körperlichkeit des Stotterns) legen hierfür die zentralen Grundlagen (s. Kap. 1).

Spannungszunahme: Erst hart – dann weich

Bei manchen Stotternden, die mit einem hohen Spannungspotential sprechen, bietet es sich an, die Kontrolle über auftauchende Sprechunflüssigkeiten nicht durch die Einleitung spannungslösender Techniken wie dem Pullout vornehmen zu lassen, sondern im Moment der Blockade erst einmal eine kurze Spannungszunahme einzuleiten. Die propriozeptiven Selbststeuerungsfähigkeiten des Stotternden werden auf diese Weise verbessert: Die Verspannungen können in den beteiligten Muskelgruppen gut lokalisiert werden und sind dann, aus der gespürten Wahrnehmung eines Zuviels an Anstrengung heraus, leichter abzubauen. (Hier helfen Erfahrungen mit dem gezielten willentlichen Anspannen und anschließenden Loslassen von Muskelpartien, wie sie bereits im Rahmen der Progressiven Muskelentspannung von Jacobson trainiert werden konnten; siehe Kap. 1.)

Beispiel: Eine hörbare Blockade („K-k-k-k…") wird blitzschnell durch eine kurze Spannungszunahme zu einer tonlosen Blockade (K…..), die dann gezielt in eine weiche Silbenwiederholung umgewandelt wird (Ka-ka-ka-Kaffeetasse).

„Abebben" lassen

Manche Stotternde sind in der Lage, insbesondere nach der Phase der Symptomidentifikation (s. Kap. 1), die motorischen Kampf- und Ausweichreaktionen, die bei auftauchenden Sprechunflüssigkeiten jahrelang reflexhaft mobilisiert wurden, relativ schnell willentlich zu unterlassen, sodass Symptome bei ihrem Auftreten verebben können: Da keine Kraftzunahme erfolgt, verkürzen sich die unflüssigen Laute oder Silben drastisch, die Dehnungen von Vokalen und die Wiederholungen werden kürzer, das Symptomereignis hört „wie von selbst" auf. Gelingt es, die Spannung nicht ansteigen zu lassen (die gezielten Sensibilisierungs- und Entspannungsübungen sind hierfür unverzichtbare Voraussetzung), so schwingen die Stotterereignisse aus, vergleichbar der Bewegung einer Welle, die am Ufer ausläuft. Das Interessante für die Betroffenen ist, dass sie es mit einiger Übung schaffen, auch die feinen, unbemerkt ablaufenden und spannungsverstärkenden Bewegungen zu unterlassen – damit fällt gewissermaßen die „Nahrung" weg, die das Stottern ansonsten speist und es zu gewichtigen Symptomen „aufbauscht".

Ersetzen: Leichtes Pseudostottern einsetzen

Stotternde, die zu einer gründlichen Identifizierung ihrer Symptome gelangt sind, haben die Möglichkeit, Symptomereignisse auf eine neue Weise zu produzieren, also anders zu stottern, als es ihre bisherige Gewohnheit war. Sie erarbeiten mit dem Stottertherapeuten ein für sie individuell passendes Pseudostottern, das ihnen „leicht von den Lippen" geht, das den Sprechfluss begünstigt (kürzer und flüssiger ist), das unauffälliger klingt und aussieht sowie ihnen emotional angenehm ist. Hier ist eine sehr individuelle Ausgestaltung möglich (siehe unten „Individualisierung"). Dieses Pseudostottern soll in unterschiedlichen Kommunikationssituationen geübt und als ein abrufbares Verhaltensmuster gefestigt werden. Es steht als Handlungsalternative *Ersatzstottern* zur Verfügung und zwar auf zweierlei Weise:

a) als Blocklösetechnik: Ersatzstottern wird vom Klienten gezielt eingesetzt, wenn sich das alte automatisierte Stottern ankündigt. Es stellt dann eine typische Stottermodifikationstechnik dar (beispielsweise als ein weich-bewegtes, charmantes Wiederholungsstottern).

b) als präventive Verflüssigungsstrategie: Ersatzstottern wird bei jeder Sprechbeteiligung von vornherein verwendet. Immer wenn der Klient sprechen möchte, aktiviert er das *Ersatzstottern* – in der Folge kommt es für gewöhnlich gar nicht mehr zu den echten Stottersymptomen. Sie sind in ihrer Häufigkeit und Intensität deutlich reduziert oder treten gar nicht mehr auf.

> **„Pseudostottern"** wird nach Van Riper als absichtsvolles oder freiwilliges Stottern bezeichnet. Es kommt als wichtige Technik sowohl in der Therapiephase „Desensibilisierung" als auch in der Phase „Modifikation" zum Einsatz. Als Desensibilisierungstechnik lehrt Pseudostottern den Betroffenen, wie van Riper betont (1986, S. 89), seine „kommunikative Abnormität" offen zu zeigen, wodurch es zu einer Verminderung der Wort- und Situationsängste kommt. Der Betroffene soll das eigene Stottern im Munde spüren, ohne dass es Angst oder heftige Reaktionen bei ihm auslöst (s. Pseudostottern „im Rahmen einer neuen Kommunikationsrolle" oder „als absichtsvolles Alternativ-Stottern": Kap. 2, S. 41). Hier, in der Modifikationsphase, wird Pseudostottern als Mittel genutzt, um dem Stotternden eine flüssige Form des Sprechens zu ermöglichen.

Manchen erwachsenen Stotternden gelingt es erstaunlich schnell und ohne viel Übung, das präventive *Ersatzstottern* zu erlernen und im Alltag einzusetzen. Da es eine unangestrengte Form des Pseudostotterns ist, die mit positiven Empfindungen einhergeht, scheint es auch vom Organismus bevorzugt und leicht automatisiert werden zu können. Begünstigt wird die Übernahme des Ersatzstotterns in das alltägliche Bewältigungsrepertoire des Klienten dadurch, dass das

Ersatzstottern wegen seines unbefangenen und absichtsvollen Gebrauchs immer auch eine desensibilisierende Wirkung hat.

Die Intervention „Ersetzen" sollte folgende Voraussetzungen erfüllen, um alltagstauglich zu sein:

- Das Pseudostottern soll einen deutlichen Unterschied zur Spontansymptomatik aufweisen, so dass der Stotternde nach einiger Übung in der Lage ist, beim Pseudostottern nicht in seine Spontansymptomatik zu geraten. Es muss verhindert werden, dass die negativen Empfindungen, die an das Spontanstottern geknüpft sind, auf das Pseudostottern übertragen werden.
- Pseudostottern soll ohne Mitbewegungen oder andere Vermeidungsreaktionen einsetzbar sein.
- Es soll ein kommunikativ zugewandtes Pseudostottern sein, das in einen freundlichen mimischen Ausdruck eingebettet ist und „leicht daherkommt" – eben ohne quälende Anstrengungsreaktionen.
- Es soll ein kontrollierbares Stottern sein, das jederzeit beendet werden kann und auch in seiner Ausprägung – im Moment des Andauerns – gezielt zu variieren ist (beispielsweise hinsichtlich der Kraftdosierung).
- Es soll mit positiven Gefühlsqualitäten besetzt und im Gegensatz zum bisher automatisierten Stottern frei von Unsicherheit und Angst sein.
- Das Pseudostottern soll so sicher zur Verfügung stehen, dass es immer wieder absichtsvoll auch dann eingesetzt werden kann, wenn der Stotternde keine unwillkürlich auftauchenden Symptome erwartet: Es hat dann die Funktion einer Selbstoffenbarung („Ich zeige mich als Stotternder", „Symptome dürfen sein!") oder dient als präventive Maßnahme, um mögliche „echte" Stottersymptome gar nicht erst auftauchen zu lassen.

Hinweise zum methodischen Vorgehen bei der Stottermodifikation

Beim Einsatz der Modifikationstechniken empfehle ich folgende Orientierungshinweise zu berücksichtigen. Dabei gilt es – wie bei allen anderen übungsorientierten Verfahren auch – das Vorgehen flexibel an die Bedürfnisse des einzelnen Klienten anzupassen.

Konkretisierungshilfen zur Individualisierung

Im Folgenden werden Hinweise gegeben, die den Stottertherapeuten unterstützen sollen, die Umsetzung seiner Modifikationsmaßnahmen zu strukturieren und Prioritäten im Einzelfall zu setzen. Dabei werden auch noch einmal Empfehlungen wiederholt, die oben bereits für einzelne Modifikationstechniken (z.B. für den Pullout) beschrieben wurden. Dies geschieht deswegen, weil die folgenden Punkte von grundlegender Bedeutung für den Erwerb von Modifikationstechniken sind.

- **Blockaden in Wiederholungen umwandeln**

  Mit der Wahrnehmung einer Blockade soll der Stotternde den Impuls zum Durchdrücken blitzschnell beenden und stattdessen eine Laut- oder Silbenwiederholung einleiten. Dies soll mit einer Spannungsreduktion im Mundbereich einhergehen. Bei extremen Blockaden (Fixierungen) mit erstarrter Mundmotorik kann das nur gelingen, wenn begleitend eine Bewegung eingeleitet wird (z.B. Öffnen der Lippen, Absenken des Unterkiefers, Heben des Kopfes, Blickkontakt herstellen, Haltungskorrektur des Oberkörpers). Dabei ist die physiologisch richtige Artikulationsstellung einzunehmen.

  Die leichte Umsetzbarkeit dieser Technik und die mit ihr einhergehenden positiven Erfahrungen im Alltag führen nicht selten dazu, dass Stotternde die Methode „Lockere Wiederholungen“ zu ihrer Hauptmodifikationstechnik machen. Das ist gut nachvollziehbar (vgl. Ham 2000, S. 314): Lockere Wiederholungen können sowohl als freiwilliges Pseudostottern, als Kontrollmethode bei echtem Stottern, wie auch als Einstieg in eine Sprechverlangsamung und Entspannung genutzt werden und eignen sich besonders gut für Plosive, bei denen Dehnungen und der weiche Stimmeinsatz (s. Kap. 4) nur schwer einsetzbar sind (s. o. S. 48: Beispiel mit dem Plosiv „g“ unter Stoppen II).

- **Schnelle und harte Wiederholungen in weiche Dehnungen überführen**

  Wiederholungen, die mit einer hohen Frequenz oder mit zu viel Kraft erfolgen, werden in weiche Dehnungen überführt. Dazu wird der Anfangslaut deutlich verlangsamt ausgeformt (bis hin zur Zeitlupe). Der Stotternde muss diese Artikulationsbewegung so langsam gestalten, dass er sie während der Ausführung tatsächlich deutlich spüren kann.

- **Kraftvolle und lange Dehnungen in weiche Wiederholungen überführen**

  Dehnungen, die lang und hart, ggf. mit Tonhöhenanstieg erfolgen, werden in weiche Wiederholungen überführt, bei denen sich die Lockerheit im tönenden Klang der Stimme widerspiegeln muss.

- **Präventiv verflüssigen**

  Bei spezifischen Wort- und Lautängsten wird der Gebrauch von Verflüssigungstechniken präventiv eingesetzt: Der Klient soll das weiche Wiederholungsstottern oder Dehnen nicht nur im Moment des unwillkürlichen Stotterns verwenden, sondern auch „vorsorglich“ bei sich ankündigenden Stottersymptomen bzw. bei einer im Sprechen wahrnehmbaren Spannungszunahme (s.o.: „Ersetzen“).

- **Spannungsreduktion auf direktem Weg erzielen**

  Kraft raus: Blitzschnelles Lösen der mundmotorischen Anspannung durch gezieltes Hinspüren in die beteiligten Muskelgruppen und gezieltes Loslassen; Voraussetzung für das Gelingen dieses Bewältigungsverhaltens sind die Übungen aus dem Veränderungsbereich 1 (Kap. 1).

- **Spannungsreduktion auf indirektem Weg erzielen**

  Ein Zuviel an Spannung zeigt sich in der Regel immer auch in einer erhöhten Sprech- und Stottergeschwindigkeit, einer übermäßigen Lautstärke, einer angehobenen Stimmlage und einer harten, klangarmen Artikulation. Deswegen lässt sich eine Spannungsreduktion beim Stottern auch indirekt erzielen, und zwar durch die folgenden vier Interventionen:
  - *Tempo verlangsamen*: Die Wortproduktion wird drastisch verlangsamt: dies soll nicht nur durch eine Verlangsamung der Abfolge der Wörter im Satz erfolgen, sondern vor allem durch eine Zeitlupen-Ausformung der Laute des gestotterten Wortes (und zur Sicherung des Spannungsabfalls auch des nachfolgenden Wortes).
  - *Lautstärke reduzieren*: Die Lautstärke des Sprechens, die Stimmkraft, wird abgesenkt, wobei vorübergehend auch Unverständlichkeit riskiert werden darf.
  - *Tonhöhe absenken*: Der Ton der Sprechstimmlage wird bewusst abgesenkt und somit eine gezielte Entspannung eingeleitet (entspannte Stimmbänder erzeugen tiefere Töne, vergleichbar den Saiten einer Gitarre).
  - *Verwaschen artikulieren*: Die Artikulationsbewegungen werden so spannungsarm ausgeführt, dass die Deutlichkeit der Artikulation gewollt gemindert ist.

- **Korrigierende Bewegung einleiten**
  Bei schnellen Lautwiederholungen mit stärkeren mundmotorischen Verspannungen, bei einem Tremor oder bei extremen Blockaden mit erstarrter Mundmotorik („fixations") kann das Verflüssigen nur gelingen, wenn begleitend eine Bewegung eingeleitet wird (z.B. Öffnen der Lippen, Absenken des Unterkiefers, Heben des Kopfes, Blickkontakt herstellen, Haltungskorrektur des Oberkörpers). Dabei ist die physiologisch richtige Artikulationsstellung einzunehmen (s. Kap. 1: „Vorbereitende Bewegung", S. 29)

Individualisierung als Suchprozess

Stotternde, denen ein unangestrengtes Dehnen bzw. Langziehen leichter gelingt als ein weiches Wiederholen, können ihre Blockaden in Dehnungen überführen. Andere Klienten gelangen bereits mit Hilfe einer deutlich verlangsamten Ausformung der „stottergefährdeten" Silben und Laute, in Verbindung mit einer Tonhöhenabsenkung, zu einem drastischen Rückgang ihrer Stotterblockaden, ohne dass sie gezielte Übungen zur Vermindung der Anspannungsreaktionen machen müssen. Schnelle harte Laut- und Silbenwiederholungen müssen nicht zwangsläufig in Dehnungen überführt werden. Sie lassen sich im Einzelfall auch in ein weiches, tönendes Wiederholungsstottern umwandeln, bei dem der Rhythmus der Wiederholungen, die Wiederholungshäufigkeit und das Wiederholungstempo (im Gegensatz zum Spontanstottern) deutlich verändert sind. Bei manchen Stotternden gelingt die Beendigung von Symptomereignissen durch ein kurzes Stoppen, ohne dass zusätzlich gezielte Übungen zum weichen Weitersprechen (mit dem weichen Stimmeinsatz) notwendig wären. Bei jedem Klienten geht es also immer wieder aufs Neue um eine individuelle Lösungssuche.

„Er soll … suchen und probieren", schreibt van Riper (1986, S. 136), „eine Variation nach der anderen". „Wenn seine Lippen fest geschlossen sind, wie zum Beispiel beim Wort ‚Mutter', soll er ihre Spannung und ihren Kontakt variieren, bis er eine normale Möglichkeit gesucht und gefunden hat, das Wort zu sagen." (ebenda)

Die Befreiung aus Fixierungen und Silbenwiederholungen gelingt über diesen schrittweisen, individuell abgestimmten Annäherungsprozess: „Der Stotterer verlängert absichtsvoll das, was er tut, wenn er stottert, und benutzt dies als einen Schwerpunkt oder eine Startlinie, von der aus er neue Möglichkeiten erforscht" (van Riper 1986, S. 136). Er verstärkt die Symptomatik, macht sie deutlicher, die Bewegungen größer, behält abnorme Mundpositionen bei, spürt dadurch die fehlerhaften Stellungen beispielsweise des Mundes, der Lippen und der Zunge besser, erfindet andere, neue Bewegungsanomalien, und gelangt schließlich zu alternativen leichten Formen des flüssigen Artikulierens.

Mitbewegungen, Tremore, Ticks und Füllwörter

Das Gefühl des Ausgeliefertseins verstärkt sich beim Stotternden, wenn Blockaden gleichzeitig mit Tremoren auftreten. Das kann beispielsweise ein Zittern der Lippen sein, ein Vibrieren der Zunge und des Kiefers, ein Wackeln des Kopfes, Zuckungen der Augenbrauen, ein unwillkürliches Schlagen der Hand. Die Aufforderung des Therapeuten, das Sprechen zu stoppen und neu anzufangen, hilft oft nicht – vor allem bei denjenigen Klienten nicht, bei denen das Abbrechen bereits als ineffektive Bewältigungsreaktion im Repertoire ihrer Begleitsymptomatik integriert ist. Sie brechen bei relativ kurzen Blockaden immer wieder ab und fangen ständig von vorne an – ein Vorgang, der sich sehr in die Länge ziehen kann. Geeigneter sind gegenläufige weiche Bewegungen, eine Spannungsabsenkung in Sprechmotorik und Körperhaltung oder eine deutliche Verlangsamung der Artikulationsbewegungen (bis hin zur Zeitlupe). Diese neuen Reaktionsweisen sollten sofort mit Symptomauftritt eingeleitet werden. Auch kann das absichtsvolle Hervorbringen von Tremoren als Übungseinstieg sinnvoll sein: Das Zittern und Zucken sollte erst einmal in Muskelgruppen erprobt werden, die nicht am Sprechen beteiligt sind, bevor sie dann willkürlich am üblichen Ort ihres Auftretens eingesetzt werden, dann allerdings in verlangsamter Weise und verringerter Amplitude. Der Stotternde lernt dabei, den Tremor vollständig zu kontrollieren und ihn jederzeit verstärken, aber auch jederzeit abbrechen zu können, sodass er dann auch willentlich ganz weich auszupegeln, das heißt zu beenden ist (s. Kap. 1: Ausschalten von Mitbewegungen beim Stottern, s. S. 28 f).

Bei Tremoren und Mitbewegungen, die endlos abzulaufen scheinen, die mit Ketten ständiger Wiederholungen (z.B. Füllwörter, Lauten) verbunden sind, und die der Stotternde selbst nicht gezielt zu stoppen vermag (außer vielleicht mit einer ruckartigen, reflexhaften Bewegung), sollte anders verfahren werden. Hier liegt es nahe, die „Stopp-Technik" (s. o.: Stoppen 1 und Stoppen 2, s. S. 48 f) einzusetzen:

- Stoppen des Sprechablaufes unmittelbar vor oder bei Beginn des Füllwortes bzw. der Bewegungskette; dazu signalisiert der Therapeut bei den ersten Übungsversuchen deutlich (durch Handzeichen oder das Wort „stopp!"), wenn ein Füllwort oder eine Bewegungsabfolge beginnt.
- Klient versucht selbst sofort zu stoppen; Therapeut verstärkt systematisch: anfangs jeden Stoppversuch, auch wenn das Stoppen noch verzögert erfolgt, später nur jedes rechtzeitige Stoppen (vor oder zu Beginn der Wort- bzw. Bewegungskette); Klient zentriert Aufmerksamkeit ganz auf den Sprechablauf und übt das sofortige Unterbrechenkönnen.
- Zwischenschritt: Zur Vereinfachung kann in gesonderten Übungsdurchgängen nur das willentliche Unterbrechen geübt werden, unabhängig von Tremoren, Mitbewegungsketten oder Füllwort-Wiederholungen: In kleinen Übungseinheiten muss der Klient, auf ein Zeichen des Therapeuten hin, sofort im Sprechen oder in seinen Bewegungen innehalten, egal, ob er sich gerade am Kopf kratzen will, eine flüssige Passage spricht oder im Raum umhergeht.
- Zusätzlich kann dann, wenn das Stoppen gelingt, genau an den kritischen Stellen eine Lösetechnik mit Verlangsamung (!), der weiche Stimmeinsatz oder Ähnliches eingesetzt werden.

Modifikationstechniken zur Veränderung der individuellen Sprechweise

Modifikationstechniken lehren einen neuen Umgang mit dem eigenen Stottern. Mit ihrer Hilfe soll der langjährig stotternde Erwachsene auftretende Symptome 1.) willentlich kontrollieren, sie gezielt steuern können und dabei 2.) ihre Erscheinungsweise „leichter", „flüssiger" und „unauffälliger" gestalten. Darüber hinaus sollte der Therapeut allerdings zwei weitere Zielsetzungen verfolgen: Modifikationstechniken müssen den Stotternde befähigen, 3.) den Spannungszustand in der am Sprechen beteiligten Muskulatur nicht nur aktuell (beim Symptomauftritt), sondern auch andauernd mindern zu können und 4.) das allgemeine Erregungsniveau zu senken. Werden die beiden letzten Zielsetzungen vernachlässigt, so mag es zwar gelingen, die individuelle Symptomausprägung zu einer leichteren Variante zu modifizieren. Stotternde mit einem deutlich erhöhten Spannungspotential werden dann zwar flüssiger stottern, aber sie können die Häufigkeit ihres Stotterns nur unbedeutend mindern. Sie sind in der Lage zu verflüssigen, geraten aber immer wieder aufs Neue ins Stottern. Daher sollte der neue Umgang mit den Symptomen auch die Fähigkeit umfassen, Einfluss auf die individuelle Art und Weise des eigenen Sprechens zu nehmen. Die Modifikationstechniken sollten also zusätzlich ungünstige Voraussetzungen beeinflussen können, die den Sprechablauf stören und für die Häufigkeit der Stotterereignisse mitverantwortlich sind, beispielsweise den erhöhten Krafteinsatz beim Sprechen, die überhöhte Lautstärke und/oder das zu schnelle Sprechtempo. Dies kann dann gelingen, wenn der Therapeut die Prinzipien einer körperbezogenen Entspannungsarbeit (s. Kap. 1) mit den Stottermodifikationstechniken kombiniert und Methoden zur Sprechmodifikation (auch als Fluencyshaping bekannt; s. folgendes Kapitel) in sein Behandlungskonzept integriert. Die Notwendigkeit einer Kombination von Stottermodifikations- und Sprechmodifikationsansätzen wird im Kapitel 13 ausführlicher dargelegt.

Abschließende Bewertung

Stottermodifikation muss ein zentrales Anliegen aller Therapieansätze sein, die sich an erwachsene Stotternde richten. Der angstfreie Umgang mit aktuell auftretenden Stotterereignissen, die Verflüssigung von Stotterblockaden und die Auflösung der Begleitsymptomatik sind unerlässlich für ein selbstsicheres Kommunizieren in Alltagssituationen. Modifikationstechniken befähigen den Klienten, seine Symptome spielerisch zu *verstärken* und *abzuschwächen*, die Kraft beim Sprechen also differenziert zu *dosieren*. Dabei sollten Therapeuten und Klienten flexibel genug sein, den Einsatz unterschiedlicher Modifikationstechniken zu kombinieren und auch die Techniken selbst so zu variieren, dass sie individuell wirksam sind und angenommen werden. Als Modifikationstechniken stehen beispielsweise das Stoppen, der Pullout, der Tonvorschlag, das Ersetzen bzw. eine weiche Form des Pseudostotterns zur Verfügung. Die Fähigkeit zur Stottermodifikation muss als Selbstkontrolltechnik verfügbar sein und im Laufe der Therapie zu einem automatisierten Vorgang werden. Dies gelingt dann, wenn der Stotternde die körperliche Entlastung, die durch das neue Bewältigungsmuster entsteht, unmittelbar spürt, wenn er die Modifikationstechnik leicht zu handhaben vermag, und wenn sich in der Folge an diese Technik positive Erfahrungen und Gefühle koppeln. Hierfür ist die kontinuierliche Durchführung von Hausaufgaben (s. AB 3, S. 182) unerlässlich. Das unverkrampfte „Anders-Stottern" wird vom Gegenüber als deutlich weniger störend und auffällig erlebt und führt auch bei ihm zu einem veränderten Umgang mit dem Stottern und einem Abbau bisheriger negativer Befindlichkeiten.

4. Therapeutische Arbeit an der individuellen Sprechweise

Fluencyshaping-Maßnahmen

Überblick

Es ist eine uralte Erkenntnis, dass sich die stotternde Sprechweise eines Menschen deutlich reduzieren oder ganz ausschalten lässt, wenn er die individuelle Art und Weise seines Sprechens verändert und neue Elemente bei der Gestaltung und dem Ablauf seines Sprechens verwendet. Gelingt es dem Betroffenen, in dieser Weise typische Merkmale seines Sprechens, z.B. den Klang, die Betonung, den Rhythmus, das Tempo, die Lautstärke, die Artikulation und die beim Sprechen eingesetzte Kraft mehr oder weniger stark zu variieren und setzt er diese Sprechvariationen konsequent ein, so fallen die Symptome aus dem Sprechen heraus. Auf dieser Erfahrungsgrundlage hat sich eine Vielzahl sehr unterschiedlicher Therapiemethoden entwickelt. Sie wurden als „Sprechübungsbehandlungen" oder als „Sprechtechniken" bezeichnet oder mit dem Etikett „Sprechhilfen" versehen. Heute spricht man von diesen Therapieansätzen als „Fluencyshaping-Verfahren" (engl.: die Flüssigkeit formende Verfahren). Ein uralter Vorreiter dieser Therapierichtung lebte im alten Griechenland: Demosthenes, der in einem eindrücklichen Selbstheilungsprozess mit Hilfe von Kieselsteinen sein Stottern bewältigte und einer der größten Redner seiner Zeit wurde (vgl. Wendlandt 1994).

Peter, 28 Jahre, nach 4 ½ Monaten Therapie: „Man sollte das Leben viel lockerer sehen, vor allem als Stotterer. Um an seinem Stottern was zu verändern, muss man wie ein kleines Kind sehr viel Risikobereitschaft eingehen. Mein Leben war recht einseitig und bequem. Und obwohl ich den Drang hatte den schweren Weg zu gehen, war die Angst davor so groß, dass ich es immer sein ließ. Jetzt brauche ich die Herausforderung, um mich wohl zu fühlen. Ich kann auch als Stotterer genauso erfolgreich und glücklich sein wie ein Normalsprecher. Vielleicht bin ich schon glücklicher als andere. Ich komme langsam dahinter wie das Leben für mich am besten funktioniert. Kein Verstecken mehr. Und positiv denken. Sollen die Menschen doch manchmal schmunzeln über mich in manchen Situationen. Wenigstens habe ich es versucht. Schlimmer wäre es, wenn ich mich weiterhin verstecken würde, denn so würde ich mich selber betrügen. Das Leben ist gar nicht so kompliziert wie ich immer dachte. Ich habe es mir nur kompliziert gemacht."

Begriffsklärungen

Sprechhilfen

Zu den Sprechhilfen zählen sowohl technische Hilfsmittel als auch (sprech-) motorische Verhaltensweisen, mit deren Hilfe – bei konsequentem Einsatz – das Auftreten von Stotterereignissen ausgeschaltet werden kann. Das kann ein Metronom sein, das einen ruhigen Takt vorgibt (externe Sprechhilfe), das silbenweise Klopfen mit dem Finger, eine das Sprechen einleitende Mundbewegung oder ein gezieltes Atemablassen (beispielsweise „Tonvorschlag", s. Kap. 3).

Sprechtechniken

Eine Sprechtechnik stellt eine neue Sprechweise dar, über die der Stotternde nicht nur in Übungssituationen, sondern auch in seiner Spontansprache verfügen soll. Sie ist (meist) gekennzeichnet durch eine Sprechhilfe oder die Kombination mehrerer Sprechhilfen und zeigt sich im Gebrauch neuer feinmotorischer Fertigkeiten zur Veränderung der Stimmgebung, Artikulation und/oder des Atemablaufes. Der Stotternde wird angehalten, seine bisherige Sprechweise, die durch Stottersymptome gekennzeichnet ist, nun durch den konsequenten Einsatz der neu erworbenen Sprechtechnik zu ersetzen. Der Sprechtechnik kommt damit die präventive Funktion zu, möglichen Stotterereignissen vorzubeugen. Im deutschsprachigen Raum können wir auf eine lange Tradition logopädischer Sprechtechniken zurückblicken (vgl. Orthmann u. Scholz 1975, Grohnfeld 1992, Braun 1997).

Sprechübungsbehandlung

Als Sprechübungsbehandlung wird eine Stottertherapie dann bezeichnet, wenn sie ihr Hauptaugenmerk auf die Veränderung der individuellen Sprechweise richtet und dazu den Neuerwerb spezifischer Sprechtechniken favorisiert. In der Therapie geht es um das systematische Einschleifen der Sprechtechnik in unterschiedlichen Alltagskontexten. Hierfür hat sich der Begriff Fluencyshaping eingebürgert. Die alleinige Zentrierung auf den Abbau des sprechmotorischen Symptomverhaltens (sei es durch Maßnahmen zur Stottermodifikation oder zur Sprechmodifikation) muss allerdings als unzureichend bezeichnet werden. Ich habe für derartige Therapieansätze den Begriff „Therapie des Stotterns im engeren Sinne" verwandt (Wendlandt 2009, S. 23 ff).

Individuelle Sprechmusterveränderung

Jeder Mensch spricht auf eine für ihn typische Art und Weise. Bei stotternden Menschen sind die Sprechunflüssigkeiten an bestimme Merkmale ihres Sprechens geknüpft, beispielsweise an ein schnelles Sprechtempo, eine gepresste klangarme Stimme, an insgesamt zu viel Körperspannung während der Kommunikation, an eine erhöhte Lautstärke, an eine bewegungsarme, unartikulierte Sprechweise. Diese individuellen Unterschiede verlangen individualisierte Interventionen, keine Standardtechniken: Es geht um die Variation jener Sprechmerkmale, die im konkreten Einzelfall für das Auftreten der Stotterereignisse maßgeblich mitverantwortlich sind – beispielsweise „erhöhtes Tempo" oder „zuviel Krafteinsatz". Diese Sprechmerkmale müssen vom Stotternden wahrgenommen und die Merkmalsausprägung (das Zuviel an Tempo und Kraft) muss von ihm systematisch reduziert werden können. In diesem Sinne verstehe ich Sprechtechniken als Sprechmustervariationen, die sich aus einer Analyse der individuellen Sprechweise stotternder Menschen ableiten lassen.

Sprechmerkmal

Gestaltungsprinzipien, die das Erscheinungsbild der individuellen Sprechweise bestimmen, sollen hier als „Sprechmerkmale" bezeichnet werden. Verändern stotternde Klienten ein oder mehrere Merkmale ihres Sprechens, kommt es gleichzeitig zu einer Veränderung der Stotterhäufigkeit und Intensität. Sprechtempo und Lautstärke sind beispielsweise Merkmale, die es bei vielen Stotternden zu reduzieren gilt, Stimmklang und Betonung hingegen sind Merkmale, die verstärkt kultiviert werden sollten, um flüssiges Sprechen zu ermöglichen. In Tabelle 2 (s. u.) sind 14 wichtige Merkmale des Sprechens aufgeführt, deren gezielte Veränderung ich im Rahmen meiner Fluencyshaping-Maßnahmen mit erwachsenen Stotternden erarbeite.

Ziele und Schwerpunktsetzungen für den Aufbau einer individuellen Sprechweise, die mit Stottern unvereinbar ist

Auch im Veränderungsbereich 4 geht es um Zielsetzungen, die es dem Klienten ermöglichen, die Häufigkeit und Stärke seiner Stottersymptomatik gezielt und langfristig zu verändern. Hier soll er dies allerdings nicht dadurch erreichen, dass er Einfluss auf die Stotterereignisse selbst nimmt – diese stotterbezogenen Modifikationstechniken wurden im vorausgegangen Kapitel beschrieben. Die Zielsetzungen nun beziehen sich vielmehr auf den Erwerb einer individuellen Sprechweise, bei der es nicht mehr – oder zumindest kaum mehr – zum Stottern kommen kann:

- ***Stotterinkompatible Sprechweise etablieren:*** Es soll eine Sprechweise aufgebaut werden, die unvereinbar mit Stottersymptomen ist oder zumindest die Symptomwahrscheinlichkeit deutlich mindert.
- ***Neue Sprechweise automatisieren und anpassen:*** Diese das Stottern ausschließende Sprechweise soll in einem schrittweisen Anpassungsprozess zunehmend natürlicher ausgebildet und zu einer alltagstauglichen Kommunikationsform verfestigt werden. Der Klient soll in der Lage sein, die neue Sprechweise unter wechselnden kommunikativen Anforderungen zunehmend automatisiert zu verwenden.
- ***Sprechweise präventiv anwenden:*** Die neue Sprechweise soll als Verhaltensmuster jederzeit einzusetzen sein, so dass sie eine präventive Funktion erfüllt. Der Stotternde macht die positive Erfahrung, mit ihrer Hilfe Stotterereignisse von vornherein ausschalten zu können.
- ***Sprechmotivation und -freude stärkern:*** Mit zunehmender Sprechflüssigkeit und dem Wissen um die neuen Selbststeuerungsmöglichkeiten sollen Sprechängste abgebaut und das Selbstvertrauen des Klienten gestärkt werden. Er soll sich zutrauen, die hilfreichen Merkmalsvariationen gezielt auch in kommunikativen Belastungssituationen einsetzen zu können, und dadurch zunehmend offen und unbefangen zu einer Steigerung seiner Sprechaktivitäten gelangen.
- ***Für sprechmotorische und auditive Prozesse sensibilisieren:*** Die oben formulierten Zielsetzungen haben zur Voraussetzung, dass der Klient in der Lage ist, zu einer differenzierten Selbstwahrnehmung der am Sprechen und Stottern beteiligten Prozesse zu kommen. Er soll Spannungszustände im sprechmotorischen Ablauf sensibel wahrnehmen und stressbedingte Veränderungen im Sprechablauf, beispielsweise anhand seiner Stimmqualität oder der Lautstärke des eigenen Sprechens identifizieren können.
- ***Individuelle Sprechmustervariationen erarbeiten:*** Es gilt, individuell für jeden einzelnen Stotternden diejenigen Merkmale seines Sprechens zu identifizieren, die sprechmotorisch für das Auftreten seiner Stottersymptome mitverantwortlich sind. Auf dieser Grundlage werden redebezogene Fertigkeiten trainiert, mit denen der Betroffene die Merkmalsausprägung gezielt so verändern kann, dass er zu einer Verflüssigung seines Sprechens gelangt. Die Merkmalsvariationen sollen sowohl leicht handhabbar und in ihrer Wirkung erfolgreich sein, als auch dem Temperament des Sprechers und seinen persönlichen Kommunikationsvorlieben entsprechen.

Die beiden letzten Punkte müssen noch einmal hervorgehoben werden: Chronisches Stottern lässt sich dauerhaft nur dann mindern beziehungsweise beheben, wenn Klienten lernen, zu einer verbesserten Sensibilität bezüglich Art und

Ablauf ihres Sprechens zu gelangen. Diese Erkenntnis gilt heute als Basiswissen für Stottertherapeuten auf der ganzen Welt, die eine symptomorientierte Arbeit mit langjährig Stotternden durchführen: Stotternde müssen hören und spüren, was sie beim Stottern tun und welche Merkmale ihres Sprechens sich ungünstig auf Sprechablauf und Sprechflüssigkeit auswirken. Unabhängig von diesem Basiswissen setzten viele Stottertherapeuten, die symptomorientiert arbeiten, in der Regel allerdings noch immer nur Standard-Sprechtechniken ein: Sie trainieren die gleiche Sprechtechnik mehr oder weniger identisch mit allen Stotternden, statt bezogen auf die individuelle Sprechweise eine spezifische Sprechtechnik zu erarbeiten. In diesem Sinne geht es im 4. Veränderungsbereich um „Sprechvariationen“: Der Betroffene lernt, a) sein eigenes Sprechmuster achtsam wahrzunehmen und sensibel zu erspüren, und b) gezielt und selbstgesteuert eine Merkmalsvariation seiner Sprechweise vorzunehmen. (Dieser Punkt ist ausführlicher beschrieben worden in „Sprechanalyse“, Wendlandt 1987 b, S. 196 f).

Techniken zur Modifikation des individuellen Sprechmusters

Im Folgenden werden exemplarisch einige Sprechtechniken vorgestellt, mit Hilfe derer der Stotternde Einfluss auf seine Sprechweise nehmen kann. Jede Sprechtechnik versteht sich als systematische Variation eines wesentlichen Sprechmerkmals. Der Klient erwirbt die Fähigkeit, die Merkmalsausprägung sowohl zu verstärken als auch zu verringern, beispielsweise lauter oder leiser, mit mehr oder mit weniger Kraft, monoton oder stärker betont zu sprechen. Es gilt, für jeden Stotternden eine oder mehrere Merkmalsvariationen zu erarbeiten (s. Tabelle 2), die allein oder in Kombination sein Sprechmuster derart verändern, dass es nicht mehr zum Auftreten von Stottersymptomen kommt bzw. die Stotterhäufigkeit und -intensität auf ein zufrieden stellendes Maß gesenkt werden kann.

Stottertherapeuten sollten zu allen in der Tabelle 2 aufgeführten Merkmalen systematische Variationsübungen anbieten können: „Variation“ bedeutet, die Merkmalsausprägung in beide

Tabelle 2: Sprechmerkmale und Sprechtechniken

Merkmale des Sprechens	Sprechtechnik als „systematische Merkmalsvariation“
• Krafteinsatz	„Kraft dosieren“
• Gliederung	„Sprechen in Sinneinheiten“
• Pausen	„Pausenbetontes Sprechen“
• Stimmklang	„Betonungssprechen“
• Bindung	„Gebundenes Sprechen“
• Stimmeinsatz	„Weicher Stimmeinsatz“
• Artikulation	„Ausgeformtes, weich bewegtes Sprechen“
• Rhythmus	„Rhythmisiertes Sprechen“
• Lautstärke	„Lautstärkevariationen“
• Tempo	„Spürendes Sprechen“ (die Variation des Merkmals Tempo erfolgt hierbei indirekt; s.u.)
• Atemfluss	„Sprechen auf die Ausatmung“ „Liegende Acht mit Handschwung“
• Expressivität	„Einsatz von Mimik und Gestik“
• Sprechbewusstheit	„Spürendes Sprechen“

Richtungen zu verändern, beispielsweise die Kraft spielerisch zu verstärken (nicht nur zu reduzieren), die Monotonie absichtsvoll zu übertreiben, beim Sprechtempo noch „einen Zahn zuzulegen“, und dies sowohl „stufenlos“ zu versuchen (wie bei einem Lichtdimmer) als auch in größeren Sprüngen. Die Wahrnehmung feinmotorischer Sprechabläufe wird auf diese Weise intensiver geschult, und die Fähigkeiten bezüglich der Steuerung dieser Prozesse nehmen zu (vgl. hierzu die Übungen zum Entspannungstraining nach Jacobson, bei dem die Fähigkeit des Loslassens über das vorherige Anspannen der entsprechenden Muskelpartie trainiert wird; s. Kap. 1). Sprechtechniken, die den Klienten einen neuen Umgang mit seinem Sprechen lehren und die er in Eigenregie als Hausaufgaben in unterschiedlichen Alltagssituationen trainieren kann (siehe S. 184, AB 4), umfassen in der Regel mehrere der oben aufgeführten Merkmalsvariationen. An den folgenden Beispielen soll das verdeutlicht werden.

Beispiel: Pausenbetontes Sprechen

Natürliches Sprechen vollzieht sich im Wechsel der Ein- und Ausatmung: Die Wörter werden im Strom der Ausatmung gebildet, die Pause, die zum Einatmen erforderlich ist, gliedert den Sprechablauf in sinnvolle Einheiten. Gestottertes Sprechen ist allerdings oft ein vorwärts drängendes Sprechen, bei dem die Pausen zu kurz, die Einatmungsphasen nicht entspannt genug erfolgen. Der ruhige Fluss des Ein- und Ausatmens ist gestört. Durch das Einlegen von Pausen wird die individuelle Sprechweise des Stotternden beruhigt. Anhand der Ruheatmung, bei der nicht gesprochen wird, lernt der Stotternde seinen Atemrhythmus wahrzunehmen. Dazu legt er im Sitzen eine Hand auf seine Bauchdecke und erspürt den Wechsel von Ein- und Ausatmung, das Heben und Senken im Brust- und Bauchbereich. Dann „legt“ er einzelne Laute und Wörter auf den Luftstrom der Ausatmung, spürt die Vibration, die der Ton in verschiedenen Körperpartien erzeugt, genießt das Klang- und Resonanzempfinden und wird gewahr, dass Sprechen bedeutet, „Worte, auf die Ausatmung zu legen“. Laute werden geformt, Töne kommen zum Klingen, wie von selbst gleiten die Wörter mit der Ausatmung aus dem Mund bis ein Großteil der Ausatemluft verbraucht ist. Dann erfolgt das Einatmen, ganz von selbst, und der Rhythmus von Sprechen und Pause beginnt von neuem. – Die Selbstinstruktion des Stotternden könnte lauten: *„Pausen einlegen – nur in kurzen Einheiten sprechen – die Bewegung der Ausatmung spüren!“*

***Beispiel für pausenbetontes Sprechen** (ein „Sternchen“[„ *“] symbolisiert eine Pause):*
Das Sprechen * erfolgt mit Pausen. * Die Satzeinheiten * sind kurz. * Der Sprechfluss * ist gegliedert. * Maximal vier Wörter * pro Ausatmung. * Konsequent bleiben! * Das Sprechen * auf die Ausatmung legen, * auf den Ausatmungsstrom. * Es funktioniert * ohne Anstrengung. * Den eigenen Atemfluss * deutlich spüren. * Der Atemablauf * beruhigt sich, * wenn Sie Ihre Hand * auf den Bauch legen. * Warten Sie ab, * bis der Einatmungsimpuls * von selbst kommt. * Wenn die Ausatmung beginnt * können Sie weiter sprechen. * Drängen Sie nicht vorwärts, * erspüren Sie den Rhythmus. * Das ist nicht leicht. * Bleiben Sie konsequent. * Die Ruhe wird kommen. * Später * können Sie pro Ausatmungsphase * mehrere Wörter zulassen. * Das wird Ihnen gelingen, * ohne dass ein Hetzen beginnt. * Und noch später wird man gar nicht mehr merken, * dass Sie das pausenbetonte Sprechen anwenden. * Das hat sich dann verselbstständigt, * die Pause ist wie eine Ruheinsel, * auf der Sie ein bisschen loslassen, * bevor es wieder weitergeht.

Bei der Sprechtechnik „Pausenbetontes Sprechen“ lernt der Klient eine Einflussnahme auf mehrere Sprechmerkmale, beispielsweise:

- *Kraftvariation*: Einer starken Angespanntheit, die als Verspannung in den am Sprechen beteiligten Muskeln zu spüren ist, wird entgegengewirkt, Pausen „glätten“ den gestotterten Sprechablauf („Kraft raus!“, „Bauch locker!“, „Kiefermuskeln entspannen!“, siehe Kap. 1).

- *Gliederung*: Der Klient lernt, Sätze in kurze Satzeinheiten zu untergliedern. Er gelangt zu der Erkenntnis, dass nicht gleich alle Inhalte auf einmal verbalisiert werden müssen.
- *Atemfluss:* Pausen werden als notwendige „Ruhephasen" zum Einatmen erfahren, die selbstständig erfolgen. Sie mindern den Spannungslevel erst dann, wenn ihnen ausreichend Zeit eingeräumt wird. So entsteht Pausentoleranz, die für jedes ruhige und dialogische Sprechen erforderlich ist.

Beispiel: Betonungssprechen
(auch vokalbetontes Sprechen genannt)

Es geht um die Stärkung des Stimmklangs beim Sprechen (vgl. Richter 1969). Vokale im Sprechablauf werden sinnbezogen betont, wobei keine Lautstärkeakzentuierung erfolgen und damit auch die Stimme nicht angehoben werden soll. „A", „e", „i", „o" und „u" werden lediglich gedehnt bzw. langezogen. Zusätzlich bietet sich die Verlängerung klangvoller Konsonanten an (beispielsweise bei „n", „m", „l"). Das Betonen will also ein stärker klangorientiertes Sprechen fördern, wie beim Singen beginnt die Stimme zu tönen.

> ***Beispiel Betonungssprechen:***
> Auf der Wiiiese * stehen Bluuuumen. * Biiiienen summmmmen. * Corneeeelia fährt Faaaahrad. * Iiiich * schlecke mein Eeiiiis. * Mein Huunnnnnd * bettelt stäännndig.* Soommmmer ist tooollll. * Baaaaden und Soonnnnnennn * Feeerien zum Verreeiiiisennn.
> *(Sternchen [„*"] symbolisieren die Pausen)*

Betonung fördert die Expressivität des Sprechausdrucks. Verhaltenheit und Monotonie, die für das Sprechen mancher Stotternden typisch sind, werden überwunden. Der Stimmklang befördert den freien Fluss des Ausatmens. Das Tönen nimmt die Härte aus dem Reden, das Klingen der Laute fördert die Weichheit der Artikulation, die Lautbildung wird entspannter, die am Sprechen beteiligten Muskeln arbeiten weniger angestrengt. Damit nimmt die Beweglichkeit beim Artikulieren automatisch zu, Blockaden und Fixierungen lassen sich leichter auflösen. Zusätzlich kommt es beim klangorientierten Betonungssprechen – ganz automatisch – zum Absenken der Stimmhöhe, die Stimme klingt weicher und tiefer. Darüber hinaus verringert sich das Sprechtempo: Da durch die klangvollen Dehnungen verstärkt Luft verbraucht wird, werden pro Ausatmungsphase weniger Wörter gesprochen. Der Einatmungsimpuls erfolgt also, anders als sonst, bereits nach einer geringeren Wortanzahl. Die Sätze werden zwangsläufig in kürzere Einheiten untergliedert, Pausenhäufigkeit und Pausenlänge nehmen zu. – Die Selbstinstruktion des Stotternden könnte lauten: *„Durch Vokaldehnung in den Sprechfluss – ich lasse meine Stimme klingen!"*

Beispiel: Gebundenes Sprechen

Bei einer Reihe von Stotternden liegt auch in den stotterfreien Sprechphasen kein natürlicher Sprechfluss vor: Die Wörter werden einzeln, jedes für sich gesprochen, sie erscheinen wie voneinander abgesetzt, der Atemfluss wird immer wieder angehalten, die Rede wirkt gebremst. Dieses unverbundene Sprechen ist für Stotterereignisse ausgesprochen anfällig. Überall dort, wo innegehalten oder neu angesetzt wird, kann sich ein Stotterereignis festsetzen. Stottern passiert dann also nicht nur beim ersten Laut des ersten Wortes (am Satzanfang), sondern eben auch bei weiteren Wörtern derselben Sprecheinheit. Gelingt es hingegen, ein gebundenes Sprechen herzustellen, bei dem die Wörter „wieaneinandergebunden" gesprochen werden, bietet nur der Beginn einer Satzeinheit einen Angriffspunkt für ein Stotterereignis (siehe den folgenden Kasten). Das Aneinander-Binden der Wörter gelingt mit Hilfe der Vorstellung, dass sie alle zu einem einzigen langen Wort verschmolzen sind. Eine solche Wortkette soll einen Satzabschnitt umfassen und weich und gleichmäßig auf einen Ausatemstrom gelegt werden (vgl. oben: Pausenbetontes Sprechen). – Die Selbstinstruktion des Stotternden könnte lauten: *„Alles ist miteinander verbunden – ein Wort fließt in das andere – Ich binde mit Freude!"*

Beispiel: ungebunden – gebunden
Ungebundenes stotterndes Sprechen: (Das „/" signalisiert das Absetzen zwischen den Wörtern)
K-k-k-komm / d-d-d-doch mal / rrrr-rrr-rrüber! / I-I-I-Ich / be-be-be-bbbrauche / D-de-de-dich / h-h-h-hier!
Gebundenes Sprechen:
K-k-k-kommdochmalrüber! / I-I-I-Ichbrauchedichhier!

Beispiel: Weicher Stimmeinsatz

Merkmalsvariationen wie die oben beschriebenen führen zu einer Abnahme der Häufigkeit und Schwere der sprechmotorischen Symptomatik. Blockaden zum Beginn der Satzeinheiten können aber bei denjenigen Stotternden noch weiter bestehen, die mit einem sehr hohen Anspannungspotential in die Kommunikation gehen. Sie benötigen vor allem die Fähigkeit, die Verspannungen in den am Sprechen beteiligten Muskeln gezielt zu senken. Hier ist der weiche Stimmeinsatz indiziert, eine Sprechtechnik, bei der gerade der Sprechbeginn bewusst gesteuert wird. Es geht darum, Wortanfänge, bei denen der Stotternde Symptome spürt oder erwartet, auf eine behutsame Weise zu bilden. Dies kann mit Hilfe einer oder mehrerer der folgenden Interventionen gelingen:

- *Zeitlupe*: verlangsamtes Artikulieren der Wortanfänge wie in Zeitlupe
- *Verwaschen*: kraftreduzierte Artikulationsbewegungen (den Preis einer geringeren Deutlichkeit in Kauf nehmen!)
- *Leiser*: deutlich reduzierte Lautstärke
- *Tiefer*: abgesenkte Tonlage der eigenen Stimme
- *Kontinuierlicher Atemfluss:* entspannt fließende Ausatmung, bei der der zu bildende Laut gleich angetönt wird.

Der weiche Stimmeinsatz kann erst einmal in kurzen Übungsphasen bei allen Satzanfängen oder bei typischen „Stotterlauten" als präventive Intervention trainiert werden, um die entsprechenden feinmotorischen Fertigkeiten auszubilden. Später bevorzuge ich den Einsatz dieser Sprechhilfe allerdings im Sinne eines automatischen Ersetzens (s. Kap. 3), zu dem Stotternde relativ leicht gelangen: Statt einer spannungsgeladenen Unflüssigkeit setzen sie – anfangs mit unterstützenden Hinweisen vom Therapeuten, dann allein – den weichen Stimmeinsatz spontan ein. (Diese zweite Anwendungsmöglichkeit ließe sich den Maßnahmen zur Stottermodifikation zuordnen.) Auch der weiche Stimmeinsatz verlangt die Variation mehrerer Sprechmerkmale. Er kann nur gelingen, wenn eine gezielte Kraftdosierung möglich ist. Nach Ham (2000, S. 315) gehören zu den verschiedenen Formen des weichen Stimmeinsatzes mehrere Aspekte „wie Dehnung, kontinuierliche Phonation, Flüstern, Legato, Temporeduktion, Atemkontrolle und leichte Kontakte bei der Artikulation." Die Berücksichtigung dieser komplexen Anforderungen verlangt vom Stotternden ausreichende Selbststeuerungsfähigkeiten bzgl. Artikulation, Stimmgebung und Atmung sowie bereits vorhandene Techniken zur willkürlichen Spannungsabfuhr, wie sie im Kapitel 1 aufgeführt sind. – Die Selbstinstruktion des Stotternden könnte lauten: *„Weich ins Wort gleiten – zart beginnen!"*

Beispiel: Ausgeformtes, weich bewegtes Sprechen

Bei Stotternden, die eine starke Tendenz zum Kaschieren ihrer Symptome haben, hat sich vielfach eine bewegungsarme, manchmal maskenhafte Mimik eingestellt. Sie versuchen die Auffälligkeiten im Zaum zu halten, verharren bei Blockaden in ihren mundmotorischen (oft auch in ihren gesamtkörperlichen) Anspannungen, ohne sich zu bewegen. Diese „Fixierungen" weisen auf ein hohes Bedürfnis der Stotternden nach

Kontrolle ihrer als auffällig befürchteten Stotterereignisse hin. Klienten schaffen es, diese Stillstände manchmal so geschickt zu vertuschen, dass die Gesprächspartner gar keine Sprechabsicht mehr wahrnehmen. Statt des Impulses „Zurückhalten und Kontrollieren", sollte es bei den Variationsübungen um die Einleitung von Bewegung gehen: Der Stotternde lernt das Merkmal „Bewegung beim Sprechen" zu variieren. Zuerst geht es darum, die Artikulation als Bewegungsablauf zu spüren: die Öffnung des Mundraumes, die Lippen, die sich berühren, spitzen oder in die Breite ziehen, die Mundwinkel, die sich dabei bewegen, die Zunge, die sich hebt und senkt, und mal oben seitlich, mal unten die Zähne berührt, sich blitzschnell anspannt und wieder löst. Dann geht es darum, immer mit deutlicher Unterstützung durch das therapeutische Modell, die mundmotorischen Bewegungen gezielt und selbstgesteuert einzuleiten. Anfangs heißt das, übermäßig deutlich und verlangsamt zu artikulieren. Dabei sollte allerdings die Kraft spürbar reduziert werden, um nicht in das Fahrwasser eines lauten und abgehackten Sprechens zu geraten und auch kein überzogenes Grimassieren zu provozieren. Vielmehr gilt es weich zu artikulieren, wie im Fluss, die Laute und Lautverbindungen genussvoll *auszuformen*, mal einzelne Laute auszuhaltennnnn, sie nachklingennnn zu lassennnnn, wie schwebend zu sprechen, leicht dahin gleitend, dabei immer die mundmotorischen Abläufe spürend. Ein wahrhaft taktiles Vergnügen! Das weich bewegte Sprechen kann in seiner mundmotorischen Ausgeformtheit sowohl durch körperliche Bewegungsimpulse (siehe unten: „Liegende Acht") als auch durch ein insgesamt expressives Kommunikationsverhalten mit verstärktem Einsatz von Mimik und Gestik (s. Kap. 5) unterstützt werden. – Die Selbstinstruktion des Stotternden könnte lauten: *„Durch Bewegung in den Fluss – die Bewegungen von Lippen und Zunge spüren!"*

Beispiel: Rhythmisiertes Sprechen

In welchem Rhythmus vollzieht sich das Sprechen? Wo liegen Schwerpunkte? Welche Silben werden länger, welche kürzer gesprochen? Beim folgenden Beispielsatz wird der Rhythmus durch die Unterstreichung symbolisiert: „Jede betonte Silbe eignet sich zur Dehnung." (Dabei lässt sich der Satz natürlich auch in einem alternativen Rhythmus sagen.) Rhythmisiertes Sprechen mindert deutlich die Häufigkeit von Stottersymptomen. Deswegen werden seit Jahrzehnten in der Behandlung des Stotterns Methoden der Rhythmisierung eingesetzt (vgl. Ham 2000). In der Therapie können Stotternde lernen, den Rhythmus ihres Sprechens zu analysieren und verstärkt neue Elemente des Rhythmisierens einzusetzen.

Versuchen Sie die folgenden Sätze mit der vorgegebenen Rhythmisierung zu lesen!

Lesen Sie laut	(kurz kurz kurz lang)
die Sätze hier links.	(kurz lang kurz kurz lang)
Hören Sie deutlich	(lang kurz kurz lang kurz)
die Länge der Silben.	(kurz lang kurz kurz lang kurz)
Wann wird betont?	(lang kurz kurz lang)
Wann klingt es kurz?	(lang kurz kurz lang)
Sie merken ganz deutlich	(kurz lang kurz kurz lang kurz)
den Unterschied.	(kurz lang kurz kurz)

Sprechen ist also nicht nur Klang. Sprechen ist nicht nur Artikulationsbewegung. Sprechen ist auch Rhythmus. Stottertherapeuten können das rhythmische Element stärker ins Bewusstsein ihrer Klienten heben. Manchen Klienten muss hierfür erst das „Ohr geöffnet" werden – sie haben in ihrem ganzen Leben noch nie bewusst rhythmische Übungen durchgeführt. Dabei haben viele von ihnen große Freude am „Rappen" (amerikanisches Slangwort für „vollquatschen"), einem Musikstil, bei dem die Rhythmusinstrumente im rasanten Takt den Körper ins Zucken versetzen und das Trommelfeuer des silbenweisen Sprechgesangs zur Nachahmung mitreißt. Die Sänger sind schwingende Staccato-Sprecher, die stottergleich Laute und Silben herausschleudern.

Laut lesen und erproben!

Sprechen ist Bewegung.	(Kurz kurz kurz kurz laannnng laannnng)
Sprechen ist auch Klang.	(Kurz kurz kurz kurz laannnng)
Lesen Sie die Wörter!	(Kurz kurz kurz kurz laannnng laannnng)
Rappen Sie im Takt!	(Kurz kurz kurz kurz laannnng)

Mit Hilfe rhythmischer Übungen kommt man einem guten Sprachgefühl ein ganzes Stück näher. Wichtige Merkmale des Sprechens wie Tempo, Pause und Betonung lassen sich hier unproblematisch integrieren, ebenso die Prinzipien eines natürlichen Atemablaufes. Auch die expressiven Elemente des Sprechens, die mit einer bewegteren Mimik und Gestik und einer Lockerheit des gesamten Körpers einhergehen, können dabei spielerisch einbezogen werden. Gelingen kann das allerdings auch hier wieder nur über den Mut des Therapeuten, der selbst Modell für diese ausgelassenere Form des Ausdruckes ist. – Die Selbstinstruktion des Stotternden könnte lauten: *„Ich finde meinen Rhythmus – Schwung und Leichtigkeit tragen mich!"*

Rhythmusübungen sollten nicht zu einem monotonen silbenweisen Sprechen verkommen, wie dies in der Stottertherapie unter dem Begriff „metrisches Sprechen" jahrelang praktiziert wurde. Es geht nicht darum, das Sprechen in ein starres Taktkorsett zu pressen, sondern Variationen der Rhythmisierung zu entdecken, die sich positiv auf den Sprechfluss auswirken. Dabei können anfangs durchaus Geräte wie das Metronom (akustischer Reiz) oder das Haptometronom (haptisch-taktiler Reiz, s.u.) zu Hilfe genommen werden: Im vorgegebenen Taktschlag des Gerätes (dessen Tempo stufenlos einstellbar ist) wird silbenweise gesprochen. Das bedeutet jedoch nur anfänglich, dass auf jeden Schlag auch eine Silbe entfällt. Und selbst in diesem Stadium werden Pausen für die Einatmung gesetzt, so dass das Sprechen nicht roboterhaft klingt (siehe erstes Beispiel im folgenden Kasten). Sehr bald kann man dann zu einer veränderten Rhythmisierung gelangen: Das Metronom gibt den Grundschlag vor, über dem sich der variantenreiche Rhythmus des Sprechens dann entfalten kann (siehe die anderen Beispiele). Das taktbezogene, aber silbenweise variable Sprechen mit dem Metronom verstehe ich als ein Übungsspiel für die Therapiestunde, das bei Interesse des Klienten durchaus auch mit Musikinstrumenten begleitet werden kann. Natürlich sind hier die vielfältigen Einschränkungen zu berücksichtigen, die Ham (2000, S. 275 ff) zusammenfasst und die sich vor allem auf den Transfer und die Alltagstauglichkeit beziehen. – In den folgenden Beispielen werden Pausen für die Einatmung durch ein „___" symbolisiert (um eine Vorstellung von der Pausenlänge zu vermitteln).

In den fünfziger bis siebziger Jahren des vorigen Jahrhunderts wurde in Deutschland das *metrische Sprechen* regelmäßig in der Erwachsenentherapie des Stotterns eingesetzt, um willent-

Drei Beispiele für rhythmische Variationen zu einem vorgegebenen Takt:
(Grundschlag des Metronoms: „/"; Pause: „______")

/	/	/	/	/	/	/	/	/	/	/	/	/	
Ich	spre	che	______		im	Takt	______		des	Me	tro	noms.	
/	/	/	/	/	/	/	/	/	/	/	/	/	
Ich	bin so	frei	______		ich	kann	heu te	______		auch	an ders.		
/	/	/	/	/	/	/	/	/	/	/	/	/	/
Heu te	ist	Sonn tag	______		da	kann ich	aaaaaaaaaa	ber	auch	______		völ lig	an ders.

liche Kontrolle über die Sprechgeschwindigkeit zu lehren und den Effekt der Symptomfreiheit zu nutzen, der sich auch bei stark Stotternden durch silbenweises Sprechen einstellt. Dabei fehlten oft rhythmisierende Elemente, sodass das Sprechen der Betroffenen vielfach abgehackt und monoton wirkte. Noch heute begegnen mir manchmal Klienten, die die Künstlichkeit des Metronom-Sprechens durch ein Takt-Klopfen mit dem Finger steigern (von schlecht ausgebildeten Therapeuten dazu angeleitet?). Angesichts eines hohen Erregungszustandes in der Alltagskommunikation gerät dieses Klopfen leicht zu einer fuchtelnden Mitbewegung. – Das batteriebestückte *Haptometronom* trägt man in der Hosentasche. Es wurde speziell für die Stottertherapie entwickelt. Ein kleiner Metallstift gibt den (verstellbaren) Takt vor: man kann ihn mit dem Daumen an der Öffnung des Gerätekastens spüren.

Beispiel: Die Liegende Acht
(Betonungssprechen mit Handschwung)

Bei der Sprechtechnik der „Liegenden Acht" (Wendlandt 1979) wird begleitend zum Sprechen eine Handbewegung eingesetzt, die die Form einer liegenden Acht hat. Therapeuten, die nur über ein geringes rhythmisches und musikalisches Empfinden verfügen, sollten auf den Einsatz dieser Sprechhilfe verzichten. Sie bedarf eines intensiven Eigentrainings seitens des Therapeuten und lässt sich dem Klienten nur dann gut vermitteln, wenn ein flexibles und sicheres Modellverhalten erworben werden konnte. Dann erst wirkt das Sprechen mit Handschwung leicht und locker, fließend und natürlich und lockt zur Nachahmung. Leider gerät das Sprechen mit der Liegenden Acht nicht selten zu einer zwar flüssigen, aber leiernden Sprechweise und die runden, weichen Handbewegungen geraten zu einem harten Schlagen nach rechts und links. Angesichts eines derart unprofessionellen Lernergebnisses wird verständlich, warum Stotternde eine Übertragung dieser Sprechweise in den Alltag nicht in Angriff nehmen.

Beispiel „Liegende Acht" mit deutlichen Pausen:

Anfangsphase: Erproben Sie _______ das betonte Sprechen. _______ Die Hand _______ bewegt sich. _______ Die Linie, _______ die sie zeichnet, _______ gleicht einer Acht. _______ Die Acht liegt.

Später: Die Hand bewegt sich fließend _______ auch wenn nicht gesprochen wird. _______ Der Unterarm weist nach vorn. _______ Der Ellenbogen liegt am Körper an. _______ Der Schwerpunkt des Sprechens _______ liegt auf den unteren Rundungen. _______ Hier wird betont _______ hier wird gedehnt, _______ hier tönen die Vokale. _______ Auch beim Einatmen _______ läuft die Hand weiter. _______ Ja, _______ so läuft es gut!

Der Rhythmus der Betonungen wechselt, je nach Sinngehalt des Satzes. Die Abstände zwischen den Betonungen sind also nicht gleich lang. Das bedeutet auch, dass die Anzahl der Silben, die auf den Ablauf einer liegenden Acht entfällt, sehr unterschiedlich sein kann. Ein „Jaaaa!" kann also eine ganze Acht dauern bzw. die Luft einer ganzen Ausatmungsphase verbrauchen. Andererseits „kön-nen-es-mehr-als-sechs-Silben" sein, bis die erste Betonung erfolgt. Das Bewegungstempo der Hand passt sich dabei der Betonungsnotwendigkeit an, ist also nicht starr gleich bleibend. Das Gleiche gilt für die Pausen (in denen sich die Hand weiter bewegt!). Pausen und Betonungen müssen sinnbezogen eingesetzt werden. Ist das erst einmal geschafft, erlauben die Sprechübungen mit der Liegenden Acht eine große Lebendigkeit im Sprechausdruck. Der Klient lernt in diesem Übungskontext alle bisher benannten Merkmale des Sprechens zu variieren. Sein Sprechgefühl verbessert sich deutlich, seine Steuerungsmöglichkeiten für sprechmotorische Abläufe nehmen zu. Dann gelingt es auch, die Bewegung der Hand zu minimieren, ganz einzustellen oder in öffnende, nach vorn gerichtete Bewegungen, als gestische Unterstreichung oder Illustrierung des Gesagten, umzuwandeln. Selbst wenn man diese Sprechweise mit der Liegenden Acht nicht für den Alltagsgebrauch vorsieht, so lohnt es sich doch, sie als Lerninstrument zu nutzen. Die Selbstinstruktion des Stotternden könnte lauten: *„Leicht und locker, fließend und natürlich schwingt die liegende Acht"*.

Beispiel: Einsatz von Mimik und Gestik

Ausdrucksstärke und Lebendigkeit beim Sprechen ergeben sich durch ein bewegtes, klangvolles Sprechen, bei dem der Stimmklang das Gesagte stimmig transportiert, die Mimik ein authentisches Bild vom Erleben des Sprechers vermittelt und kongruente Gesten und Körperhaltungen den Inhalt der Aussage unterstreichen. Manche stotternden Erwachsenen, die steif und ungelenk wirken und sich in Gesprächsabläufen ständig kontrollieren, gelangen über die Arbeit an der Körpersprache oft viel leichter in den Sprechfluss als über eine Sprechtechnik (Hinweise zur Steigerung der Expressivität finden sich im nächsten Kapitel). – Die Selbstinstruktion des Stotternden könnte lauten: *„Noch bevor ich spreche, bin ich im Kontakt mit dem Gegenüber. Und: Beim Sprechen drückt sich mein ganzer Körper aus."*

Typische „Kunstfehler" beim Einsatz von Sprechtechniken

Therapeuten benötigen umfassende Selbsterfahrung, um Sprechtechniken gut zu beherrschen und sie als ein lockendes Lernangebot präsentieren zu können. Von der Klarheit der Modellvorgaben hängt ein Großteil der Lerneffektivität beim Klienten ab (vgl. Wendlandt 2009, S. 117–121). Erst wenn der Therapeut Sprechtechniken selbst ausreichend flexibel einzusetzen vermag, sollte er sie in der Klientenarbeit vermitteln. Dies kann anfangs durchaus in einer sehr verspielten Art und Weise erfolgen, die nicht nur bei Kindern beliebt ist (AB 5, s. S. 186). Anfängertherapeuten müssen nicht gleich ein perfektes Modell abgeben, denn Klienten mögen es, wenn Therapeuten auch Fehler machen, unvollkommen sind und Merkmalsvariationen zuweilen schlechter beherrschen als sie selbst. Aber Therapeuten müssen sichtbar und erfolgreich am eigenen Lernfortschritt arbeiten, also deutlich demonstrieren, dass sie zunehmend besser mit den Sprechtechniken umgehen und sie auch zunehmend besser unter erschwerten Kommunikationsbedingungen einsetzen können. Also: Die Arbeit mit Sprechtechniken verlangt ein systematisches und zielorientiertes Vorgehen. Dabei kann es durchaus zu unproduktiven Prozessen kommen:

Flüssiges Sprechen wird als Leistung begriffen, nicht als selbsttätiger Vorgang

Wenn mich erwachsene Stotternde aufsuchen, die mehrere Behandlungen hinter sich haben, bitte ich sie, mir diejenigen Sprechweisen zu demonstrieren, die Flüssigkeit ermöglichen. Sie verwenden dann die eine oder andere Sprechtechnik, zeigen wirksame „Tricks" oder absurde Sprech-Künstlichkeiten. Bei aller Unterschiedlichkeit fällt auf, dass viele behandelte Stotternde meinen, es sei ausgesprochen anstrengend, die gelernten Bewältigungstechniken – vor allem auch im Alltag – einzusetzen. Immer wird Sprechen beschrieben als eine „schrecklich anstrengende Angelegenheit", egal ob sie mit Stottern oder mit einer der erworbenen Sprechtechniken stattfindet. Kommunikation wird als Leistung erlebt, als anspruchsvolle „Arbeit", die in die zwischenmenschliche Begegnung eingebracht werden muss. Selbst wenn keine Sprechangst vorliegt, Klienten also tatsächlich gründlich desensibilisiert sind, und selbst wenn auftretendes Stottern beim Betroffenen keine Flucht- und Vermeidungsreaktionen mehr auslöst, so erscheint Reden an sich doch oft als „Kraftanstrengung" – dem Stotternden fehlt vielfach die innere Gelassenheit dem Vorgang des eigenen Sprechens gegenüber.

Wir sollten Sprechtechniken, Sprechhilfen und „Tricks" als *Einstiegsinterventionen* betrachten:

- Sie erleichtern den Sprechfluss.
- Angesichts einer größeren Sprechflüssigkeit können sich nun positive Gefühle an die eigene Sprechfähigkeit koppeln.
- Es beginnt eine positive Hinwendung zum ungeliebten eigenen Sprechen.
- Der Glaube an die Steuerbarkeit des eigenen Redens entsteht.
- Es entwickelt sich eine zunehmende Gewissheit, Einfluss auf bisher automatisierte körperbezogene Abläufe nehmen zu können.

Mit diesem Zuwachs an kommunikativer Handlungsfreiheit kann es gelingen, die innere Haltung zur Kommunikation bei langjährig Stotternden dergestalt zu verändern, dass sie begreifen: Sprechen ist ein selbsttätiger Vorgang, der sich ohne Anstrengung vollzieht, nichts mit Leistungserbringung zu tun hat und auch dann unangestrengt ablaufen kann, wenn Sprechtechniken beiseite gelegt werden. Dieses Ziel wird in jenen Erwachsenentherapien des Stotterns erreicht, die überdauernd erfolgreich sind. (weitere Anregungen und Interventionen zur Einstellungsänderung siehe Kapitel 7 u. 18)

Die Qual der Tempoverlangsamung

Während ich am Anfang meiner beruflichen Arbeit mit Stotternden immer wieder Übungen durchgeführt habe, bei denen es gezielt um die Variation des Tempos ging, biete ich dazu heute keine Sprechtechniken mehr an. Meine Erfahrung zeigt, dass viele chronisch stotternde Menschen leicht in eine unproduktive Arbeitshaltung geraten, wenn sie direkt mit dem Thema „langsam Sprechen" konfrontiert sind:

- Sie haben ihr Leben lang das schnelle Vorwärtseilen als ihre persönliche Art zu reden erlebt und finden daran oft nichts Ungewöhnliches. Ihre Identität ist mit dieser Sprechweise verknüpft, sie erleben sich stimmig damit.
- Aufgrund jahrelanger Ermahnungen zum langsamen Sprechen durch Eltern und andere Bezugspersonen sind Maßnahmen zur Tempoverlangsamung mit negativen Gefühlen assoziiert.
- Langsames Sprechen wird von den Betroffenen oft als nicht zum eigenen Temperament passend und als quälend unnatürlich erlebt.

Da eine Sprechtemporeduzierung im Rahmen von Fluencyshaping-Maßnahmen aus meiner Sicht oft unerlässlich ist, setze ich gezielt solche Übungen zur Variation von Sprechmerkmalen ein, die ganz automatisch auch den Effekt einer Sprechverlangsamung zur Folge haben. Dies ist bei allen der oben aufgeführten Sprechtechniken der Fall (siehe beispielsweise „Betonungssprechen" oder „Ausgeformtes, weich bewegtes Sprechen"). Dabei darf nie vergessen werden, dass Tempoverlangsamung – unabhängig vom Effekt absichtlich eingesetzter Sprechtechniken – immer auch das Ergebnis einer größeren Sprechsicherheit ist: Gelassenheit im Erleben führt zur Ruhe in der Kommunikation.

Sprechbewusstheit als basale Wahrnehmungskapazität fehlt

Übungssequenzen, bei denen es um die Veränderung sprechmotorischer Abläufe und um die Variation von Sprechmerkmalen geht, müssen vom Betroffenen in der Lernphase als *gespürte* Übungen durchgeführt werden. Vielfach treffe ich Stotternde, bei denen die verwendeten Sprechtechniken künstlich und aufgesetzt wirken. Nicht weil sie vom Erscheinungsbild des so genannten normalen Sprechens deutlich abweichen, sondern weil sie nicht gezielt und mit Bewusstheit gestaltet werden: Sie erscheinen leblos, wurden aufgrund einer vorgegeben Instruktion oder einer akustischen Modellvorgabe nachgeahmt und irgendwie übernommen. Der Stotternde spürt seine Sprechtechnik nicht, nimmt deren Bewegungsabläufe nicht als selbstgesteuerte körperliche Vorgänge wahr. Das wäre allerdings erforderlich, um unter Alltagsbedingungen gezielt Einfluss auf die eigene Sprechproduktion nehmen zu können. Wie bei der Modifikation des Stotterns (s. Kap. 3) gilt es also auch bei der Modifikation der individuellen Sprechweise zu einem neuen Umgang mit Bewegungs- und Spannungsabläufen beim Sprechen zu finden. Das verlangt im Rahmen von Trainingssitzungen, die sprechmotorischen Abläufe der Sprechtechniken immer wieder einmal sehr verlangsamt auszuführen, die Sensibilität für propriozeptive Reize zu erhöhen und damit die Wahrnehmungskapazität zu erweitern.

Sprechvorbereitung bleibt auf der Strecke

Das Sprechen beginnt vor dem ersten Wort! Der Einstieg in die Kommunikation kann nur flüssig gelingen, wenn die Körperhaltung des Stotternden und seine innere Bereitschaft Offenheit und Sprechabsicht signalisieren. Wenn der Kopf geneigt, die Sitzhaltung angespannt, die rechte Hand verkrampft und der Blick abgewandt sind, wenn die Stimme zurückgehalten wird und Zweifel und Unsicherheit am eigenen Sprechbeitrag nagen, wird kein Redefluss entstehen können. Statt immer nur an einer Sprechtechnik selbst zu arbeiten, gilt es, sich den *nonverbalen* und den *mentalen Bedingungen für Sprechflüssigkeit* zuzuwenden. Sprechtechniken bleiben in der Regel wirkungslos, wenn daneben nicht zusätzlich kommunikative Fähigkeiten (s. Kapitel 5) und hilfreiche Einstellungen zur Kommunikation (s. Kapitel 7) aufgebaut werden.

Überbewertung der Kategorie Wirksamkeit bei der Auswahl der Sprechhilfen

Bei der Entscheidung, welche Sprechtechnik erworben werden sollte, geht es natürlich immer darum, ob die eingesetzte Technik bei einem Klienten tatsächlich wirksam ist. Allerdings sind neben der Kategorie Wirksamkeit meist andere Kategorien gleich wichtig oder wichtiger:

- *Wirksamkeit*: Mit Hilfe der Sprechtechnik gelangt der Stotternde zu einer Verflüssigung seines Sprechablaufs und zu einem weitgehenden Ausschalten seiner schwereren sprechmotorischen Stottersymptome.
- *Leichte Erlernbarkeit*: Die Sprechtechnik sollte für den Stotternden gut erlernbar sein, seinen sprechmotorischen und Wahrnehmungsfertigkeiten entsprechen und ggf. auf Sprechmerkmalen beruhen, die bereits in seinem Handlungsrepertoire vorhanden sind. Letzteres erleichtert eine schnelle Automatisierung der Sprechtechnik.
- *Leichte Handhabbarkeit*: Nicht jede wirksame Technik ist auch leicht zu handhaben. Deswegen kommen von den wirksamen Techniken vor allem solche in Frage, die vom Stotternden individuell gut handhabbar sind. Sie sollten von ihm unter Alltagsbedingungen, wenn kein hilfreiches Therapeutenmodell zur Verfügung steht, unkompliziert produzierbar sein.
- *Unauffälligkeit*: Der tatsächliche Gebrauch einer Sprechtechnik ergibt sich in der Regel erst dann, wenn keine Widerstände bezüglich ihres Einsatzes bestehen. Erst wenn der Stotternde die Sprechtechnik als „unauffällig“ oder „angemessen auffällig“ erlebt, können wir eine Generalisierung erwarten. Die Sprechtechnik wird dann in einer Vielzahl von Kommunikationssituationen als Bewältigungsinstrument eingesetzt.
- *Stressresistenz*: Eine Sprechtechnik mit hohem Komplexitätsgrad verlangt in der Regel eine erhöhte Selbstbeobachtung bzw. Selbstüberwachung des sprechmotorischen Handlungsablaufes und regulierende Impulse der Selbststeuerung. Dieser hohe Grad an Kontrolle ist in kommunikativen Belastungssituationen oft nicht mehr leistbar. Bei der Wahl der Sprechtechnik sollte dieser Sachverhalt berücksichtigt werden. Sprechtechniken sollten auch in

Stresssituationen einsetzbar sein. Dies wird dann leichter gelingen, wenn die Sprechtechnik selbst eine anspannungsreduzierende Funktion besitzt und körperbezogene Erregungsprozesse abzubauen vermag.

Abschließende Bewertung

Mit Hilfe von Sprechtechniken, so genannten Fluencyshaping-Maßnahmen, können einzelne Merkmale des individuellen Sprechmusters so verändert werden, dass es zu einer deutlichen Reduzierung der Häufigkeit und Schwere sprechmotorischer Symptome kommt. Diese positiven Effekte können sich unter Alltagsbedingungen beim Betroffenen nur dann einstellen, wenn er a) über ausreichende Selbststeuerungsfähigkeiten zur Merkmalsvariation auch angesichts belastender Kommunikationsanforderungen verfügt, und wenn er b) eine Neugestaltung der eigenen Sprecherrolle mit positiven Grundhaltungen zum Kommunizieren in Angriff genommen hat. Eine Einflussnahme auf die individuelle Art und Weise des Sprechens ist dann unerlässlich, wenn bei einem Stotternden Sprechweisen vorliegen, die selbst immer wieder stotterbegünstigend wirken (so produziert die eigene hektische Sprechweise z.B. fortlaufend Stottersymptome), oder wenn trotz aller Bemühungen zur Stottermodifikation (s. Kap. 3) eine Restsymptomatik bestehen bleibt. Bei aller übungsorientierten Ausrichtung müssen sich Klient und Therapeut vergegenwärtigen, dass Sprechen keine Willensleistung darstellt, sondern ein selbsttätiger Vorgang ist, der sich körperlich wie von selbst vollziehen kann, während der Geist entspannt zuschaut und hier und da mithilft.

5. Stärkung der kommunikativen Fähigkeiten und des Sozialverhaltens

Überblick

Die Auffälligkeit einer Stottersymptomatik vermittelt sich dem Zuhörer nur zum Teil durch die sprechmotorischen Stotterereignisse und die an sie gekoppelten Mitbewegungen. Stottern im Erwachsenenalter erscheint oft dann als besonders auffällig, wenn dem Betroffenen kommunikative Fähigkeiten, die für den zwischenmenschlichen Austausch bedeutsam sind, fehlen oder er sie nur unzureichend zeigen kann. Dies betrifft vor allem das dialogische Verhalten in der Kommunikation und die Art und Weise des Selbstausdrucks, der sich über die individuelle Körpersprache, Stimme und Bewegung vermittelt. Neben dem Abbau sprechmotorischer Symptome muss es in einer ganzheitlichen Stottertherapie, die auf langfristige Erfolge zielt, daher immer auch (manchmal vordringlich) um die Stärkung der kommunikativen Kompetenzen des Klienten gehen. Einschränkungen im kommunikativen Verhalten bergen die Gefahr, dass behandelte und zum Therapieende hin sprechflüssige Klienten mit ihren Redebeiträgen nicht die gewünschte soziale Anerkennung erlangen und das alte, gewohnte Stotterverhalten sich wieder breit macht.

Ausschnitt aus einem Therapiegespräch, wörtliche Widergabe:

Gerd: Ja, ich habe am Anfang des Jahres hier angefangen und ich war erstaunt, wie viele Bewegungen ich mache, die ich vorher gar nicht mitbekommen habe.

Therapeut: Sie haben sich das Stottern genau angeguckt?

Gerd: Eigentlich habe ich mir das Stottern immer schon angeguckt, seit ich drei Jahre alt war, aber ich habe erst jetzt festgestellt, dass ich bestimmte Bewegungen mache, z.B. mit dem Kopf runtergehe, im Bauch mich verkrampfe, mit den Armen mich verkrampfe, mit der Hand mich festhalte, vielleicht damit ich einen gewissen Halt habe.

Therapeut: Sie haben also ganz neue Sachen kennen gelernt?

Gerd: Ja, es sind schon einige Sachen herausgekommen aus der Therapie, dass ich ein guter Zuhörer bin z.B., ein toller Zuhörer. Die anderen erzählen mir auch alle, dass ich gut zuhören kann. Aber ich habe festgestellt, die anderen hören mir überhaupt nicht zu. Die möchten mir auch gar nicht zuhören, die erzählen ganz viel, und ich frage immer. Die lassen mir keine Zeit. Die anderen lassen es nicht zu, aber ... ich lasse es ja selber nicht zu.

Therapeut: Von sich aus fällt es Ihnen schwer, sich einzubringen – das haben Sie festgestellt?

Gerd: Ich möchte nicht nur mehr der Zuhörer sein, das bringt mir auch nichts, das reicht mir nicht!

Therapeut: Diese Rolle gefällt Ihnen ganz und gar nicht.

Gerd: Ja, ich höre nicht nur viel zu viel zu, ich erzähle auch nicht viel von mir. Ich gebe nicht viel von mir preis. Also, ich halte mich stark zurück und erzähle nur das Nötigste.

Therapeut: Da haben Sie ja schon eine ganze Menge erfahren, was Sie sonst gar nicht wussten.

Gerd: Stimmt. Früher habe ich gedacht, das ist so ganz schön, ist okay mit mir, aber nun (er schüttelt den Kopf), ich merke, dass ich nicht vorankomme in meinem Leben, das ist fast eine Einbahnstraße, die ich mir gemacht habe.

Begriffsklärungen

Die Ausführungen in diesem Kapitel beziehen sich auf einen Teilbereich sozialer Kompetenzen, die ich hier als *kommunikative Fähigkeiten* bezeichnen will, also auf diejenigen sozialen Kompetenzen, die unmittelbar hilfreich und notwendig für Kommunikationsprozesse sind. Im nächsten Kapitel werden darüber hinausgehende soziale Kompetenzen besprochen, die das allgemeine Sozialverhalten der Person und ihre Selbstsicherheit im Kontakt betreffen.

Kommunikative Fähigkeiten

Unter ***kommunikativen Fähigkeiten*** werden soziale Kompetenzen verstanden, die für die Kommunikation mit anderen Menschen benötigt werden und den Austausch und die Verständigung mit ihnen erleichtern. Sie betreffen die Expressivität und Gerichtetheit beim Reden. Diese finden ihren Ausdruck im Blickkontakt, der körpersprachlichen Zugewandtheit und der Deutlichkeit, mit der Signale für den Sprechbeginn oder das Sprechende gesetzt werden. Sie zeigen sich aber auch in der Klarheit, mit der die vorhandenen Sprechabsichten realisiert werden, wozu auch die Fähigkeit gehört, den Gesprächspartner unterbrechen zu können oder – das Gegenteil – sich nicht unterbrechen zu lassen, also Raum für sich zu beanspruchen und zu behaupten. Schließlich zählt zu den kommunikativen Fähigkeiten auch die Art und Weise, in der Bezug zum Gegenüber herstellt wird, und zwar nicht nur auf der inhaltlichen, sondern auch auf der Beziehungsebene.

Kommunikation ist nach Benesch (1995, S. 419) „die Sammelbezeichnung für die Wechselbeziehung in dem Dreieck von irgendeiner Botschaft (message, Parole, Mitteilung, Intention, Gehalt, Aussage, Bedeutung, Anliegen, nonverbales Verhalten usw.), die von einem Expedienten (Sender, Produzent, Kommunikator, Urheber, Suggestor usw.) ausgeht, zu einem Perzipienten (Empfänger, Rezipient, Betroffener, Interpretant, Konsument, Zielperson, Wahrnehmender usw.) gelangt und in dieser geschlossenen Figur im Rückkopplungsverhältnis ein System mit wechselnden Positionen als Kommunikationssituation bildet."

Interaktion meint nach Bergius (2004, S. 452) „wechselseitige Beeinflussung". Als „soziale Interaktion" umfasst sie „die gegenseitige Beeinflussung von Individuen innerhalb von und zwischen Gruppen und die dadurch entstehenden Änderungen des Verhaltens oder der Einstellungen, Meinungen etc.".

Einige Autoren, z.B. Paul Watzlawick, verwenden den Begriff Kommunikation und Interaktion synonym.

Nonverbale Kommunikation bezieht sich auf „die Art von menschlicher Kommunikation, die sich, ob absichtlich oder nicht, ohne Worte mitteilt. Nonverbale Reize wie der Klang der Stimme, die Gestik, die Körperhaltung und -bewegungen, die Verwendung von Berührung und der Blickkontakt sind die gebräuchlichsten Kanäle nonverbaler Kommunikation und auch die am meisten offenbaren" (Aronson, Wilson u. Akert 2004, S. 103). Vor allem nonverbale Mitteilungen transportieren die Gefühle des Sprechers, ob ihm beispielsweise etwas auf den Nägeln brennt, ob er im Kontakt bleiben oder ihn abbrechen möchte. Während des Sprechens vermittelt der Sprechende (meist unbewusst) seine spezifische Haltung dem Gesprächspartner gegenüber. Und er signalisiert, welche allgemeine Haltung er selbst zur Kommunikation einnimmt: Ob er eher von Neugier und Offenheit geprägt ist oder von Scheu und Vorsicht. Ob er Beziehungen eher steuern und Sprechsituationen unter Kontrolle bringen möchte und deswegen die Sprechaktivitäten in die Hand nimmt, oder ob er sich anderen Menschen vertrauensvoll zuwenden und sich von ihnen vorbehaltlos ins Gespräch verwickeln lassen kann. Ob er sich hinter einer gespielten Forschheit zu verstecken sucht und seine Mitteilungen eher angestrengt und aufgesetzt wirken, oder ob er sich spontan und ungekünstelt zu verhalten weiß. Ob er mit angepasster Freundlichkeit und gleich bleibender Wohlgefälligkeit nach Anerkennung schielt oder wagt Konflikte anzusprechen und eigene Bedürfnisse mitzuteilen.

Störungen der Kommunikation auf der Grundlage körpersprachlicher Signale

Sprechen ist praktizierter Kontakt. Als sprachliches Verhalten ist es immer eng verzahnt mit dem nonverbalen, dem körpersprachlichen Verhalten (vgl. Argyle 1996). Da bei langjährig Stotternden das nonverbale Signalsystem durch Ankämpfreaktionen, Fixierungen und stotterspezifische Mitbewegungen beeinträchtigt sein kann, lässt sich ihr Ausdrucksverhalten nicht immer eindeutig entschlüsseln. So können Störungen der Kommunikation in der Bezugnahme zum Gesprächspartner entstehen, die auf dieser Uneindeutigkeit beruhen. Diese unmittelbar durch das Symptomverhalten ausgelösten Kommunikationsstörungen erfordern – ebenso wie die anderen Beeinträchtigungen der Kommunikation (s.u.) – dass sich der Betroffene im Rahmen einer Stottertherapie mit seiner Körpersprache und ihren unbemerkt ausgesendeten Signalen vertraut macht. Unterbleibt dies, besteht die Gefahr, dass behandelte Stotternde – trotz einer gelungenen Reduktion der Stottersymptomatik – in ihrem Ausdrucksverhalten ungeschickt oder abrupt, überkontrolliert oder vorsichtig, unflexibel oder unlebendig erscheinen. Sie sprechen nun zwar flüssig, die kommunikativen Eigenarten in ihrer Selbstpräsentation bestehen aber – möglicherweise aufgrund des jahrelangen Stotterns – unverändert weiter.

Ziele und Schwerpunktsetzungen zur Stärkung kommunikativer Fähigkeiten

Damit eine zufrieden stellende sprachliche Kommunikation zwischen zwei Menschen stattfinden kann, müssen – neben der Nutzung einer gemeinsamen Sprache als verbales Verständigungsmittel – vor allem die drei folgenden Voraussetzungen erfüllt sein:

- Beide Personen müssen *Kommunikationsbereitschaft* zeigen.
- Beide müssen in der Lage sein, ihr Interesse aneinander mit *angemessener körpersprachlicher Zuwendung* zu signalisieren.
- Beide müssen in ausreichendem Maße über *verbale kommunikative Fertigkeiten* verfügen, die den wechselseitigen Austausch ermöglichen und sicherstellen, dass eigene Bedürfnisse im Kontakt realisiert werden können.

Kommunikationsbereitschaft ausbilden

- Stotternde sollten über eine ausreichend *positive innere Haltung* der Gesprächssituation und dem Gesprächspartner gegenüber verfügen. Sie müssen bereit sein, in den Kontakt zu treten und sich für eine Gesprächsbeziehung zu öffnen.
- Kontaktbereitschaft zeigt sich als unvoreingenommenes Interesse am Gegenüber, als *Offenheit* für den Anderen und unaufdringliche *Neugier* an seinem Erleben und Verhalten.
- Stotternde können lernen, die Inhalte des *eigenen Erlebens* prinzipiell als *kommunizierbar* zu begreifen: Wahrnehmungen, Beobachtungen, Gedanken, Gefühle und Einschätzungen werden dann zu mitteilbaren Inhalten.
- Stotternde sollten in der Lage sein, *eigene Sprechimpulse* wahrzunehmen und als Anlässe zur Mitteilung zu nutzen.
- Stotternde sollten zu dem Bewusstsein gelangen, dass nicht Sprechflüssigkeit, sondern *Sprechfreude* das „Schmiermittel" einer jeden Kommunikation ist.

Angemessene körpersprachliche Zuwendung sicherstellen

Kommunikation bedarf einer zugewandten Körperhaltung, die Offenheit und Interesse sowie Respekt vor dem Gegenüber ausdrückt. Dies wird vermittelt durch die Art des *Blickkontaktes*, der *Mimik* und *Gestik*, die Qualität der *Stimme*, die *Körperhaltung* sowie durch die Art und Weise der *Bewegungen* und der *Raumnutzung*, also der Art, in der sich der Sprecher im Raum in Beziehung setzt und ggf. *Körperkontakt* herstellt. Körpersprache ist die zentrale Ausdrucksform, die die Wirkung des Gesagten steuert (vgl. Argyle 1996). Es sind nicht in erster Linie die Wörter und Sätze, nicht die verbalisierten Inhalte, die bestimmen, ob sich Gesprächspartner für einander interessieren, sondern ihr nonverbales Ausdrucksverhalten. Forschungen zur Körpersprache belegen das sehr eindrucksvoll (Archer u. Akert 1998, in: Aronson et al. 2004). Stotternde sollten ihr eigenes nonverbales Kommunikationssystem kennen, sollten wissen, wie sie wirken und was sie unbewusst – und vielleicht unbeabsichtigt – durch ihre körpersprachlichen Signale vermitteln.

Verbale kommunikative Fertigkeiten stärken

Es gibt eine ganze Reihe an Fertigkeiten, die die Kommunikation erleichtern. Stottertherapeuten sollten ihren Klienten beim Erwerb bzw. bei der Festigung folgender Kompetenzen behilflich sein:

- *Annehmen, Aufgreifen*

  Handlungsimpulse, Gefühlsäußerungen, verbale Mitteilungen des Gegenübers sollen wahrgenommen und *positiv* aufgegriffen werden können. Es gilt, dem Impuls des Gesprächspartners mit freundlicher Offenheit nonverbal und verbal zu begegnen. Die eigene Reaktion ist dabei frei von Bewertungen und Hinweisen.

- *Wertschätzen, Ermutigen, Bestärken*

  „Positives Aufgreifen" bedeutet in erster Linie „wertschätzend" zu reagieren, also Interesse und Anteilnahme zu signalisieren. Anteilnahme erleichtert den Kommunikationsfluss. Stotternde, die jahrelange Sprechvermeidungen praktiziert haben, „vergessen" häufig, wertschätzend auf die Gesprächsäußerungen des Gegenübers einzugehen, zu ermutigen und das Gesagte verbal oder nonverbal (z. B. durch Nicken) zu bestätigen. Solche bestärkenden Signale würden dazu beitragen, dass sich das Gegenüber verstanden fühlt und erkennt, dass das Gesagte den Stotternden „bewegt", ihn tatsächlich im wörtlichen Sinne in Bewegung kommen lässt: Der Körper neigt sich vor, ein Zunicken beginnt, ein Lächeln taucht auf, ein „ja" oder „wirklich?" kommt zwischen den sonst stummen Lippen hervor.

- *Selbsteinbringung*

  Es geht darum, *Verantwortung* für ein Gespräch zu übernehmen, sich selbst einzubringen, und dies nicht nur dann zu tun, wenn der andere ausdrücklich danach verlangt („Was hältst Du davon?"). Stotternde müssen die Scheu vor eigenen Beiträgen verlieren und selbst *gestaltend* ihren Anteil an einer Kommunikation übernehmen. Zur Selbsteinbringung gehört es, dass Stotternde die eigenen Sprechimpulse nicht mehr liegen lassen oder übergehen, sondern deutlich Signale setzen, dass sie sprechen möchten.

- *Sich selbstbewusst Raum nehmen*

  Es kann nicht erwartet werden, dass der Gesprächspartner die Gesprächsabsicht des Stotternden wahrnimmt und berücksichtigt. Stotternde Klienten müssen also in der Lage sein, sich auch dann Gehör zu verschaffen, wenn das Gegenüber „keinen Platz lässt". Es gilt Bedürfnisse anzumelden, Wünsche zu äußern, Forderungen zu stellen und Gegenpositionen einzunehmen. (Weitere Gesprächskompetenzen der Selbstsicherheit werden im nächsten Kapitel beschrieben.) Das bedeutet, auch dann zu sprechen, wenn das Gegenüber dies eigentlich gar nicht vorgesehen hat. Stotternde müssen die Fähigkeit des *Unterbrechens*, des Sich-Einmischens beherrschen. Ohne diesen aktiven Steuerungsprozess gibt es keine Zufriedenheit in Gesprächsbeziehungen.

- *Verantwortung abgeben*

  Kommunikation findet in einem wechselseitigen Gesprächsprozess statt. Manchen Stotternden fällt es schwer, sich in Ruhe dem Gesprächsablauf hinzugeben, das Gespräch sich entwickeln zu lassen – sie sind ständig auf der Hut und wollen die Situation „in den Griff kriegen“. Ihre Aktivitäten zielen darauf ab, alle Eventualitäten unter Kontrolle zu bekommen. Hier gilt es, Verantwortung abzugeben, die Gestaltung der Kommunikation maßgeblich auch dem Gegenüber zu ermöglich. Das bedeutet beispielsweise, sich im Sprechen unterbrechen zu lassen und eigene Gesprächsimpulse und Aussagen zurückstellen zu können.

- *Klären*

  Zur zwischenmenschlichen Kommunikation gehört es, Unterschiede der Interessenlagen zu erkennen und auszuhandeln. Stotternde werden nur dann zufrieden stellend Kontakte aufrecht erhalten können, wenn sie in der Lage sind, liegen gebliebene Fragen und Konflikte anzusprechen (die beispielsweise den Umgang miteinander betreffen), Unklares zu klären (beispielsweise erwünschte Reaktionsweisen auf das Stottern), Rückmeldungen zu geben und gegebenenfalls Kritik zu üben. Konflikte können nicht verhindert, aber sie können geklärt werden.

- *Wechsel der Sprecherrolle*

  Die oben aufgeführten Punkte verweisen bereits auf eine wichtige Zielsetzung, die hier noch einmal gesondert benannt werden soll: Stotternde sollen flexibel zwischen der Sprecherrolle und der Zuhörerrolle wechseln können. Krause (1981) hat in seinen Untersuchungen zum Interaktionsverhalten ermittelt, dass die Gruppe der Stotternden überzufällig häufig Unsicherheiten aufweist, Signale des Gegenübers zu entschlüsseln, die einen Sprecherwechsel ankündigen und entsprechende Signale selbst eindeutig zu senden.

Kommunikative Kompetenzen basieren nicht nur auf der Bereitschaft, Kommunikation zu wagen und Freude am zwischenmenschlichen Austausch erleben zu können, sondern auch auf dem Vermögen, die Belange des Gegenübers nachempfinden und in seine Lebenswelt verstehend eintauchen zu können. Diese Fähigkeiten können gezielt ausgebildet werden, beispielsweise mit Hilfe von Interaktions- und Kommunikationsspielen (vgl. Gudjons 1995). Yalom (2002, S. 38) spricht in diesem Zusammenhang von der Aufgabe, unseren Klienten Einfühlungsvermögen beizubringen: „Genaues Einfühlen ist nicht nur eine wichtige Eigenschaft des Therapeuten, sondern wir *müssen auch dem Patienten helfen, selbst Einfühlungsvermögen für andere zu entwickeln.* Vergessen Sie nicht, dass unsere Patienten uns im Allgemeinen aufsuchen, weil es ihnen nicht gelingt, befriedigende zwischenmenschliche Beziehungen aufzubauen und aufrechtzuerhalten. Viele von ihnen können die Gefühle und Erfahrungen von anderen nicht nachempfinden.“

Methoden zum Aufbau kommunikativer Fähigkeiten

Im Folgenden werden ein paar Vorgehensweisen und Übungen vorgestellt. Mit ihrer Hilfe können die oben aufgeführten Zielsetzungen verfolgt werden, in den Therapiestunden und im Rahmen der therapeutischen Eigenarbeit sowie in der Selbsthilfe-Gruppenarbeit.

- **Blickkontakt herstellen**

Man muss ja nicht gleich ein Flirtweltmeister werden! Am Anfang reicht es, die Form der Mundwinkel von Passanten zu registrieren, in der Straßenbahn Brillengestelle zu begutachten, die Augenbrauenbögen der Verkäuferin im Geiste nachzuzeichnen und herauszubekommen, ob die Mitreisenden im Zugabteil geschminkt sind oder nicht. Wenn dies gelungen ist, kann sich der Blick direkter den Augen des Gegenübers zuwenden, um beispielsweise die Augenfarbe des Busfahrers zu identifizieren. Viele kleine vorbereitende Übungen im Alltag helfen, Sicherheit im Herstellen von Blickkontakt zu gewinnen.

- **Zunicken und weitergehen**

Sich bereitmachen zum Kontakt, ohne ihn wirklich sprachlich herstellen zu müssen, das lässt sich als nonverbale Übung wie nebenbei beim Schlendern durchs Kaufhaus erproben: anderen Kunden zunicken, eine kaum merkliche Kopfbewegung ausführen, anfangs dabei vielleicht ein Brummen erklingen lassen, das sich wie „Hallo!" anhört, das der andere aber gar nicht wahrnehmen kann, weil der umgebende Geräuschpegel so hoch ist. Später eine kurze Begrüßungsfloskel („Tagchen") wagen, dahingehaucht oder laut. Bereitsein für eine Erwiderung des Gegenübers, sich selbst durch das Nicken in die „Gefahr" begeben, dass ein Kontakt entsteht, dass der andere stehen bleibt, nachfragt: „Woher kennen wir uns?".

Zunicken: Julian zeigt ein extremes Vermeidungsverhalten in Kommunikationssituationen, seine Selbstwahrnehmung ist gering, und er scheut sich, Erprobungen im Alltag durchzuführen. Er erhält die Aufgabe, potentiellen Gesprächspartnern kaum merklich zuzunicken – mehr nicht (Zielgruppe: Passanten, später Mitarbeiter in der Firma). Er soll sich deutlich ins Blickfeld des Gegenübers begeben und eine winzige Kopfbewegung machen, sodass der andere auf ihn aufmerksam wird. Es geht darum, den Zeitpunkt bewusst wahrzunehmen, in dem das Gegenüber die Kontaktaufnahme registriert und die Möglichkeit einer verbalen Kontaktaufnahme gegeben ist. Ja oder Nein, Kontakt wagen oder nicht wagen? Sprechen oder Vermeiden? Das sind hier die Fragen! Das Nicken zwingt zur Selbstwahrnehmung und provoziert den Moment, in dem eigene Sprechimpulse ins Bewusstsein treten (beispielsweise „Begrüßungsfloskeln") oder in dem die Tendenz des Vermeidens deutlich erfahrbar wird (beispielsweise als automatisierter oder bewusst gesteuerter Vorgang des Sich-Abwendens). Darüber hinaus fungiert das Zunicken als Erinnerungshilfe (Auslösesignal): „Das Zunicken", formuliert Julian, „wird mich dann immer vor Sprechbeginn an meine speziellen Sprechtechniken erinnern." (s. o., S. 45: Julians Notizen zur Eigenarbeit)

- **Anders grüßen**

Weiß ich überhaupt, wie ich andere Menschen begrüße, was meine typischen Worte, was meine Gesten sind? Wie halte ich meine Hände? Senke ich meinen Kopf artig abwärts? Halte ich dem Blick stand? Verwende ich immer die gleichen Floskeln? Wie fühlt es sich an, wenn ich aus dem vertrauten Schema falle, wenn ich Bewegungsabläufe verändere, die Stimme senke, den Körper weiter aufrichte und auf eine halbe Fußlänge näher herantrete? Und wie ist es mit meinem Lächeln? Muss ich immer so freundlich sein (mir das Gegenüber gewogen machen)?

- **Ein Satz mehr**

Diese Übung, besonders für sprechvorsichtige Klienten geeignet, lässt sich überall und bei jedem Gesprächspartner einsetzen (s. o.: „Sprechaktivität steigern", S. 40). Einfach noch ein paar Wörter anhängen, einen zusätzlichen Gedanken nachschieben, noch einmal eine Frage stellen, sich beispielsweise unmittelbar nach der Begrüßung beim Gegenüber erkundigen, wie es ihm zurzeit geht. Oder bei der Verabschiedung noch ein positives Statement zum Gespräch anfügen. Es dürfen ruhig drei Sätze sein („Drei Sätze mehr!"). Auf jeden Fall: den Eigenanteil an der Kommunikation erhöhen, flexibler in der Mitgestaltung von Gesprächen werden.

- **Von sich erzählen**

  Freundlich nachzufragen („Was sind das für Körner auf dem Brötchen?") fällt in der Regel leichter als etwas Persönliches von sich selbst einzubringen („Ich mag Sonnenblumenkerne."). Hinter Fragen kann man sich verstecken („Wen kennen Sie hier auf dem Fest?"). Bloß nichts von sich selbst preisgeben („Ich bin 'ne alte Freundin der Gastgeberin.")! So verbirgt sich hinter einer sachlichen Neutralität nicht selten eine kommunikative Gehemmtheit. Stotternde sollten mutig die vielfältigen Gelegenheiten zur Selbsteinbringung nutzen – nur so können Kontakte intensiver, die Kommunikation dichter und Beziehungen zu anderen Menschen aufrichtiger und berührender werden. (übungen hierzu s. Kap. 6)

- **Gespräch auf der Parkbank**

  Als vorbereitende Übung eignen sich Rollenspiele im Behandlungsraum: ein Gesprächskontakt soll zu einer fremden Person hergestellt werden, zu der man sich dazusetzt (Parkbank) oder dazustellt (Haltestelle). Wesentlich dabei sind zwei Regeln: a) Die Kommunikationspartner dürfen immer nur einen kurzen (!) Impuls verbaler oder nonverbaler Art geben; b) ihre Signale/Bemerkungen erfolgen abwechselnd. A tritt beispielsweise auf die Parkbank zu, auf der B bereits sitzt und in die Fußgängerzone blickt. A fragt: „Darf ich?" und weist mit der Hand auf den freien Platz. B blickt auf und nickt. A: „Danke!", B: „Bitte, bitte." Wichtig ist das Prinzip „Zug um Zug", das zur Sparsamkeit der Impulse führt, den Leistungsdruck mindert, das Tempo reduziert und sehr deutlich macht, dass die Verantwortung für das Zustandekommen und den Fortgang einer Kommunikation immer bei beiden Personen liegt – eben nicht nur beim Stotternden!

- **Smalltalk an der Haltestelle**

  Gut für Therapie- und Selbsthilfegruppen geeignet (max. fünf Teilnehmer), Regeln wie bei der Übung „Parkbank": A steht an einer Haltestelle, B kommt hinzu und beginnt das Gespräch. Nach einigen Wechseln kommt der Bus (Spielleiter imitiert brummendes Motorengeräusch, ruft „Bitte einsteigen!"), A fährt weg. B bleibt zurück, gibt Kommentar über A ab und spricht laut vor sich hin, was ihn heute erwartet. C kommt hinzu und beginnt das Gespräch bis der Bus kommt, den B nehmen muss. C macht einen Kommentar über B und erzählt laut vor sich hin, was ihn heute erwartet. D kommt hinzu … usw. Abschluss durch erneuten Auftritt von A, der dann mit dem letzten Spieler in den Bus steigt. Wichtig: Sparsam verbalisieren. – Zusätzliche Regeln für die Dialoge: „Immer nur drei Wörter!" oder „Immer nur ein Satz!" oder „Impulse des Gegenübers aufgreifen!" (s. auch „Smalltalk", Kap. 6).

- **Meine Führerscheinprüfung**

  Die folgende Übung (für zwei, besser für drei bis vier Personen geeignet) trainiert das Unterbrechen bzw. das Sich-unterbrechen-Lassen. Stotternde lernen, sich Raum zu nehmen, andererseits aber auch dem Gesprächspartner unverbissen und freundlich Raum zu gewähren. Die Beteiligten sitzen in einem Halbkreis. Jeder hat die Aufgabe, von seiner Führerscheinprüfung zu erzählen und die anderen damit zu fesseln (Mimik und Gestik einsetzen!). A fängt zu erzählen an, alle reagieren zugewandt und freundlich. B unterbricht (mitten im Satz!) und beginnt seine eigene Geschichte. A hört sofort, gegebenenfalls mitten im Wort (!), auf und wendet sich nach der Unterbrechung begeistert B zu. B erzählt von seiner Fahrprüfung, bis A oder C unterbricht. So geht es hin und her in unabgesprochener Reihenfolge. Die Akteure bleiben nur bei Ihrer Geschichte und gehen nicht (!) auf die Erzählung des anderen ein. Weitererzählt wird genau an der Stelle, an der man unterbrochen wurde, also mitten im Wort/Satz. Erst wenn die Vorsichtigkeit beim Unterbrechen gewichen ist und ein schneller Sprecherwechsel erfolgt, macht diese Übung so richtig Spaß! (Themenvariationen: „Meine erste Wohnung", „Meine erste Liebe")

- **Ein-Wort-Geschichte**

Bei dieser sehr eindrucksvollen Übung geht es darum, Zensur und Planung beiseite zu legen. Zwei Personen haken sich ein. Sie sollen eine Geschichte in „Ich-Form" erzählen, die in der Vergangenheit stattfand. Dabei darf jeder abwechselnd immer nur ein Wort (!) beisteuern. Beide können sich anfangs auf einen Rahmen für die Geschichte einigen, indem sie vorab einen Ort („Im Dschungel"), eine Tageszeit („Gestern um Mitternacht") oder eine Person („Pauline, die Schneiderin") festlegen. Wichtig: Beim Erzählen sind Ereignisse und Handlungen gefragt, die die beiden – Arm in Arm eingehackt – selbst vollziehen: Sie verstecken sich vor dem Tiger, springen auf der Flucht vor Gespenstern in die Schlucht, zerschneiden riesige Stoffballen, d.h. sie führen dabei die jeweiligen Bewegungen im Raum tatsächlich gemeinsam aus. Quatschgeschichten sind ausdrücklich erlaubt! Diese Übung, die wie die drei vorausgehenden aus dem Fundus des Improvisationstheaters stammt (s. Wendlandt 2003, Kap. 6; Wendlandt 2009, S. 166 ff), zwingt zum Aufgreifen der Impulse des Mitspielers, fördert die Flexibilität und verhilft zu einer annehmenden Grundhaltung dem Kommunikationspartner gegenüber.

- **Der Sprung ins Nichts**

Folgende Übung verlangt eine große Flexibilität im Kontakt und trägt zur Entwicklung von Gelassenheit und Kommunikationsruhe bei: Es geht darum, einen Passanten anzusprechen, vorher aber keinen Plan bereitzulegen, weswegen man ihn anspricht. Eine Person, die sich auf der Straße nähert, wird ausgewählt. Man steuert auf sie zu, blickt sie an, nickt. Gedanken, die vorab um den Grund des Ansprechens kreisen („Wo ist die Post, der Bahnhof, eine Apotheke?" oder „Wo bekomme ich Blumen, Kinderspielzeug, Handys?") werden als „verbotene" Inhalte deklariert: Sie dürfen in die später gestellte Frage nicht einfließen. Vielmehr wird die Person angesprochen („Verzeihung, guten Tag!"), und erst jetzt (!) gilt es, sich eine Frage einfallen zu lassen. Man blickt den Passanten an und reagiert aus der Ruhe heraus mit einem Einfall, der sich einstellt. Beispielsweise sieht man, während man vor dem Passanten steht, einen Schäferhund und fragt: „Hier soll eine Hundeklinik sein, kennen Sie die?" Oder der farbige Seidenschal der Passantin löst die Assoziation „Sonne" aus und man fragt: „Sonne...ääh, Sonnenparadies, na, ... kennen Sie hier ein Sonnenstudio?" Oder die Assoziation „Indien" taucht auf, und man fragt: „Indien..., hier soll ein Indien-Spezialgeschäft sein, wo man auch gut indisch essen kann." Vielleicht entsteht nach einer solchen Übung ein leichtes Kribbeln oder ein Frösteln, wie nach einem Sprung ins kalte Wasser mit geschlossenen Augen. Und selbst wenn das Wort „Regenwurm" auftaucht. Nutzen Sie es, Sie werden eine entsprechende Frage schon hinbekommen: „Regenwurm... Hier soll ein Lokal 'Der Regenwurm' sein, exotische Gerichte und so. Kennen Sie den Laden?" Es muss ja nicht immer alles so ordentlich formuliert sein. Hier geht es um Kommunikationsgeschicklichkeit, die sich ausbilden lässt.

Kleinschrittigkeit im Vorgehen

Manchmal bedarf es zum Abbau langjähriger Kommunikationsstörungen bei erwachsenen Stotternden eines noch stärker abgestuften Vorgehens: Zuerst muss eine ausreichende Sicherheit beim „Versenden" nonverbaler Signale der eigenen Gesprächsbereitschaft erworben werden, bevor es dann zu einer schrittweisen Steigerung verbaler Mitteilungen kommen kann. Hierfür verwende ich einen Vierer-Schritt, der sich in der Arbeit gut bewährt hat (s. Wendlandt 2002 a, „Materialien zur Verbesserung kommunikativer Fähigkeiten", S. 120–133):

- **Zuwendung ausstrahlen**

  Wer sich noch gar nicht bereit fühlt, verbal in Gespräche einzugreifen oder eigene Themen einzubringen, sollte damit beginnen, erst einmal eine deutliche nonverbale Beteiligung am Gespräch zu praktizieren. Körperhaltung, Blickkontakt, Mimik und Gestik sollen signalisieren: „Ich bin dabei! Ich verstehe! Ich nehme Anteil am Gesagten! Meine Augen verfolgen das Interaktionsgeschehen, mein Gesicht spiegelt die Gefühle und das Befinden meiner Gesprächspartner, meine Sitz- bzw. Stehhaltung ist zugewandt und offen. Jeder spürt meine Anteilnahme und Gesprächsbereitschaft." Stotternde, die so reagieren, befinden sich bereits in einem wechselseitigen Kommunikationsprozess. Sie sind in Kontakt, und sie werden mit ihren Beteiligungsreaktionen wahrgenommen, auch wenn sie noch schweigen.

- **Einwürfe machen**

  Die zweite Stufe ist das „Einwürfe machen", das Einwerfen einzelner Wörter ins Gesprächsgeschehen: Bestätigungen („Ja!", „Genau!") sind hier ebenso möglich wie Ablehnungen („Nein!", „Sehe ich anders!") oder Klärungsfragen („Wieso?", „Wer war das?", „Wie meinst du das?"). Es geht bewusst noch nicht (!) um die Mitteilung eigener Gedanken und Meinungen.

  Anna: „Wichtig ist das 'Lautgeben'! Eine Sache, die ich nicht so gerne tue. Dabei hat man während eines Gespräches den Kopf voll mit Impulsen, die zu kurzen Äußerungen anregen. Man muss es nur zulassen. Verbale Kurzbeteiligungen machen Gefühle deutlich, die man während eines Gespräches – also beim Zuhören – hat. Es kann Interesse, Neugier, Vertrautheit mit dem Thema, Ablehnung (nööööö!), Ärger, Freude usw. sein. Man bekundet damit auch, dass man 'ganz Ohr ist' und ganz bei der Sache. Leider haben wir uns im Laufe der Jahre zum Ziel gemacht, nur Wesentliches zu äußern. Jetzt habe ich meine Übungen begonnen und es hat mir richtig Spaß gemacht. Ich mache damit auch bei meinen Kollegen weiter: 'Ach!' und 'Oh!' und 'wirklich?' gehören jetzt schon oft in die Arbeitpausen."

- **Ping – Pong**

  Kommunikation ist Dialog – der Wechsel ist gefragt. Der Stotternde lernt, nicht mehr so lange zu warten wie bisher, nicht nach dem richtigen Moment des Sprechens Ausschau zu halten (es gibt keinen optimalen Einstiegszeitpunkt!), nicht das Originelle und Besondere sagen zu wollen, sondern sich erst einmal nur öfter einzubringen, eine vom Gesprächspartner möglicherweise dominierte Kommunikation durch kleine Einwürfe und Gedanken ausgewogener zu gestalten. Statt Monologe des Gegenübers zuzulassen, soll nun nachgefragt werden, Assoziationen sollen mitgeteilt und die Äußerungen des Gesprächspartners mit eigenen Gedanken angereichert werden.

- **50 : 50**

  Es geht darum, sowohl das Los-Sprechen als auch das Länger-Sprechen zu wagen und die Dialogsituation noch selbstsicherer zu gestalten. Hierzu dienen Rollenspiele und In-vivo-Erprobungen, aber auch alltägliche Selbsttrainingsübungen des Klienten in seiner Lebenswelt, bei denen der Redeanteil zwischen den Redepartnern in etwa gleich verteilt ist (Anleitung hierzu: AB 6, S. **188**).

Den anderen nicht aus den Augen verlieren

Seit einiger Zeit geht Peter so oft wie noch nie im Leben zum Friseur. Er hat sich in eine Friseurin verliebt. Nach Wochen endlich spricht er sie an. Sie plaudern miteinander. Aber seine Gefühle zeigt er nicht. Dabei scheint auch sie an ihm interessiert. Dann, nachdem das Thema „Ich zeige mein Interesse“ mehrfach in der Therapiestunde besprochen und im Rollenspiel durchgespielt wurde, berichtet er vom gestrigen Friseurbesuch. In letzter Minute hat er sich einen Ruck gegeben: An der Kasse, als die Auserwählte im Kreis ihrer Kolleginnen stand, hat er gefragt, ob sie Zeit für einen gemeinsamen Kaffee habe. Alle blickten neugierig auf. Die Antwort, die er erhielt, war uneindeutig. Schnell ist er gegangen.

Ob diese Liebesaffäre gut ausgeht, wird maßgeblich davon abhängen, inwieweit Peter lernt, nicht nur seine eigenen Bedürfnisse im Blick zu haben und sie mutig auszudrücken, sondern auch wahrzunehmen, was seine Worte in einer bestimmten Situation bei seinem Gegenüber auslösen: In welchem Rahmen ist es der Angebeteten überhaupt möglich „Ja“ zu sagen? Wie wird sie sich fühlen, wenn sie – kaum hat er den Laden verlassen – mit den Fragen und Neckereien der Kolleginnen fertig werden muss? Bei den Trainingsschritten zur Stärkung kommunikativer Kompetenzen geht es um diesen ständigen Rollenwechsel: Der Selbstbezug muss zugunsten eines Fremdbezuges immer wieder aufgegeben werden. Ohne eine angemessene Berücksichtigung der Interessen des Gegenübers gibt es keine zufrieden stellende Kommunikation. Dieser Gesichtspunkt wurde bereits am Anfang des Kapitels dargelegt (Ziele: „Annehmen und Aufgreifen“ sowie „Wertschätzen, Ermutigen, Bestärken“). Manche Stotternde, besonders solche, bei denen ein großes Defizit an sozialen Erfahrungen besteht, brauchen hier gezielt Hilfestellungen für das Einfühlen und Nachempfinden.

Abschließende Bewertung

Die Ausführungen dieses Kapitels haben verdeutlicht, dass kommunikative Fähigkeiten mehr sind als Verhaltenstechniken, als „social skills“, die sich über ein übendes Trainingsverfahren erwerben lassen. Kommunikative Fähigkeiten basieren auf einem breiteren Verständnis von zwischenmenschlicher Beziehungsgestaltung und umfassen einen flexiblen Umgang mit den sehr verschiedenartigen kommunikativen Anforderungen in unterschiedlichen Kommunikationssituationen. Die hier beschriebenen Lernziele und Veränderungsmethoden legen eine Arbeit in der Gruppe nahe, bei der ein reges Wechselspiel im zwischenmenschlichen Kontakt stattfinden kann und sich die kommunikativen Kompetenzen von Sitzung zu Sitzung stärken, ausweiten und verfestigen lassen (vgl. Fiedler 2005; s. auch Kap. 16). „Menschen interagieren gern miteinander, freuen sich, direkte Rückmeldungen geben und empfangen zu können, sehnen sich danach zu erfahren, wie sie von anderen wahrgenommen werden, möchten ihre Fassaden einreißen und sich nahe kommen“ (Yalom 2002, S. 79 f).

Für ein Kommunikationstraining mit Stotternden sind nicht nur „ernste“ Gespräche gefragt, auch nicht nur In-vivo-Erprobungen im Alltag (s. Kap. 17). Die in diesem Kapitel vorgestellten Kommunikationsübungen illustrieren vielmehr, dass Stotternde auf sehr abwechslungsreiche Weise – und vor allem mit viel Spaß – zu neuen sozialen Fertigkeiten gelangen können. Dabei kann beispielsweise auch die „Kommunikationsrallye“ (Mannhard u. Schneider 2005), ein Spiel für Klienten und Therapeuten in der Einzel- oder Gruppentherapie, zum Einsatz kommen.

6. Aufbau von Selbstsicherheit und Selbstvertrauen

Überblick

Selbstsicherheit und Selbstvertrauen zeigen sich nicht nur im Verhalten eines Menschen. Sie drücken sich auch in den Einstellungen und Lebenshaltungen aus, mit denen zwischenmenschliche Problemlagen und Interessenkonflikte zu bewältigen versucht werden. Selbstsicherheit und Selbstvertrauen lassen sich vor allem im Umgang mit anderen Menschen sowie bei der Meisterung schwieriger Alltagssituationen erschließen und manifestieren sich in einer lebensbejahenden Gestaltung der Zukunft. Stottertherapeuten sollten, soweit dies erforderlich ist, die Betroffenen darin unterstützen, ein ausreichendes Repertoire an selbstsicheren Verhaltensweisen zu erwerben, das ihnen erlaubt, weitgehend selbstbestimmt und gleichzeitig in Einklang mit den Interessen ihres Umfeldes zu handeln. Dies sollte sich vor allem auch auf solche sozialen Belastungssituationen beziehen, die vor der Therapie durch Unsicherheiten und Selbstzweifel gekennzeichnet waren und dem Klienten gegebenenfalls sogar Anlass waren für die Aufnahme der Therapie. Wird diese Zielsetzung vernachlässigt, besteht die Gefahr, dass sich ein Transfer der in der Stottertherapie vermittelten Kompetenzen in den Alltag, beispielsweise der Verflüssigungstechniken, der Sprechtechniken und der kommunikativen Fähigkeiten, nicht realisieren lässt. Mit Zuwachs an Selbstsicherheit und Selbstvertrauen wird es dem erwachsenen Stotternden umso leichter gelingen, sich selbst als Person zu akzeptieren, neue Schritte im sozialen Miteinander zu wagen und Zuversicht in die Wirksamkeit des eigenen Handelns zu setzen.

Barbara: „Nachdem ich länger über dieses Thema nachgedacht habe, finde ich, dass meine Selbstsicherheit ein seltsames Ding ist. Sie wandelt sich von Situation zu Situation. Ich habe mich gefragt: Ist es dann überhaupt Selbstsicherheit? Ist denn Selbstsicherheit nicht etwas Konstantes, etwas, das immer da ist in allen Situationen? Aber dann bin ich letztendlich zu dem Schluss gekommen, dass die Selbstsicherheit von Innen kommt. Und in meinem Inneren bin ich nicht in allen Situationen gleich. Und wenn meine Gefühle nicht immer gleich sind, kann meine Selbstsicherheit auch nicht immer konstant sein. Ich glaube, wenn sie in allen Situationen gleich wäre, wäre die Selbstsicherheit nur eine Maske, hinter der man sich versteckt. Sie wäre nicht echt."

Begriffsklärungen

Selbstsicherheit

Der Begriff der „*Selbstsicherheit*" bezieht sich auf Handlungsmöglichkeiten des Individuums, eigene Interessen und Bedürfnisse realisieren zu können, und dies unter Abwägung und Respektierung der Interessen und Bedürfnisse der beteiligten Kommunikationspartner zu tun. Eine inhaltliche Bestimmung von Selbstsicherheit wird in empirischen Untersuchungen und klinischen Fallberichten durch die Verwendung sog. Verhaltensklassen vorgenommen (unten auch „Zielbereiche" genannt), denen konkret beobachtbares Verhalten (z.B. Blickkontakt, Neinsagen, Kopfschütteln, lautes und deutliches Sprechen) zugeordnet werden kann.

Was selbstsicheres Verhalten nicht ist

Unter selbstsicherem Verhalten soll kein *egoistisches Verhalten* verstanden werden, das der Durchsetzung eigener Interessenlagen dient. Selbstsicheres Verhalten grenzt sich auch von *aggressivem Verhalten* ab, das die Missachtung anderer in Kauf nimmt. Diese begriffliche Abgrenzung ist wichtig, da sich manchmal Rücksichtslosigkeit unter dem Deckmantel der Selbstsicherheit versteckt. In diesem Sinne wird hier auch nicht von *„Selbstbehauptung"* gesprochen, sondern von „Selbstsicherheit". (Beim Begriff „Selbstbehauptung" ist die Bedeutung zu eng auf den Aspekt der Befriedigung eigener Bedürfnisse eingeengt.)

Selbstsicherheit als innere Haltung

Selbstsicherheit zeigt sich zwar anhand des beobachtbaren Verhaltens einer Person, bezieht sich aber nicht nur auf sichtbare Handlungsweisen. Selbstsicherheit kann auch als eine innere Haltung beschrieben werden, die es immer wieder neu einzunehmen gilt: Wir müssen uns ein Verhalten erst zugestehen, uns das Verhalten „erlauben", bevor wir es realisieren können. Das heißt, wir müssen JA zu einer Handlungsweise sagen, die uns bisher nicht zur Verfügung stand, oder die wir nicht zeigen mochten, obwohl wir sie beherrschen. So getrauen wir uns z.B. nicht, laut zu rufen, wenn ein Bekannter auf der anderen Straßenseite vorbeiläuft – obwohl wir durchaus in der Lage wären, laut zu schreien; wir gestehen es uns nur nicht zu. Wir müssten prüfen, ob es sinnvoll ist, unsere Hemmungen vor dem lauten Rufen bestehen zu lassen, ob wirklich „alle Welt" empört reagiert, ob das eigene Unbehagen vor dem Auffallen uns nützt, oder ob es ein störendes Überbleibsel aus einem überangepassten Verhaltenskodex unserer Familiengeschichte ist. Verhaltensweisen, die als selbstsicher gelten, sind bei vielen Menschen zum großen Teil schon vorhanden. Die innere Haltung, sie getrost zeigen zu dürfen, muss aber noch erworben werden. Mit anderen Worten: Die betreffenden Verhaltensweisen können von einer Person nur dann überzeugend zur Gestaltung zwischenmenschlicher Beziehungen eingesetzt werden, wenn sie mit den individuellen Einstellungen und moralischen Normen der Person im Einklang stehen. Die Person wird sich dann die betreffenden Verhaltensweisen zugestehen, sie wird sie sich „erlauben" und als sinnvolle Handlungsmöglichkeit begreifen. Selbstsicherheit ist in diesem Sinne immer auch eine mentale Befindlichkeit – sie lässt sich nicht auf erworbene Verhaltenstechniken reduzieren, die dem „sozialen Wettbewerb" dienen sollen.

In dem Selbstsicherheitstraining von Ullrich und Ullrich (Assertiveness-Training-Programm, 1987 [2001/2006]) zeigen die Autoren auf, wie es Klienten möglich wird, ihre sozialen Probleme selbst zu bewältigen. Voraussetzung dafür sei der
„1. (...) Abbau handlungsblockierender Ängste und Hemmungen,
2. das Neulernen sozialer Fertigkeiten und Strategien und
3. die Änderung der Einstellung zu sich selbst." (ebenda, S. 17)

Reinecker (1999, S. 191) arbeitet heraus, dass in der Fachliteratur, bei aller Verschiedenartigkeit der Definitionsversuche von selbstsicherem (assertivem) Verhalten, folgende gemeinsame Element zu finden sind:
„1. Assertives Verhalten ist interpersonales Verhalten, da es in einer ehrlichen und relativ direkten Äußerung von Gedanken und Gefühlen besteht.
2. Assertives Verhalten ist sozial angemessenes Verhalten.
3. Assertives Verhalten einer Person berücksichtigt sowohl die eigenen Bedürfnisse, als auch die Gefühle und das Befinden anderer Personen."

Selbstsicherheit als variable Größe

Barbara, hat es deutlich formuliert (siehe das einführende Beispiel zu diesem Kapitel): Selbstsicherheit ist keine Persönlichkeitseigenschaft, über die wir als eine konstante Größe verfügen können und die in ihrer gleich bleibenden Ausprägung jederzeit abrufbar ist. Selbstsicherheit kann man eher als variable Verhaltenstendenz verstehen, die von dem Vorhandensein angemessener Verhaltensweisen der Selbstsicherheit abhängt, einer ausreichenden Angstfreiheit und einer positiven Handlungseinstellung (Selbst-Erlaubnis).

Bedingungen für den Bestand von Selbstsicherheit

Aus meiner Sicht kann sich Selbstsicherheit im Handeln eines Klienten nur dann langfristig etablieren, wenn die folgenden Bedingungen erfüllt sind:

- *Selbstbestimmtheit der Handlungsausführung*: das selbstsichere Agieren muss den eigenen Bedürfnissen entsprechen und darf nicht nur ein von anderen Personen (z.B. dem Therapeuten) vorgegebenes Verhaltensziel darstellen.
- *Selbstwirksamkeitserwartung*: es liegt ein ausreichendes Zutrauen vor, mit der anstehenden Aufgabe oder Situation angemessen umgehen zu können; sowohl die eigenen Motivationen als auch die Fähigkeiten werden als ausreichend eingeschätzt (vgl. Bandura 1997).
- *Realistische Bewältigungschancen*: die situativen Anforderungen entsprechen üblichen gesellschaftlichen Gegebenheiten und stellen keine Überforderung der individuellen Handlungskapazität dar.
- *Relativ stabile Lebenssituation*: die Person ist gegenwärtig nicht durch belastende Problemlagen, Schicksalsschläge bzw. Krisen erschüttert.

> *Selbstwirksamkeitserwartung:* Der Klient geht davon aus, durch eigenes Handeln die gewünschten Ergebnisse und Ziele erreichen zu können. Dies ist die Grundlage dafür, dass er schwierige Aufgaben in Angriff nimmt und Eigenverantwortung zeigt. Fehlen Selbstwirksamkeitserfahrungen müssen diese in der Therapie systematisch ermöglicht werden. Glaubt der Stotternden nicht an die Wirkung seiner Bemühungen, würde sich der Einsatz von Anstrengungen für ihn gar nicht erst lohnen.

Selbstvertrauen

Der Begriff „Selbstvertrauen“ steht in deutlicher Beziehung zu den oben aufgeführten Begriffen „Selbstsicherheit“ und „Selbstwirksamkeit“: Es handelt sich um die generalisierte Erwartung einer Person, in bestimmten Problemsituationen kompetent und effizient agieren zu können. Wir können hier eine Verbindung zu dem sog. Urvertrauen ziehen, das dem Menschen nicht als Grundausstattung in die Wiege gelegt wurde, sondern sich im Laufe der individuellen Lebensgeschichte entwickelt hat. Hierfür sind positive Erfahrungen mit anderen Menschen notwendig, die einen umsorgt, geliebt und bestätigt haben, und die mit ihrer Nähe und warmen Zuwendung Sicherheit vermitteln konnten.

Theoretischer Hintergrund

Im Rahmen von therapeutischen und pädagogischen Trainingsprogrammen, die sich mit dem Aufbau und der Festigung von Selbstsicherheit beschäftigen (vgl. Salter, 1949; Wolpe u. Lazarus, 1966; Wendlandt u. Hoefert, 1976; Ullrich u. Ullrich, 1976; Feldhege u. Krauthan, 1979; Hinsch u. Pfingsten 2007), geht es schwerpunktmäßig um ein Training sozialer Fertigkeiten. Dabei werden immer auch „Selbstsicherheit“ und „Selbstvertrauen“ als Zielbereiche angegeben (s.o.), da sie sich über den Erwerb und die Stärkung sozialer Fertigkeiten ausbilden lassen. Fiedler (1996, S. 123) hebt hervor, ein „Training sozialer Kompetenzen ist immer dann unverzichtbar, wenn Ursachen- oder Veränderungsbedingungen der jeweiligen Störungen und Probleme eng mit sozialer Unsicherheit oder Selbstunsicherheit bzw. mit geringem Vertrauen in die eigene Kompetenz der Betroffenen verknüpft sind.“ Und er betont, dass ein Selbstsicherheitstraining heute als unverzichtbarer Therapiebaustein speziell auch „im Bereiche der Kommunikations- und Sprachstörungen (z.B.

Stottern)" gilt (ebenda). In einer meiner ersten Veröffentlichungen (Wendlandt 1974) habe ich bereits die Wichtigkeit des Aufbaus sozialer Kompetenzen bei Stotternden, auch im Sinne der Vorbeugung von Rückfällen, herausgearbeitet. Dabei stand bereits damals eine gruppentherapeutische Arbeitsweise im Mittelpunkt. Deren besondere Eignung betont auch Fiedler (ebenda): „Grundsätzlich kann zwar die Einübung von Selbstsicherheit, Selbstvertrauen und sozialer Kompetenz in einer verhaltenstherapeutischen Einzelbehandlung durchgeführt werden. Dennoch, weil indikationsentsprechend, wird das Kompetenztraining zumeist für Patientengruppen angeboten." Und Katz-Bernstein (2002, S. 29) hebt für die Stottertherapie ganz allgemein die Notwendigkeit eines kontinuierlichen Gruppensettings hervor: „In einer therapeutischen Zweiersituation, auch mit der besten simulierten Desensibilisierung von Stress-Situationen, sind die Möglichkeiten zum Abbau von kommunikativem Stress bald ausgeschöpft." Es gelte „Gruppenerfahrungen zu sammeln, die eine eigene Sicherheit im Umgang mit der Störung vermitteln und eine Normalisierung des Selbstbildes in Richtung Selbstverständlichkeit und Integration fördern."

Das Training sozialer Kompetenz wurde in der Verhaltenstherapie ursprünglich mit Hilfe so genannter standardisierter Selbstsicherheitstrainings durchgeführt: Für alle Klienten einer spezifischen Zielgruppe wurde der gleiche Trainingsablauf mit identischen Trainingssituationen, Übungen und Rollenspielen, kleinschrittigen Hierarchisierungen, festgelegten Verstärkungs- und Feedbacktechniken, Modellvorgaben und Hausaufgaben eingesetzt. Heute haben sich teilstandardisierte Kompetenztrainings durchgesetzt, bei denen nur grobe Zielvorgaben und Übungsschwerpunkte angegeben sind. Dies macht eine ökonomischere Durchführung des Trainings möglich: Zu einem Zielbereich, beispielsweise „Kritik äußern", ermitteln die Klienten einer Therapiegruppe die für sie persönlich relevanten Trainingssituationen. Für Klaus können dies Situationen im Kollegenkreis sein, für Uschi im Sportverein, für Ernesto in der Familie. Wie in der unten vorgeschlagenen Aufgabenstellung zu den 18 Kategorien der Selbstsicherheit (AB 7) geht es nach der Erarbeitung spielbarer Situationen um den wiederholten Einsatz von Rollenspielen, bei denen sich die bekannten Rollenspieltechniken (vgl. Wendlandt 1977, S. 15–49; Fiedler 1996, S. 128–132; Fliegel 2000) nutzen lassen. Reichhaltige Anregungen gerade auch für erwachsene Stotternde bietet das Gruppentraining sozialer Kompetenz (GSK) von Hinsch u. Pfingsten (2007): Hier findet der Leser eine Vielzahl an Rollenspielsituationen, Handlungsinstruktionen für das Selbsttraining und Materialien für Klienten und Therapeuten, die sich speziell auch für stotterspezifische Belastungssituationen eignen.

Ziele und Schwerpunktsetzungen für den Aufbau von Selbstsicherheit und Selbstvertrauen

Anna: „An manchen Tagen bin ich sehr selbstsicher, ich mag mich dann, so wie ich bin – äußerlich und innerlich, ich mag meinen Humor, meine Stimme, meine Wortwahl [...]. An diesen Tagen kann ich gut Blickkontakt halten, zulächeln, ein Lob annehmen ohne rot zu werden, ein Bedürfnis äußern und trotzdem unverbindlich bleiben, Kritik äußern und dabei den richtigen Ton finden, mir Fehler eingestehen und laut über mich lachen, ich kann auch Komplimente machen oder loben und bin nicht unsicher dann. All das ist mir an manchen Tagen schon möglich – aber es passiert leider nur allzu oft, dass ich ganz schnell den Boden unter den Füßen verliere, unsicher werde und ungeschickt im Umgang mit anderen Menschen. Die Selbstzweifel, die hochsteigen, bringen dann auch das Stottern mit! An diesen Tagen zweifele ich fast jede Äußerung von mir an und bewerte Gesagtes von anderen über. Ich werde dann manchmal so unsicher, dass ich kaum noch ohne Stolpern laufen kann."

In der folgenden Übersicht (Tabelle 3, detailliert als AB 7, S. 189) sind typische Verhaltensweisen und Fähigkeiten zusammengestellt, die in unserer Gesellschaft in Zusammenhang mit dem Begriff der Selbstsicherheit gebracht werden (vgl. Wendlandt 2002a). Sie sollen uns an dieser Stelle als Zielbereiche dienen, die uns aufzeigen, in welche Richtung wir unsere therapeutischen Arbeitsschritte bei erwachsenen Stotternden zu lenken haben. Mit dem Aufbau und der Stärkung selbstsicherer Verhaltensweisen besteht eine zunehmende Chance, das Selbstvertrauen stotternder Erwachsener zu festigen und ihnen eine positive Identität als Sprecher zu vermitteln. Die 18 Zielbereiche, die im Folgenden vorgestellt werden, überschneiden sich teilweise bzw. stehen miteinander in Beziehung. Sie bilden die Spannbreite selbstsicherer Verhaltensmöglichkeiten ab und eignen sich gut für die Erarbeitung individueller Veränderungsziele. Um die eigenen Veränderungsbemühungen angemessen planen und dokumentieren zu können, nutzen Klienten gerne den Arbeitsbogen 23 (s. S. 217).

Tabelle 3

Zielbereiche für Selbstsicherheit und Selbstvertrauen
• Selbstsicher sprechen
• Blickkontakt aufnehmen und halten
• Körpersprache lebendig einsetzen
• Zu sich stehen
• Gefühle ausdrücken
• Wünsche äußern, Bedürfnisse anmelden
• Eigene Meinung vertreten
• Sich Fehler zugestehen
• Gegenposition äußern
• Kritik äußern und entgegennehmen
• Forderungen stellen
• Nein sagen
• Lob annehmen
• Andere loben
• Verantwortung übernehmen
• Beachtung ertragen
• Kontakt knüpfen
• Kontakt pflegen

Bei der Durchsicht der 18 Zielbereiche wird deutlich:

- Es kann nicht erwartet werden, dass jeder Mensch über alle Verhaltensweisen verfügt, die den oben aufgeführten Zielbereichen zugeordnet sind.
- Das Vorhandensein selbstsicherer Verhaltensweisen ist kontextabhängig, d.h. bei bestimmten Personen und unter bestimmten Umständen können Fähigkeiten der Selbstsicherheit gezeigt werden, die in anderen kommunikativen Zusammenhängen erst einmal nicht abrufbar sind.
- Veränderungsziele müssen immer mit den individuellen Lebensumständen der Klienten in Einklang gebracht werden. Während für einen Finanzbeamten der Bereich „Beachtung aushalten“ im Berufsalltag vielleicht nicht besonders relevant ist, mag er es für eine Verkäuferin in hohem Maße sein. Ein Steuerberater wird sich bei der Bearbeitung der Unterlagen seiner Mandanten nicht erlauben können, „Fehler unkorrigiert stehen zu lassen“, während es für den Englisch lernenden Rentner durchaus ein Ziel wäre, sich trotz unvollkommener Aussprache an der Englischkonversation im Volkshochschulkurs zu beteiligen.
- Die eigenen Urteile darüber, was selbstsicher oder selbstunsicher sei, stammen meist aus der eigenen Familiengeschichte und orientieren sich an den dort gewonnenen Überzeugungen und Lebenshaltungen. In der Therapie gilt es herauszuarbeiten, welche Normen hinsichtlich Anpassung, Höflichkeit und Rücksichtnahme es abzulegen gilt und welche beizubehalten sind.
- Zielvorstellungen hinsichtlich Selbstsicherheit können bei Klienten und Therapeuten erheblich voneinander abweichen. Die Zielbestimmung für den einzelnen Klienten muss

daher in einem offenen Dialog erfolgen, der genügend Zeit und Raum für Reflexionen und Erprobungen lässt.

Dass ***Verhaltensweisen der Selbstsicherheit*** für die Entwicklung der Persönlichkeit und den Aufbau positiver Beziehungen eine große Rolle spielen und ebenso für die Arbeitszufriedenheit im Beruf maßgeblich verantwortlich sind, gilt nicht nur als eine Binsenweisheit in der Psychotherapie und Pädagogik. Diese Erkenntnis findet auch in der Wirtschaft und im öffentlichem Bewusstsein Gehör: So titelt beispielsweise der FOCUS sein Septemberheft 2008 mit „Die Kunst des Lobens" (s. S. 58 ff) und beschreibt die „Lobwüste Deutschland", in der 68 Prozent der deutschen Arbeitnehmer angeben, „nur Dienst nach Vorschrift zu leisten". 20 Prozent hätten bereits „innerlich gekündigt". Hierfür wird als wichtigster Grund „schlechte Führung" ermittelt: „Bei einer Online-Umfrage unter 10 000 Europäern klagen 56 Prozent der Deutschen, ihre Arbeit würde von ihren Chefs nicht geschätzt. Die Loblücke ist hierzulande offenbar doppelt so groß wie im europäischen Durchschnitt." (Der Artikel gibt Hinweise für „richtiges" Loben und Lob-Annehmen.)

Methoden zum Aufbau von Selbstsicherheit und Selbstvertrauen

Reflexion und Training zu den 18 Kategorien der Selbstsicherheit

Therapeut und Betroffener können klären, ob Therapie und Eigenarbeit in einer oder mehreren der genannten Kategorien notwendig erscheint. Anhand der Beschreibungen zu den einzelnen Kategorien (s. AB 7, S. 189) lassen sich Aufgabenstellungen und Übungen für die Therapiestunde und für die therapeutischen Hausaufgaben erarbeiten. Im Einzelnen kann in folgenden Arbeitsschritten vorgegangen werden:

Selbstreflexion

- Die 18 Kategorien der Selbstsicherheit durchlesen, besprechen und Gedanken notieren.
- Ankreuzen, in welcher der Kategorien man bereits über Sicherheit bzw. über gute Fähigkeiten verfügt.
- Einen kleinen Aufsatz zu ausgewählten Kategorien anfertigen, dabei konkrete Alltagssituationen berücksichtigen.
- Wunschbild entwerfen: „Ich, die Selbstsicherheit in Person!", dazu eine Fantasiegeschichte erfinden; Angebereien und Übertreibungen sind erlaubt.

Anna: „Selbstsicherheit entsteht dann, wenn man mit sich im Reinen ist, und das muss man ganz mit Bedacht anfangen. Das geschieht leider nicht durch Imitation – man muss schon aus sich selbst heraus diese Dinge tun können. Zum Beispiel muss ich weicher oder zarter mit mir umgehen, um das Gute wahrzunehmen."

Mitmenschen beobachten

- Selbstsicheres Auftreten anderer Menschen identifizieren; ermitteln, wodurch der Eindruck von Selbstsicherheit entsteht. Gibt es besondere Verhaltensweisen, die Sicherheit ausstrahlen?
- Diejenigen Verhaltenskategorien, in denen man glaubt selbst nur unzureichend Fähigkeiten angesammelt zu haben, bei anderen Menschen ermitteln! (Wer realisiert das, was ich selbst zeigen möchte?) Im Stillen das konkrete Verhalten mitmachen, wie in einem lautlosen und unsichtbaren Spiegel (innerlich genauso sprechen, sich innerlich genauso bewegen).
- Profis auf die Schliche kommen: Beobachtungen auf das Fernsehen und Kino ausdehnen; herausbekommen, wie Politiker, Schauspieler und Bühnenstars ihre Auftrittsrolle gestalten.

Rollenspiele zu einzelnen Verhaltenskategorien durchführen

- Zu ausgewählten Verhaltenskategorien der Selbstsicherheit Kommunikationssituationen aus dem eigenen Lebensalltag notieren.

- Aus notierten Alltagssituationen, in denen Unsicherheiten und Vermeidungen auftreten, spielbare Szenen für Rollenspiele entwickeln: Ort, beteiligte Personen und Umstände konkretisieren, eigenes Zielverhalten festlegen.
- Rollenspiele zu einer Situation durchführen; verhaltensbezogene Rückmeldungen geben; Erproben und Festigen des selbstsicheren Zielverhaltens in wiederholten Spieldurchgängen, ggf. mit Videoauswertung (vgl. Drinkmann 2005).
- Überprüfen, ob der Klient die ausgewählten Verhaltensweisen als zu ihm passend erlebt, ggf. Modifizierung der Ziele bzw. der Anwendungssituationen.

In-vivo-Arbeit zu einzelnen Kategorien durchführen

- Anwendungsmöglichkeiten für selbstsicheres Verhalten, das im Rollenspiel wiederholt erfolgreich gezeigt werden konnte, ermitteln und konkrete In-vivo-Situationen festlegen.
- Erproben und Festigen selbstsicheren Verhaltens in gemeinsamen In-vivo-Sitzungen (s. Kap. 17 und AB 24 u. 25).
- Umgang mit Fehlschlägen und Misserfolgen durchspielen; Handlungsalternativen bereithalten, Flexibilität üben.

Verhaltensexperimente im Selbsttraining realisieren

Weiterführung des Selbsttrainings in Eigenregie; dabei die Arbeitsschritte aus den Therapiesitzungen/Selbsthilfeaktivitäten berücksichtigen:

- Bisherige Erfahrungen aus Selbstreflexion, Rollenspielen und In-vivo-Erprobungen auswerten.
- Trainingsplan für die weitere Eigenarbeit erstellen.
- Gegebenenfalls Verbündete/Unterstützer in die Selbsttrainingsarbeit einbeziehen.
- Bei einem Selbstsicherheitstraining in der Gruppe die Möglichkeiten von Anwendungstrainings in Kleingruppen nutzen, die ohne Therapeut arbeiten (s. Kap. 16; vgl. Wendlandt 2009, S. 78 ff).

Trainingsbereich: Smalltalk

Es gibt Kommunikationssituationen in unserem Leben, in denen ein unverbindliches Miteinander-Plaudern gefragt ist, ohne dass die Notwendigkeit besteht, sich persönlich näher kennen lernen zu müssen. Dieses „Konversation Betreiben" ist für schüchterne Menschen vielfach eine Qual – sie hassen und vermeiden es. Lieber lassen sie andere reden, hören still zu oder geben sich beschäftigt, so beispielsweise, wenn ein fremder Fahrgast im Bahnabteil Platz nimmt, wenn im Wartezimmer des Arztes ein Besucher aufmunternd herüberblickt, oder wenn ein Partygast am Buffet eine freundliche Bemerkung macht. Es geht nicht um große Themen, sondern um den Smalltalk, um ein leichtes, beiläufiges Geplauder ohne Tiefgang. Man muss keine „klugen" und „originellen" Beiträge von sich geben, das „Banale" ist erwünscht.

Beim unverbindlichen Plausch – beispielsweise in einer Warteschlange beim Fleischer – gibt es unter anderem die folgenden Anknüpfungspunkte:

- *aktuelle Gegebenheiten der Situation bzw. Eindrücke der Umgebung*
  „Viele unterschiedliche Salamisorten gibt es heute wieder."
  „Sehr gesund sieht das hier aus. Das Bioangebot ist wirklich reichhaltig!"
- *aktuelles eigenes Erleben, momentanes Befinden*
  „Da läuft einem ja das Wasser im Mund zusammen. Lecker, nicht?" / „Wegen 100 gr. Leberwurst so lange warten müssen – immer warten, überall warten."
- *Gemeinsamkeiten mit dem Gegenüber*
  „Holen Sie sich auch was Leckeres zum Essen?"
  „Sie sind auch ganz schön nass geworden vom Regen."

- *Gängiges Thema*
  „Sturmböen jetzt im Sommer – das Klima spinnt wirklich!"
  „Die Stadt ist aber voll zurzeit, ein richtiges Gedränge in den Geschäften."

Was kann schon Negatives passieren beim Smalltalk? Nichts wirklich Gefährliches! Es sei denn, man verlässt den Boden unverfänglicher Themen, bricht Tabus, lässt sich über das schlechte Aussehen seines Gegenübers aus, spricht respektlos bzw. verhält sich unfreundlich. So wie das „Wie geht's" nur eine höfliche Floskel zur Gesprächseröffnung ist und beileibe keine Frage nach der Lebens- und Leidensgeschichte des Angesprochenen, so ist der Smalltalk ein unverbindliches Geplauder über belanglose Angelegenheiten, das den Gesprächspartnern erlaubt, bei gegenseitigem Interesse Schritte zur Kontaktintensivierung vorzunehmen und den Gesprächsverlauf in eine persönliche Beziehung zu überführen, in der größere Nähe möglich werden kann. Der Smalltalk eröffnet also – und das macht ihn so attraktiv – den Einstieg zum Kontakt zu interessanten Menschen. Natürlich muss man damit rechnen, dass die angesprochene Person gerade keine Lust auf Kontakt hat, unter Zeitdruck steht oder andere Gründe hat, den Smalltalk nicht zu erwidern. Na und? Dann lässt sich beim nächsten Anlass ein neuer Versuch starten oder Ausschau nach einem anderen Smalltalk-Partner halten.

Der Informationsbedarf zum Thema Smalltalk ist auch bei Nichtstotternden immens: populärwissenschaftliche Veröffentlichungen mit amüsanten Beispielen und vielen Tipps für den Gesprächsalltag belegen dies (siehe z.B. Märtin 2006). Für Stotternde ist der Smalltalk natürlich deswegen so schwierig, weil das leichtfüßige in Kontakt treten mit den Mitteln der Sprache durch Stottersymptome jahrelang beeinträchtigt war. Und weil unter Umständen grundlegende Verhaltensfertigkeiten, die die Kommunikation beflügeln (s. Kap. 5), durch soziales Vermeidungsverhalten nicht ausreichend erprobt werden konnten. Eine Anleitung für das alltägliche Erproben des Smalltalks gibt der Arbeitsbogen 8 (s. S. 191).

Trainingsbereich: Sich selbst vorstellen

Zwei der 18 Kategorien der Selbstsicherheit heißen „Selbstsicheres Sprechen" und „Zu sich stehen". Im Kontakt mit anderen Menschen bedeutet das beispielsweise, zugewandt und unverkrampft über die eigene Person reden zu können. Nicht wie beim Smalltalk unverbindlich über etwas Außenstehendes sprechen, sondern unaufdringlich etwas über sich selbst mitteilen, sich persönlich vorstellen: Das bereitet Stotternden oft Schwierigkeiten und ist vielfach mit einer langen Geschichte von Misserfolgen und Peinlichkeiten verbunden, die nicht selten mit Vorstellungsrunden in Gruppen und neuen Ausbildungs- und Arbeitszusammenhängen in Verbindung standen. Wie kann ich mich auf eine angemessene Weise vorstellen, ohne selbstgefällig zu wirken? Offen will ich sein – aber ich kann doch nicht mein ganzes Privatleben zum Besten geben! Was wähle ich aus? Eigentlich will ich auch meine Stärken benennen – aber der Zuhörer soll nicht denken, ich protze mit meinen Fähigkeiten. Und was das Allerschwierigste ist: Wer bin ich eigentlich? Was macht mich aus?

Bei der Beantwortung dieser Fragen begeben sich Therapeut und Klient auf die Suche nach dem Selbstverständnis des Stotternden. Wer bin ich eigentlich? Was ist meine Identität? Was ist wert, über mich gesagt zu werden? Mit jedem Formulierungsversuch, der in den therapeutischen Gesprächen stattfindet, erspürt der Betroffene seine Stärken, typische Vorlieben und das, was berichtenswert ist. Die Anlässe zum Sich-Vorstellen werden nicht nur besprochen, sondern auch in Rollenspielen und in konkreten Alltagssituationen experimentierend durchgespielt:

- *Sich einer einzelnen Person vorstellen*
  Pförtner, Erzieherin/Lehrer des eigenen Kindes, fremder Kollege in der Kantine, Fremder im Lokal (Bar / Zugabteil), Mitarbeiter im Jobcenter, attraktive Person, für die ein deutliches Interesse über den Smalltalk hinaus besteht
- *Sich in der Gruppe vorstellen*
  Auf einem Elternabend der Kita / Schule, auf einer Party, in einer Arbeits- bzw. Sportgruppe, beim Sprachkurs etc.
- *Sich in beruflichen Zusammenhängen vorstellen*
  Im Kreis von Fachkollegen, in der Teamsitzung, bei Bewerbungen, im Gespräch mit neuem Vorgesetzten, einleitende Worte zum Fachvortrag oder Begrüßung einer (fremden) Gruppe etc.

Trainingsbereich: Stottern zum Thema machen

Selbstsicherheit zeigt sich darin, dass jemand zu seinem Stottern öffentlich steht: Er tut dies nonverbal, indem er unbefangen spricht und dabei auch unbefangen stottert, frei von Vermeidungstendenzen und Schamgefühlen. Dies ist nicht nur eine Frage der Angstfreiheit (s. Kap. 2), sondern auch eine Frage der Einstellungen, die sich der Stotternde in Bezug zur eigenen Sprecherrolle erarbeitet hat, und die seine Gestaltungsmöglichkeiten im Kommunikationsprozess betreffen. Im Rahmen der Therapie gilt es allerdings nicht nur, den Stotternden zu befähigen, sich sein eigenes Stottern selbstsicher zu erlauben. Er sollte ebenfalls in der Lage sein, das Stottern im Kontakt zum Gegenüber gezielt anzusprechen (vgl. „Selbstoffenbarung" bei van Riper, 1986, S. 91 f). Indem dies geschieht, übernimmt der Betroffene eine Mitverantwortung dafür, dass die Kommunikation für beide Seiten unverkrampft verlaufen kann. Denn Stottern ist eine Kommunikationsstörung, die auch den Gesprächspartner „ver-stört". Als Aufgabenstellungen für die Therapie und Selbsthilfe stehen in der Regel folgende Klärungspunkte an:

- *Einführender Hinweis*

  Zu Gesprächsbeginn gibt der Stotternde dem fremden Gesprächspartner einen kurzen orientierenden Hinweis: „Ich stottere", „Heute ist mein Stottern etwas stärker", „Lassen Sie sich nicht stören von meinem Stottern". (Achtung: Der Therapeut sollte entschuldigende Äußerungen, die der Klient bezüglich des Stotterns unwillkürlich einsetzt, bewusst machen!)

- *Hintergrundinformationen*

  Menschen, mit denen öfter Gesprächskontakt besteht (Familienmitglieder, Partner, Freunde, Bekannte, Kollegen, Vorgesetzte), erhalten ausgewählte Informationen zum Stottern, vor allem solche, die zu einem besseren Verständnis des Auftretens von Symptomen und zur Rolle der Gesprächspartner beitragen (s. Kap. 9). Achtung: Nicht jeder braucht die gleichen und gleich umfangreiche Informationen.

- *Verhaltenshinweise*

  Wenn Gesprächspartner in der Unterhaltung mit dem Stotternden – beispielsweise aus Unsicherheit oder Unkenntnis dem Stottern gegenüber – ein die Kommunikation erschwerendes Verhalten zeigen (Unterbrechen, Blick abwenden, Verkrampfungen im Gesicht, Lächeln), sollte der Betroffene in der Lage sein, entlastende Hinweise zum Umgang mit dem Stottern zu geben: „Sie brauchen nicht wegzuschauen", „Ich möchte die Wörter selbst zu Ende sprechen", „Fragen Sie ruhig nach, wenn Sie etwas nicht verstanden haben", „Lassen Sie sich ein bisschen Zeit mit mir!" Der Stotternde übernimmt Verantwortung, sorgt für sich, berücksichtigt dabei aber gleichzeitig, dass sich die Kommunikationsbedingungen auch für den Gesprächspartner verbessern – nur so sind gute Bedingungen für einen positiven Kontakt gegeben (s. Kap. 9).

- *Aufklärung über eigene Stottertherapie*

  Manchmal fällt es Stotternden schwer, über ihre eigene Stottertherapie zu sprechen. Sie sorgen sich, als „schwach" und „hilfsb edürftig" eingeschätzt zu werden. Dabei zeigt die Inanspruchnahme einer Therapie genau das Gegenteil: Kraft und Mut zur Selbstveränderung („Ich nehme mein Schicksal in die Hand!"). So sollten Klienten lernen, nicht nur über das Stottern, sondern – bei einem ausgewählten Personenkreis – auch über die begonnene Therapie zu sprechen. Dies ist nicht zuletzt für eine bessere Identifikation mit der Therapie hilfreich.

- *Bitte um Mithilfe für ein konkretes Veränderungsvorhaben*

  Wenn es darum geht, unterschiedliche Veränderungsziele im Alltag unter realen Kommunikationsbedingungen zu festigen, kann es notwendig sein, mit einem Freund Telefonkontakte zu verabreden (z.B. 3 x wöchentlich), um mit ihm Sprechtechniken zu üben. Oder es gilt den Vorgesetzten zu bitten, er möge dem Stotternden in den nächsten zwei Monaten bei der wöchentlichen Mitarbeiterbesprechung die Möglichkeit zu einer kurzen fachlichen Erklärung mit Darstellung am Flip Chart einräumen. Oder mit der Partnerin, die bisher für die „Außenkontakte" verantwortlich war, wird vereinbart, dass der Stotternde zukünftig selbst Verabredungen mit Freunden, Bekannten und Familienmitgliedern trifft.

- *Abgrenzung, Zurechtweisung, Kritik*

  Manchmal ist es erforderlich, demütigende oder aggressive Äußerungen fremder Menschen, die sich auf das Stottern oder die Person des Stotternden beziehen, deutlich zurückzuweisen: „Lassen Sie das Nachäffen gefälligst!", „Hören Sie auf damit!"; „Ich möchte von Ihnen nicht verletzt werden! Haben Sie verstanden?". Oder Personen aus dem Bekanntenkreis zu ermahnen, nun endlich doch – wie lange schon erbeten – die störenden Verhaltensweisen abzustellen: „Gabi, höre bitte auf, mich ständig zu unterbrechen. Wie oft muss ich Dir das noch sagen?" Manche Verhaltensweisen werden sich allerdings nur schwerlich abstellen lassen. Herr Meier, beispielsweise, der ständig mit den Fingern herumfummelt, sobald sein Kollege zu stottern beginnt, wird sich durch verbale Kritik („Ihre Nervosität ärgert mich!") nicht zu einer Veränderung seines weitgehend automatisierten Fingerfummelns bringen lassen. Vielleicht wird er freundlich nicken und damit den Ansprüchen der political correctness entsprechen, im Stillen mag er aber denken: „Toleriere meine nervösen Finger, ich muss ja auch Dein Stottern tolerieren."

(Vertiefende Hinweise zu einer stotterbezogenen Aufklärungsarbeit mit Bezugspersonen aus dem näheren und weiteren Lebensumfeld des Klienten: siehe Kap. 9.)

Trainingsbereich: Kontakt knüpfen

Ich habe wohl noch keine Therapie mit einem erwachsenen Stotternden durchgeführt, in der nicht immer auch das Thema „Kontakt knüpfen" besprochen und mehr oder weniger systematisch durchgespielt wurde. Stotternde haben in der Regel einen großen Bedarf, sich mit Handlungsstrategien zur Neuaufnahme zwischenmenschlicher Beziehungen zu beschäftigen. Dabei spielt vor allem die Suche nach neuen Freunden und Partnern eine große Rolle. Wie stelle ich es an, mit interessanten Menschen in Kontakt zu kommen? Und wie schaffe ich es dann, um Sympathie zu werben?

Im Rahmen der Trainingsarbeit zum Bereich *„Kontakt knüpfen"* können – wie bei den anderen Zielbereichen der Selbstsicherheit auch – die

Clemens: Gefällt es Ihnen auch hier?
Petra: Ja.
Clemens: Wen kennen Sie denn von den Gästen?
Petra: Eigentlich keinen.
Clemens: Und die Musik, gefällt die Ihnen?
Petra: Na ja, nicht schlecht.
Clemens: Was hören Sie denn zu Hause.
Petra: (schon etwas genervt) Mal so, mal so.
Clemens: Und das Essen hier, wie schmeckt Ihnen das?
Petra: (steht auf und geht)

C.: Ach, mir gefällt's hier!
P.: Ja, tolles Fest.
C.: Lisa, die Schwester der Gastgeberin, ist meine Arbeitskollegin, hat mich mitgenommen.
P.: Ich bin 'ne Nachbarin, 2 Stock höher.
C.: Schöne Wohngegend, tolles Haus.
P.: Und gute Musik!
C.: Ja, gefällt mir auch sehr. Mögen Sie tanzen?
P.: (nickt)
C. und P.: (beide gehen zur Tanzfläche)

oben bereits aufgeführten Interventionen „Selbstreflexion" und „Beobachtung selbstsicherer Modelle" zum Einsatz kommen. Zusätzlich sind gerade beim Kontaktknüpfen der Smalltalk (s.o.), das Thematisieren des Stotterns (s.o.) und die Kompetenzen zum Sich-selbst-Vorstellen (s.o.) gefragt. Hinzu kommt nun auch noch das Werben um Sympathie (vgl. Hinsch u. Wittmann 2003), das sich in der Macht des Lächelns und der zugewandten Freundlichkeit, sowie im Bestätigen und Aufgreifen der Impulse des Gegenübers zeigt. Für Rollenspiele und In-vivo-Erprobungen verwende ich den Arbeitsbogen 9 (s. S. 193), der wie ein Leitfaden den Ablauf des Kontaktknüpfens zu strukturieren hilft.

In der Regel ergeben sich – in Abhängigkeit von den oft sehr verschiedenartigen Lebensbedingungen der Stotternden – die unterschiedlichsten Rollenspielvarianten. Gerne empfehle ich dabei eine Spielart, die für Klienten eindrucksvoll und lernintensiv ist: Es dürfen keinerlei Fragen gestellt werden. Immer dann, wenn dem Stotternden eine Frage auf der Zunge liegt, soll er stattdessen eine Selbsteinbringung äußern. Er erfährt, dass mit jeder Selbsteinbringung Kontaktdichte und emotionale Nähe zunehmen und dass auch das Gegenüber beginnt (wenn es grundsätzlich am Kontakt interessiert ist), etwas über sich selbst mitzuteilen. Damit steigt die Wahrscheinlichkeit, dass beide Gesprächspartner Gemeinsamkeiten entdecken – was ein wichtiges verbindendes Element im Kontakt darstellt. Fragen hingegen bergen gleich mehrere Gefahren: Sie halten den anderen oft auf Distanz und führen in der Regel zu keiner Verbesserung der Atmosphäre. Mit den Fragen steuert der Fragende das Gespräch (meist ohne es zu wollen und zu merken), bestimmt die Inhalte und die Richtung des Gesprächsverlaufs, dominiert das Geschehen und vermag sich gleichzeitig selbst hinter seinen Fragen zu verstecken (siehe Kasten oben: Negativbeispiel). Aber es geht auch anders (siehe Positivbeispiel).

Wie im vorangegangenen Kapitel sei auch hier abschließend der Hinweis gegeben, dass die vorgestellten Methoden sich besonders gut für die Anwendung in der Gruppe eignen, sowohl in einer Therapiegruppe als auch in einer angeleiteten Selbsthilfegruppe. Dabei können wir mit Reinecker (1999, S. 209) davon ausgehen, dass „Trainings in Selbstsicherheit nicht nur eine Vermittlung neuer Verhaltensweisen beinhalten, sondern dass damit auch Einsicht in objektive Abhängigkeiten einerseits und individuelle Spielräume andererseits geboten wird." Ein Selbstsicherheitstraining verfolgt damit „durchaus einen emanzipatorischen Anspruch und einen Versuch zur Erhöhung der persönlichen Freiheit des Individuums." Im Sinne von Reinecker kann der Stotternde seine Selbstsicherheit umso eher realisieren, desto deutlicher er sowohl eigene als auch fremde Bedürfnisse erkennt und subjektive und objektive Grenzen zu berücksichtigen weiß.

Abschließende Bewertung

Ich kenne keinen Menschen, der sich nicht nach ein bisschen mehr Selbstsicherheit und Selbstvertrauen sehnen würde – nach einem großen Polster an Ausgeglichenheit, das ihn gelassen durch ein Spalier von Angriffen gehen lässt und ermöglicht, selbst „gehässigen Feinden" und „geifernden Stinkstiefeln" lässig Paroli zu bieten, das ihm erlaubt, Unsicherheiten und Misserfolge nicht immer als Infragestellungen der eigenen Person zu erleben, das es möglich macht, mit schmerzlichen Kränkungen zuversichtlicher umzugehen und Selbstzweifel und Zukunftsängste zu bewältigen. Lebensthemen, die sich auf den Bereich der Selbstsicherheit und des Selbstvertrauens beziehen, nehmen einen großen Stellenwert im Erleben stotternder Menschen ein. Diese Themen sind meist eng mit dem Stottern verbunden, erscheinen immer wieder unter unterschiedlichen Aspekten in den Schilderungen unserer Klienten und wirken so unmittelbar in die tagtägliche Therapiearbeit hinein. Sie sollten vom Stottertherapeuten angenommen, als Therapieinhalte aufgegriffen und vom Klienten bearbeitet werden. Auch wenn dies noch nicht immer in allen Therapieansätzen realisiert wird, so hoffe ich in diesem Kapitel doch exemplarisch aufgezeigt zu haben, wie sich dieser wichtige Veränderungsbereich z. B. anhand der Übungsfelder „Smalltalk", „Sich selbst vorstellen", „Stottern zum Thema machen" und „Kontakte knüpfen" therapeutisch sinnvoll bearbeiten lässt.

7. Therapeutische Arbeit an den Kognitionen

Aufbau positiver Überzeugungen und Einstellungen zur eigenen Person und zur Umwelt

Überblick

Stottern ist ein Phänomen, durch das das Denken des Betroffen, seine individuelle Art die Welt zu sehen und zu bewerten, maßgeblich beeinflusst wird. Es sind spezifische Einstellungen entstanden, die sich auf die eigene Sprecherrolle beziehen, und die die aktuellen Sichtweisen bezüglich der eigenen Handlungsspielräume prägen. Diese Einstellungen erscheinen vielfach als feste Überzeugungen, die im alltäglichen Interaktionsgeschehen mit seinen oft verunsichernden Belastungssituationen ausgelöst werden und die Kommunikation des Stotternden „steuern". „Vor allem, wenn das Stottern bereits langjährig andauert, bestimmen derartige Kognitionen das reale Sprech-Handeln des Betroffenen: Erwartungen, die negativ getönt sind ('gleich wird alles schief laufen und mein Sprechen blockiert sein'), führen zu einer Zunahme an Körperspannung und Angst und zwangsläufig zu einer höheren Stotterwahrscheinlichkeit. Aber damit nicht genug: Begleitende gedankliche Selbstabwertungen ('schrecklich, wie ich wieder herumstottere') und auch negativ getönte Eigenbewertungen nach erfolgter Kommunikation ('das war eine einzige Katastrophe') verstärken vorliegende Ängste und Vermeidungen" (Wendlandt 2009, S. 192). So ist das Wohlbefinden beim Kommunizieren nicht nur von der Sprechflüssigkeit abhängig, sondern eben auch von der kognitiven Bewertung der Kommunikationssituation und der Überzeugung, wie das Sprechergebnis zu sein habe. Nicht allein das reale Ausmaß des Stotterns, der Sprechangst oder der Stotterangst bestimmen den Grad des Wohlfindens in der Kommunikation, sondern auch die subjektiven Einschätzungen, die inneren Bewertungen und der Umgang mit Vermutungen, was andere wohl von einem erwarten. So ist es erforderlich, in der Therapie und Selbsttherapie des Stotterns Wege zu finden, jene ungünstigen Kognitionen abzubauen, die das Selbstwertgefühl des stotternden Erwachsenen mindern, seine Kommunikationsfreiheit eingrenzen und seine Stottersymptomatik aufrecht erhalten.

Gerd Riese, Schriftsteller, seit seiner Kindheit Stotternder, schreibt von einem Jungen der stottert, schreibt von sich selbst. Er erinnert sich an einen Vermerk seiner Klassenlehrerin im Zeugnis: *Gerd beteiligt sich trotz seines Stotterns erfreulich rege am Unterricht.*

„Er schämt sich. Dieser Satz grämt ihn. Mag er auch gut gemeint sein, ist das Schlimme doch: Frau Remdorf spricht aus, worüber keiner reden soll: Dass er stottert! Da steht es – blau auf weiß! Das will er nicht. Da steht, dass etwas bei ihm nicht normal ist. Dabei will er um alles in der Welt nichts lieber als NORMAL sein. So sein wie alle anderen. Dieser Satz ist wie ein Stempel auf seiner Stirn. Ein Kainsmal. Kain ist schuld am Tod seines Bruders. Ist er nicht selbst schuld, dass er nicht richtig sprechen kann? Manchmal geht es doch auch einigermaßen flüssig. Warum stottert er dann ein anderes Mal wieder so furchtbar? Es ist doch so einfach zu sprechen! Viel einfacher als Latein oder Algebra. Sprechen können alle. Warum er nicht? Sprechen ist so einfach wie das Atmen. Warum schafft er es nicht, richtig zu atmen. Jeder Idiot kann atmen. Der größte Idiot ist der, der nicht atmen kann. Er ist eben nicht normal. Ja, wenn er wie sein Freund Ulli im Rollstuhl sitzen würde. Der kann nichts dafür. Der ist mit neun Jahren beim Schlindern auf dem Eis ausgerutscht und ganz böse gefallen. Der hat Pech gehabt. Ein armer Kerl. Keiner verlangt von Ulrich, einfach aufzustehen und zu laufen. Jeder weiß: Ulrich ist querschnittsgelähmt, er KANN einfach nicht laufen. So ist das bei Ulli." (Riese 2007, S. 12)

Begriffsklärungen

Soziale Kognitionen

Nach Aronson u.a. (2004, S. 61) bezeichnet der Begriff *Soziale Kognition* die „Art und Weise wie Menschen über sich selbst und ihr soziales Umfeld denken, oder noch spezifischer, wie sie soziale Informationen selektieren, interpretieren und im Gedächtnis behalten, um Entscheidungen zu treffen und sich Urteile zu bilden".

Denkhandeln als inneres Verhalten

In der kognitionstheoretischen Fachliteratur werden nicht nur sichtbare, sondern auch unsichtbare, innere Vorgänge als „Verhalten" klassifiziert (vgl. Beck 1995, Hautzinger 1994, Kanfer, Reinecker u. Schmelzer 2000; Stavemann 2005). Unsere Denkvorgänge sind beispielsweise solche „inneren Aktionen", die im Wachzustand fast ständig ablaufen, auch wenn wir sie oft nicht bewusst wahrnehmen. Sie können als „Bewegungen des Geistes" verstanden werden, als „Denk-Handlungen", die maßgeblich bestimmen, welches konkrete, sichtbare Verhalten wir ausführen. So bewerten wir blitzschnell, ob es jetzt „richtig" ist zu reden oder nicht. Wir zensieren unsere sozialen Handlungsimpulse, erlauben sie uns oder verbieten sie uns. Wir schweigen, weil schon vor einem möglichen Sprechen der innere Befehl „lieber den Mund halten!" auftaucht. Wir gehen an einem Bekannten vorbei und tun so, als ob wir ihn nicht sehen, weil wir dem inneren Satz folgen: „Schau weg, keinen Blickkontakt aufnehmen!". Wir haben feste Überzeugungen von uns und der Welt, die unsere Handlungen im zwischenmenschlichen Kontakt steuern. Therapeutische Arbeit hat deswegen immer auch Einfluss zu nehmen auf die Kognitionen des Klienten. Oft ist das Denken der Schlüssel zur Veränderung, nicht das sichtbare Verhalten.

Die Ansätze der kognitiven Verhaltenstherapie zeigen auf, dass sich inneres Denkhandeln ebenso modifizieren lässt wie das sichtbare menschliche Verhalten (vgl. Kanfer, Reinecker u. Schmelzer 2000; Stavemann 2005). Dabei gilt für Lernprozesse im kognitiven Bereich, wie für das Lernen allgemein, dass sie das Ergebnis von Übung und Erfahrung sind, und dass sich erfolgreiches Lernen darin zeigt, dass es beim Lernenden zu relativ überdauernden Veränderungen kommt (vgl. Angermeier 1972).

Selbstverbalisierungen

„Selbstverbalisierung" soll im Folgenden gleichbedeutend mit „Selbstgespräch" verwendet werden. Drei Arten von Selbstverbalisierungen lassen sich unterscheiden, die die *eigene Person* zum Thema machen:

- *Selbstbeschreibung:* Benennen eines Teilaspekts der eigenen Person oder des eigenen Verhaltens (z.B.: „Ich blicke ihn an.")
- *Selbstbewertung:* Einschätzung und Urteil über die eigene Person, ihr Verhalten und ihre aktuelle Befindlichkeit (z.B.: „Ich spreche gerade miserabel.")

- *Selbstinstruktion:* Anweisung zum Handeln, z.B. Aufforderungen zur Ausführung des erwünschten Zielverhaltens oder zur Einleitung von Flucht- bzw. Vermeidungsreaktionen (z.B.: „Gehe zügig auf ihn zu!")

Selbstgespräche beziehen sich aber nicht nur auf die eigene Person. Sie richten sich auch auf die Umwelt, betreffen Situationen, Menschen, aktuelle Umstände und zukünftige Ereignisse. Sie erweisen sich dann als hilfreich, wenn sie eine geplante Handlung unterstützen.

- *Urteile über die Situation, Personen und Umstände:* Beschreibung bzw. Interpretation negativer oder positiver Aspekte der äußeren Situation (z.B.: „Lärm und Hektik sind hier nicht aushaltbar. " / „Die Verkäuferin ist genervt von meinem Stottern. ")
- *Urteile über das bevorstehende Handlungsergebnis:* Vorwegnahme eines negativen oder positiven Handlungsausgangs; Katastrophenphantasien bilden den einen Pol, Erfolgserwartungen den anderen (z.B.: „Ich werde mit meinem Referat auf Interesse stoßen.")

„Negative" oder „positive" Selbstverbalisierungen

Wie in der Einleitung zu diesem Kapitel schon deutlich wurde, wirken sich positive bzw. konstruktive Selbstgespräche förderlich auf die Kommunikationsfähigkeit des Stotternden aus, ermutigen ihn („Probiere es aus!") und stärken sein Lebensgefühl („Was soll schon passieren – nur zu!"). Negative oder destruktive Selbstgespräche („Das schaffe ich nie!", „Das lass ich lieber!") wirken demgegenüber bremsend auf das kommunikative Verhalten des Betroffenen, treiben ihn verstärkt in die Angst und Vermeidung und behindern damit seine Expressivität und seine Entfaltungsfreude. In der Therapie gilt es heraus zu bekommen, welche Arten von inneren Denkhandlungen für den einzelnen Stotternden typisch sind, ob sie von einer eher positiven oder negativen Tönung sind, und wie sich positive Selbstverbalisierungen zur Stärkung des flüssigen Kommunikationsverhaltens aufbauen lassen.

Zeitpunkte von Selbstverbalisierungen

Wohlfahrt u. Schneider (1999) lenken die Aufmerksamkeit auf unterschiedliche Zeitpunkte, zu denen Selbstgespräche stattfinden: Nicht nur ***vor*** schwierigen Situationen kommt es zu einer verstärkten negativen Aktivität, die mit Sorgen und Misserfolgserwartungen einhergehen kann. Auch ***in*** einer schwierigen Situation kann es, begleitend zur Handlungsausführung, zu negativen Kommentaren und Einschätzungen kommen – wir kennen das Gefühl, „neben uns zu stehen" und uns mit kritischen Augen zu betrachten. Fatal ist auch die Selbstabwertung ***nach*** dem Ende einer schwierigen Sprechsituation. Statt uns zu freuen, dass wir ein Gespräch, so gut wie wir es eben konnten, durchgestanden haben, nörgeln wir an diesem oder jenem herum: Wir hätten origineller oder klüger oder geschickter reagieren sollen. Und wir reden uns oft ein, den Ansprüchen anderer nicht genügt zu haben. Dabei genügen wir uns selbst nicht!

Ziele und Schwerpunktsetzungen zur Veränderung der Einstellungen bei erwachsenen Stotternden

Experimentierhaltung herstellen

Stotternde sollen erkennen, dass sich Veränderungen in ihren Denkhandlungen und Selbstverbalisierungen nur dann einstellen können, wenn sie sich in der Therapie und in ihrem persönlichen Lebensumfeld neuen Erfahrungen aussetzen und sich damit selbst die Chancen eröffnen, zu neuen Wahrnehmungen und Erkenntnissen zu kommen.

Kenntnisse über die Bedeutung von Selbstgesprächen für die Verhaltenssteuerung vermitteln

Dem Stotternden sind Kenntnisse darüber zu vermitteln, dass Auftreten und Aufrechterhaltung des Stotterns von inneren Denkprozessen, Einstellungen und Überzeugungen abhängen. Die Möglichkeiten der Veränderung eigener Kognitionen sind darzulegen, wozu der Arbeitsbogen 10 (s. S. 195) verwendet werden kann.

Eigene Selbstverbalisierungen identifizieren

Stotternde sollen in die Lage versetzt werden, Art, Inhalte und Zeitpunkte von Selbstverbalisierungen, die sich auf das Stottern, das Sprechen und die Kommunikation beziehen, erfassen zu können.

Eigene Kognitionen analysieren

Es gilt, die identifizierten kommunikationsbezogenen Kognitionen hinsichtlich ihrer Angemessenheit zu bewerten: Welche Überzeugungen bezüglich der eigenen Sprecherrolle und bezüglich der Mitmenschen als Gesprächspartner basieren auf (unbewussten) Vermeidungshaltungen? Welche Selbstverbalisierungen wirken sich hilfreich auf die Bewältigung des Stotterns aus, welche erschweren den Umgang mit dem Stottern?

Negative durch positive Selbstverbalisierungen ersetzen

Stotternde sollen unterschiedliche Formen der Selbststeuerung erwerben, die ihnen die Möglichkeit eröffnet, ungünstige Gedankenabläufe zu unterbrechen und aktuelle Sprechsituationen durch positive Selbstgespräche unbefangener und flüssiger bewältigen zu können.

Zu einer offenen und aktiven Sprecherrolle gelangen

Insgesamt soll die Arbeit an den kommunikationsbezogenen Kognitionen darauf abzielen, die Betroffenen zu einer offenen Haltung ihren Kommunikationspartnern gegenüber zu führen und Kommunikation zu einer angenehmen menschlichen Tätigkeit werden zu lassen.

Methoden zur Veränderung negativer Kognitionen

Im Folgenden wird eine kleine Auswahl von Vorgehensweisen beschrieben, mit deren Hilfe sich negative Gedanken und Einstellungen abbauen lassen.

Ungenutzte Handlungsmöglichkeiten erproben

Erfahrungen sind der Motor für Veränderungen. Therapeut und Klient spielen – erst in Gedanken, dann real – ungenutzte Handlungsmöglichkeiten durch, die sich für den Stotternden im Rahmen seiner kommunikativen Alltagsgewohnheiten entdecken lassen: Ein Zunicken und „Hallo"-Sagen an der Bushaltestelle, das Einbringen einer Begebenheit vom Wochenende in die Kollegenrunde, das Erzählen eines Witzes am Telefon. „Wer wagt gewinnt", „Täglich ein kleines Risiko", „Ich warte nicht ab – ich gestalte aktiv". Es gilt aus der Warteposition herauszukommen, kleine Aufgaben zu formulieren, die unvereinbar mit Rückzug sind. Gefragt ist das innere Bereitsein, beispielsweise: „Ja, ich lasse mich auf neue Kontakte und Begegnungen ein". In der Therapiestunde geht es darum herauszubekommen, welche Ein-Sichten sich durch das neue Handeln ergeben. Reagieren Gesprächspartner tatsächlich abwertend auf das Stottern? Bin ich selbst tatsächlich bereit, im Gespräch etwas von mir persönlich preiszugeben? Mit dem gedanklichen Ausphantasieren und dem realen Entdecken neuer Handlungsspielräume ergeben sich immer auch neue Erkenntnisse über das eigene kommunikative Handeln: „Die Medaille hat ja noch eine zweite Seite“, „Menschen reagieren anders als erwartet”, „Ich kann mehr als ich mir zutraue“.

Sich gedanklich die Erlaubnis zu neuem Handeln erteilen

Klienten übernehmen keine neuen Handlungsweisen in ihr eigenes Verhaltensrepertoire, nur weil ein anderer Mensch (z.B. der Therapeut) dies empfiehlt oder die Zielhandlungen so wunderbar als Modell demonstriert. Neue Handlungsweisen müssen zuvor mit den eigenen Vorstellungen in Einklang gebracht werden: Der erwachsene Stotternde muss sich diese neuen Handlungsschritte selbst „erlauben”: Er muss die Entscheidung treffen, genau das zu tun, was er bisher nicht wagte. Und er muss das Zielverhalten konkret als inneres Bild in sich tragen, muss eine konkrete Vorstellung von seinem Handeln in der Interaktion besitzen. Erst wenn er sich gestattet, auf diese neue Weise handeln zu dürfen, wird er sich in eine neue Situation begeben oder sich in einer Situation anders verhalten. Wer nie gewagt hat, laut über die Straße zu rufen, um einen Bekannter auf sich aufmerksam zu machen, wird dies weiterhin vermeiden, auch nach einem Intensivtraining zur Ausbildung der Stimmlautstärke. Das Neue, das bisher “un-denkbar” schien (z.B. weil es peinlich war), muss “er-dacht” werden, muss in der Vorstellung lebendig werden. Erst wenn wir uns mit neuen Handlungsmöglichkeiten *gedanklich* beschäftigen und JA zu ihnen sagen, können sie real werden. (“Lass die anderen doch gucken! Ich störe ja keinen mit meinem lauten Zuruf!”) Wir spielen neue Rollen und Interaktionsmöglichkeiten in unserer Phantasie durch („Wenn meine Stimme zu leise ist, wird sie vom Straßenlärm gedämpft.”), sie sind damit bereits „in der Welt”, bevor wir sie tatsächlich handelnd ausführen. So steht vor jedem neuen Handeln, insbesondere wenn es sich um ein bisher gemiedenes Verhalten handelt, die mehr oder weniger bewusste Erlaubnis, entsprechend handeln zu dürfen. Hier wird eine Orientierung an den individuellen Normen, die der Klient im Laufe seiner familiären Lerngeschichte erworben hat, zur Disposition gestellt: Überangepasste Freundlichkeit, Harmoniestreben und Wohlanständigkeit, die beispielsweise das persönliche Sozialverhalten eines Stotternden steuern, verhindern meist einen selbstsicheren Umgang in der Kommunikation (s. Kap. 6).

Selbstverbalisierungen etablieren

Wie wir gesehen haben, werden unser Verhalten und unsere Emotionen von einem inneren Monolog begleitet, bei dem wir uns selbst, aber auch die Situation und die mit uns in Beziehung stehenden Menschen laufend bewerten. Diese Fähigkeit des inneren Sprechens können wir konstruktiv nutzen, indem wir – wie Wohlfahrt u. Schneider (1999, S. 93) es nennen – *lösungsorientierte Selbstgespräche* führen, um die anstehenden Aufgaben besser lösen zu können: Ziel wäre es dann, unser eigenes Verhalten positiv zu beeinflussen. Wir können uns selbst handlungsorientierte praktische Anweisungen geben und damit negative Selbstentwertungen stoppen. Statt unsere Gedanken auf die Sorge zu richten, wie unsicher wir wohl erscheinen und wie unqualifiziert unsere Äußerungen sind, können wir uns auffordern, unsere Äußerung ruhig und gelassen, mit fester Stimme vorzutragen. Nach Wohlfahrt u. Schneider (1999, S. 93) gibt es „zahlreiche Möglichkeiten, sich durch Selbstgespräche zu ermuntern, sich Mut zuzusprechen und sich dadurch zu stärken: 'Ich habe die Situation in der Hand‘; 'ich werde es schaffen‘; 'ich bin gut vorbereitet‘.“ Bei lösungsorientierten Selbstgesprächen geht es darum, die Stress auslösenden Denkhandlungen, die wir selbst produzieren, zu unterlassen und uns durch alternatives inneres Sprechen in eine günstige Handlungsbereitschaft zu versetzen. Voraussetzung für diesen neuen kognitiven Umgang mit sich selbst ist, dass wir tatsächlich in der Lage sind, die Art unserer inneren Selbstgespräche wahrzunehmen.

Eigene Selbstgespräche ermitteln und verändern

Der Therapeut leitet den Stotternden an, Selbstgespräche, die sich auf die eigene Person, auf die Gesprächspartner, den situativen Kontext und auf das Handlungsergebnis beziehen, zu beobachten und schriftlich zu erfassen. Erst mit der Bewusstheit über die in der Regel automatisiert ablaufenden Selbstgespräche kann die kognitive Veränderungsarbeit beginnen. Folgender Dreierschritt erscheint hier sinnvoll:

- **Ist-Analyse**

  Zuerst geht es um die Erfassung der fünf Arten der Selbstverbalisierung, wie sie oben beschrieben wurden. Dazu kann der AB 11 (s. S. 197) verwendet werden.

- **Zeitpunkte bestimmen**

  Nun geht es darum, die Zeitpunkte zu bestimmen, zu denen die Selbstverbalisierungen erfolgen. Der Stotternde wird sensibilisiert, anhand konkreter Kommunikationssituationen zu bestimmen, ob die eigenen Selbstverbalisierungen bereits vor einer belastenden Kommunikationssituation, begleitend (also während eines Gespräches) oder nach Abschluss eines Gespräches auftreten (s. AB 12, S. 198).

  Der Stottertherapeut bespricht anhand der schriftlichen Arbeitsergebnisse des Klienten dessen individuell typische gedankliche Reaktionsweisen, hinterfragt die Angemessenheit von Inhalten und Zeitpunkten der Selbstverbalisierungen und erörtert den lebensgeschichtlichen Hintergrund, vor dem Selbstabwertungen, negative Antizipationen und Vermeidungstendenzen erklärbar werden: Familiäre Normen und Wertmaßstäbe haben bei der Entwicklung selbstbestrafender und einschränkender Sätze oft eine zentrale Bedeutung, ebenso wie schulische Erlebnisse.

- **Negative in positive Selbstverbalisierungen umwandeln**

  Bevor es um die Erarbeitung positiver Selbstverbalisierungen geht, soll ein Übungsschritt vorangestellt werden: das Umwandeln destruktiver Statements in positive Selbstaussagen. Als Arbeitsmaterial für den Klienten kann hierzu die folgende Liste genutzt werden.

Umwandlung von „destruktiv" in „hilfreich"

Wie soll das denn nur gut gehen? .... Das kriege ich schon hin!
Noch ein bisschen warten! Lieber später! .... Ich melde mich gleich!
Gelingt ja doch nicht. .... Stottern darf sein!
Habe ich ja noch nie geschafft. ....
Ich bin ein Häufchen Elend. ....
Ich schwitzte wieder. ....
Ich bin einfach viel zu schlecht. ....
Ich werde mich wieder blamieren. ....
So wie der das kann, kriege ich das nie hin! ....
Vielleicht sollte ich mich gründlicher vorbereiten? ....
Warum muss ich mich auch in diese bescheuerte Situation bringen!? ....
Ich glaube ich wechsele meinen Beruf. ....
Heute ist einfach ein schlechter Tag. Ich sollte es vielleicht besser morgen versuchen. ....
Lachen werden die anderen, garantiert! ....
Wer A sagt, muss auch B sagen. ....

- **Positive Selbstverbalisierungen erarbeiten**
  An Hand individuell bedeutsamer Kommunikationssituationen des Klienten sollen nun positive Selbstverbalisierungen für die Erprobungen im Lebensalltag erarbeitet werden (s. AB 13, S. 199).

- **Positive Selbstverbalisierungen trainieren**
  Jetzt geht es um das systematische Erproben positiver Selbstgespräche: Im Behandlungsraum demonstriert der Stottertherapeut selbst immer wieder Selbstverbalisierungen (lautes Verbalisieren als Modell erforderlich!) und nutzt Übungen und Rollenspiele, in denen der Stotternde die Anwendung von hilfreichen Selbstverbalisierungen zum rechten Zeitpunkt lernt (siehe hierzu das folgende Beispiel eines Abhärtungstrainings).

Abhärtungstraining bzgl. Zeit- und Leistungsdruck

Der Therapeut holt sich die Erlaubnis des Stotternden, ein „Abhärtungstraining" durchführen zu dürfen. Er spricht laut und hektisch, bewegt sich unruhig und fordert den Klienten (schroff) auf, hinter einem Stuhl Aufstellung zu nehmen: Es gehe nun um schnelles und originelles sprachliches Reagieren. Präzise, differenziert und klar müsse nun blitzschnell ein Satz formuliert werden, der alle Begriffe umfasst, die auf vorgegebenen (Bild-)Kärtchen dargestellt sind. Der Therapeut instruiert humorvoll, karikiert seine Anforderungen und macht damit den Spielcharakter deutlich. Zwischendurch setzt er aber immer wieder Stressimpulse ein, aktiviert beispielsweise Störgeräusche, ruft laut den Namen des Klienten oder macht abwertende Kommentare.

Variante 1: Der Therapeut tritt auf den Stotternden zu, hält ihm ganz kurz die zwei obersten (später drei bzw. vier) der verdeckt liegenden Memory-Kärtchen hin (z.B.: „Apfel", „Hund"), tritt mit den Kärtchen wieder zurück und sagt dabei „Los!". Er zählt (anfangs langsam, später schneller) bis fünf. Der Stotternde muss seine Sprechaufgabe (einen Satz mit „Apfel" und „Hund" bilden) sofort nach dem „Los!" starten, ohne inneres Vorplanen und Zögern, und den Satz bei „fünf" beendet haben. Er soll mit einer positiven Selbstinstruktion laut beginnen und die Satzbildung dann unmittelbar folgen lassen, z.B.: „Ich bleibe entspannt! Der Hund frisst den Apfel."

Variante 2: Vor dem Stotternden liegen verdeckt zwei Stapel von Wort-Kärtchen. Diesmal wird immer nur eine Karte gezogen, die Stapel haben jedoch verschiedene Schwierigkeitsgrade: Der Stapel 1 enthält relativ leichte Sprechimpulse („Zoo", „Karussell", „Spaziergang im Regen"), zu denen sofort eine kleine Geschichte erzählt werden soll, nach dem Motto „Eine Begebenheit, die ich erlebt habe" (laute Selbstverbalisierung vor Beginn nicht vergessen!). Im Stapel 2 können die Wortkärtchen abstrakte Begriffe mit hohem Gefühlsgehalt umfassen („Trauer", „Wut im Bauch", „Eifersucht", „Wollust"; nun geht es um persönliche Stellungnahmen). Später kann es in einem dritten Stapel um die Aufforderung zum Definieren gehen („Container", „Einkommensteuerbescheid", „Verkehrsverbund"), und ein vierter Stapel enthält schwierige (unbekannte) Fachwörter / Fremdwörter („Ambivalenz", „Rigidität"), die erklärt werden müssen. (Therapeut macht stets Zeitdruck und fordert gute Leistung ein!)

Variante 3: Kärtchen mit beliebigen Substantiven werden wahllos (!) zu drei Stapeln aufgebaut, und mit (irreführenden) Zetteln „leicht", „mittel", „schwer" gekennzeichnet. Ablauf wie oben. Anhand der bevorzugten Wahl, die der Stotternde trifft, ergeben sich zusätzliche Themen wie Leistungsanspruch, Vermeidung und Misserfolgsphantasien.

Während der Übungen fragt der Therapeut zwischendurch immer wieder in sehr ruhigem und annehmendem Ton nach der Befindlichkeit des Stotternden, verweist auf den völlig harmlosen Übungscharakter der Situation, bei dem tatsächlich nichts auf dem Spiel steht, und macht durch klärende Fragen immer wieder negative Selbstverbalisierungen bewusst, die trotz der künstlichen Spiel-Situation ungewollt auftauchen. Als Modell gibt der Therapeut Hilfestellungen für den variablen Einsatz von Selbstverbalsierungen, verweist dabei auf die positiven Erfahrungen mit Selbstinstruktionen beim Entspannungstraining (s. Kap. 1), ruft dem Klienten, während dieser seine Sprechaufgaben erledigt, Entspannungssätze zu (z.B.: „Schultern locker lassen!") und demonstriert dabei selbst auch immer wieder das körperliche Gegensteuern: Vom lauten, hektischen Anweisen wechselt der Therapeut immer wieder selbst in eine ruhige, entspannte Sprechweise, in ein willentliches, weiches Pseudostottern sowie in ein gelassenes Kommunikationsverhalten.

- **Positive Selbstverbalisierungen im Alltag einsetzen**

  Die positiven Selbstverbalisierungen werden in verschiedenen öffentlichen Settings gefestigt. Bei der In-vivo-Arbeit geht es um die systematische Variation von Kommunikationsanforderungen und einen flexiblen Einsatz positiver Selbstgespräche. Bei der Annäherung an Realsituationen können in den Momenten, in denen Verhaltensunsicherheiten beim Stotternden beginnen bzw. er negative Selbstverbalisierungen bei sich registriert, die positiven Instruktionen erst einmal in geflüsterter Form vorgenommen werden, sodass der Therapeut sie hören kann, und so die Möglichkeit zu einer korrigierenden Rückmeldung besteht.

- **Transfer vertiefen**

  Im Rahmen von Selbsttrainingsaufgaben (Hausaufgaben) wird der Einsatz von positiven Selbstverbalisierungen angesichts alltäglicher Kommunikationsherausforderungen wiederholt geübt.

Kognitive „Störungen" im Sprechablauf beheben

Ein wichtiges Übungsfeld für den Einsatz positiver Selbstverbalisierungen sind die Momente des „Einsteigens" in ein Gespräch und des „Aussteigens" aus einem Gespräch. Bei den meisten Alltagsunterhaltungen besteht ein relativ großer Spielraum, ob überhaupt bzw. wann ein Redebeitrag ansteht. Diese Freiwilligkeit des Sprechens birgt einerseits die Gefahr von Flucht- und Vermeidungsreaktionen, andererseits aber auch vielfältige Chancen zur Anwendung positiver Selbstverbalisierungen. Dies wird deutlich, wenn wir den Ablauf einer Sprechbeteiligung aus Sicht des Stotternden genauer analysieren und die ermittelten individuellen Kommunikationsbarrieren dann zur Grundlage unsere Veränderungsmaßnahmen machen:

- **Sprechanlässe**

  In einer konkreten Kommunikationssituation gibt es eine Vielzahl externer Vorgänge (Geschehnisse in der Umwelt, Redebeiträge anderer Menschen) oder interner Vorgänge des eigenen Erlebens (Wahrnehmungen, Gedanken, Einfälle, Empfindungen). Sie sollen hier als Sprechanlässe bezeichnet werden.

- **Sprechimpulse**

  Mit der Wahrnehmung dieser inneren oder äußeren Ereignisse (= Sprechanlässe) ergeben sich normalerweise – mehr oder weniger bewusst – Sprechimpulse, die eine spontane Äußerung auslösen können. Bei einem Stotternden allerdings, der durch Unsicherheiten, Ängste und kommunikative Vermeidungshaltungen blockiert ist, werden die Sprechimpulse häufig nicht in Sprechaktivität umgesetzt. (Eine Übung für den Behandlungsraum zur Bewusstmachung eigener Sprechimpulse wurde im Kap. 2 beschrieben; s. S. 39)

- **Blockaden der Sprechbereitschaft**

  Obwohl mögliche Sprechinhalte gegenwärtig sind, blockiert der Stotternde seine Sprechbereitschaft häufig durch negative Selbstverbalisierungen. Neben der grundsätzlichen Entscheidung, ob („ja" oder „nein") oder wann („jetzt" oder „später") gesprochen werden sollte, wird auch die Güte der möglichen eigenen Sprechäußerung angezweifelt. – Eine weitere Übung, die Sprechanlässe schafft, Sprechimpulse auslöst und auch die Ermutigung zur Sprechbeteiligung umfasst, wird im folgenden Beispiel beschrieben.

Therapeut liest einen Zeitungstext laut vor, Klient macht im ersten Schritt für jeden inneren Sprechimpuls einen Strich aufs Papier. Im zweiten Schritt (Therapeut liest langsam zweiten Text) notiert der Stotternde Begriffe, die er zu diesem Text assoziiert. Im dritten Schritt spricht der Klient leise (beim Gruppensetting alle gleichzeitig) die Assoziationen und Sprechimpulse mitten in das Textvorlesen des Therapeuten hinein. Schließlich soll dies lauter, exponierter und selbstsicherer erfolgen.

- **Phase der Verunsicherung**

  Wird die Sprechabsicht nicht zügig umgesetzt, können sich Erwartungsängste, Katastrophenphantasien und negative Bewertungen einschleichen – die Sprechbereitschaft sinkt weiter. Der Spannungszustand des Stotternden steigt, ebenfalls die Unzufriedenheit mit sich selbst. Blitzartig kann es zu einer Verstärkung der Stottersymptome kommen.

- **Gegensteuern**

  Um die Sprechbereitschaft herzustellen und Sprechen einzuleiten, müssen die kognitiven Störfaktoren (siehe Kasten unten) ausgeschaltet werden. Hierfür können positive Selbstverbalisierungen genutzt werden.

- **Neutralisierung äußerer Störreize**

  In gleicher Weise müssen Stotternde lernen, mit äußeren Störreizen, die bei ausreichender Sprechbereitschaft auftreten können, gelassen umzugehen und sich durch sie beim Weitersprechen nicht behindern zu lassen, beispielsweise wenn Zuhörer die Stirn in Falten legen, den Kopf schütteln oder mehrmals „wie bitte?“ fragen, wenn die Geräuschkulisse plötzlich laut wird oder zwei Personen im Raum leise miteinander zu tuscheln beginnen.

- **Selbstinstruktionen für den Einsatz von Sprechtechniken**

  Bei vorliegender Sprechbereitschaft und konkreter Sprechabsicht erhalten Stotternde im Rahmen ihrer Therapie die Chance, die Art und Weise ihres Sprechens zu bestimmen: Sie können sich selbst die Anweisung geben, Verflüssigungstechniken unterschiedlicher Art einzusetzen oder sie können dies unterlassen. Neu gelerntes Sprechen kann prinzipiell immer wieder durch Selbstinstruktionen aktiviert werden.

- **Auswertung**

  Nach erfolgter Sprechäußerung können Stotternde zu einer positiv-stützenden oder negativ-bestrafenden Selbsteinschätzung kommen. Dies hängt von der Interpretation des eigenen Verhaltens und des Verhaltens der Zuhörer ab. Auch hier gilt es wieder, das Übergewicht negativer Selbstbewertungen und irrationaler Einschätzungen einzudämmen.

Störfaktoren im Kommunikationsprozess

Vorbereitende Präzisierung: Der Stotternde glaubt, einzelne Aspekte des Themas erst exakt durchdenken und die Äußerung gründlicher planen zu müssen. Das könnte ein Relikt aus Kindertagen sein, als Eltern gemahnt haben: „Erst nachdenken, dann sprechen!“

Soziale Besorgnis: Der Stotternde sorgt sich um die Wirkung seiner Aussage, beschäftigt sich mit dem Eindruck, den sein Sprechen (sein Stottern) auf den Zuhörer macht. Angespannt wird überlegt, wie die eigene Selbstdarstellung positiv gestaltet werden kann.

Fehlervermeidung: Der Betroffene beschäftigt sich mit möglichen Fehlern inhaltlicher Art („Ist das, was ich sagen will, überhaupt richtig?“ „Passen meine Äußerungen in den aktuellen Gesprächszusammenhang?“). Oder die Stottersymptome werden als peinliche Fehler erlebt („Keiner soll meine Symptome bemerken!“).

Leistungsansprüche: Vorstellungen wie „Wenn ich etwas sage, dann muss es schon etwas Besonderes sein“ verhindern spontane Gesprächsbeteiligungen ebenso, wie Originalitätsansprüche, die zu einer ständigen Zensur möglicher Gesprächsäußerungen führen.

Vermutete soziale Erwartungen der Zuhörer: „Darf ich mir erlauben, diese Kritik zu äußern?“ „ Ist diese Gegenposition politisch zu ‚abwegig‘?“ „Weiche ich zu sehr von der Meinung meiner Gesprächspartner ab?" Obwohl der Stotternde eigentlich viel mitzuteilen hätte, glaubt er, den Erwartungen seines Gegenübers nicht entsprechen zu können.

Zuwendungsverlust: Eine besondere Form dieser Fremdorientierung sind Gedanken, die um einen möglichen Zuwendungsverlust kreisen: Der Betroffene prüft die Art seiner Beziehung zum Gegenüber und versucht blitzschnell abzuklären, ob die geplante Sprechäußerung dieser Beziehung entspricht oder sie gefährdet. Erst wenn der Stotternde seine geplante Äußerung als ausreichend normenkonform bzw. den Regeln dieser Beziehung entsprechend einschätzt, gibt sein zensierender Geist – wenn nicht anderes im Weg steht – grünes Licht.

Vorwegnahme negativer Reaktionen der Zuhörer: Missachtung („man wird mich auslachen") oder heftige Ablehnung („sie werden mich in Stücke zerreißen") wird befürchtet. Gedanken, aufzufallen oder sich der Lächerlichkeit preiszugeben, machen sich breit.

Plötzliche Erinnerungen an Misserfolgssituationen: Negative Gefühlszustände und Erinnerungsbilder, die mit Misserfolgen assoziiert sind und sich auf ähnliche Kommunikationssituationen vergangener Zeiten beziehen, können unerwartet und plötzlich auftauchen.

Die Zunahme an Sprechaktivität und die Entwicklung von Sprechfreude erfordern bei erwachsenen Stotternden eine intensive Auseinandersetzung mit den eigenen Selbstverbalisierungen. Dies kann gezielt im Rahmen kleiner Übungen (siehe oben) trainiert werden, nicht nur bei der „freiwilligen Gesprächsbeteiligung", sondern auch bei anderen typischen Kommunikationsanlässen wie beispielsweise „Begrüßung", „Verabschiedung", „jemanden unterbrechen", „Kritik üben", „Gegenposition vertreten" (vgl. auch die Kategorien der Selbstsicherheit in Kap. 6). Der Therapeut sollte nicht vergessen, dass Blockaden der Sprechmotorik ihre Entsprechungen im kognitiven Bereich haben: störende Gedanken, die wie Barrieren den fließenden Ablauf in dem geschilderten Prozess zwischen Sprechanlass, Sprechimpuls, Sprechbereitschaft, Sprechäußerung und abschließender Sprechbewertung behindern.

Ein Bewältigungstraining in der Vorstellung durchführen

Eine besondere Form des lösungsorientierten Denkens lässt sich im Rahmen eines „Bewältigungstrainings in der Vorstellung" erwerben (vgl. Wendlandt 1976, S. 126 ff), das im Rahmen der Stottertherapie Erwachsener weiterentwickelt wurde und als hilfreiches Trainingsprogramm auch für die Selbstanwendung vorliegt (Wendlandt 2005 a, S. 116-127). Der Stotternde vergegenwärtigt sich schwierige Kommunikationssituationen in seinem Lebensumfeld, visualisiert sie in lebendigen Bildern und handelt dann – wieder in der Vorstellung – auf eine Art und Weise, die er selbst als kompetent und wirksam erlebt. Statt die Situationen im Vorhinein negativ auszuphantasieren, bewältigt er sie in Gedanken mit Hilfe alternativer Verhaltensweisen und Strategien. Anfangs gibt der Therapeut die erarbeiteten Situationsbeschreibungen und das dazugehörende Bewältigungshandeln exemplarisch laut vor, später erfolgt der Bewältigungsablauf als innere Selbstanweisung. – Das Bewältigungstraining bedarf dreier Anwendungsvoraussetzungen:

- Entspannungsfähigkeiten (inklusive guter Visualisierungsfähigkeiten) müssen beim Stotternden in ausreichendem Maße vorliegen: Er soll sich die Bewältigung der kommunikativen Anforderungen in den einzelnen Situationen im Zustand wohliger Entspannung vorstellen.
- Die schwierigen Alltagssituationen sollten in einer Rangreihe geordnet vorliegen, so dass ein abgestuftes Vorgehen möglich wird.
- Adäquates Zielverhalten zur Situationsbewältigung muss erarbeitet sein.

Der besondere Vorteil dieses imaginativen Verfahrens liegt darin, dass Stotternde die bereits erworbenen Entspannungsfähigkeiten (siehe Veränderungsbereich 1) und ihre Nicht-Vermeidungsstrategien zum Angstabbau (Veränderungsbereich 2) nun mit den kognitiven Veränderungsprinzipien kombinieren können. Die in einem solchen Bewältigungstraining in der Vorstellung wiederholt durchgespielten Alltagssituationen können im Rahmen der In-vivo-Arbeit und des Selbsttrainings nun real bearbeitet werden. Mit der Vergegenwärtigung von Bewältigungsmöglichkeiten wird die Spirale von Angst und Vermeidung unterbrochen und Zugang zum positiven Denken eröffnet. Unser Denken, so schreibt Steinebach (2006 b, S. 176), liefert „Einsichten und bietet die Möglichkeit, kreativ weiterzuentwickeln und im gedanklichen Probehandeln auszuprobieren, was im direkten Versuch vielleicht zu bösen Überraschungen führen könnte."

Vermeidungshaltungen identifizieren und abbauen

Wenn Situationen als gefährlich eingeschätzt werden, wenn eigenes Stottern als Blamage bewertet wird, wenn Sprechtechniken im Alltag versagen, machen sich bei vielen Stotternden Angstgefühle und Vermeidungstendenzen breit. Dieser Zusammenhang ist in diesem Buch wiederholt aufgezeigt worden und wird besonders in Kapitel 2 herausgearbeitet (vgl. auch den AB 2). Immer geht es darum, Vermeidungshaltungen als zentrale Veränderungsbarrieren zu begreifen: Dem Stottertherapeuten sollte es gelingen, beim Klienten die Einsicht zu wecken, dass seine Vermeidungshaltungen Stabilisierungsfaktoren für die Unveränderbarkeit des Stotterns darstellen.

Scheitern thematisieren und zulassen

Das Pseudostottern ist eine therapeutische Maßnahme, bei der es zu einer kognitiven Umbewertung des Stotterns kommt. Die Vermeidung des sprechmotorischen Symptomverhaltens wird aufgehoben, und quälende Gefühle wie Angst und Scham werden abgebaut. Pseudostottern lehrt „absichtsvolles Scheitern". „Scheitern" ist ein Grundthema, das sich durch viele Lebensbereiche des Stotternden zieht, das soziale Beziehungen wie ein Damoklesschwert bedroht, und das mit den inneren Einstellungen zu sich und den (selbstauferlegten) Ansprüchen in Verbindung steht. Dabei muss „Scheitern" im Grunde genommen keine negativen Auswirkungen auf die Lebensfreude und Gestaltungslust eines Menschen haben, wenn dieser – wie beim Pseudostottern – zu einer Umbewertung kommt und Scheitern nur als eine Variante vielfältiger Handlungsmöglichkeiten begreift (s. Wendlandt 2003, Kap. 6: „Die Kunst der Improvisation").

Mottos – Einfluss nehmen auf das eigene Lebensgefühl

Abschließend soll eine weitere kognitive Strategie zur Veränderung der Einstellungen und Haltungen erwachsener Stotternder benannt werden, durch die wir Einfluss auf das Wohlbefinden des Stotternden und sein allgemeines Lebensgefühl nehmen können. Es handelt sich um den Einsatz von Mottos, die für den einzelnen Stotternden individuell erarbeitet und dann in einem festgelegten Verfahren „verabreicht" werden sollen. Das kann bedeuten, dass sich der Klient – in Absprache mit seinem Therapeuten – für jede Woche ein Set von zehn Mottos zusammenstellt, die er sich dreimal am Tag vorliest. Oder dass er für einen längeren Zeitraum einen Packen mit Motto-Kärtchen bei sich führt, aus denen er mehrmals am Tag ein Motto zieht und es sich am Ende eines Entspannungstrainings innerlich vergegenwärtigt.

> Ein Motto ist ein Leitsatz, der eine persönlich wichtige Botschaft enthält, die konzentrierte Bündelung einer Idee, ein Orientierungspunkt, ein Wegweiser für gute und für schlechte Zeiten, ein Stern am Horizont, ein Aufwind, der uns trägt. Ein Motto nimmt Einfluss auf unsere Stimmungslage, unsere Denkrichtung, unsere Handlungsbereitschaft, auf unseren Mut, sich schwierigen Aufgaben zu stellen: z.B.: „Da wo die Angst ist, da geht's lang!", „Reden ist Gold – Schweigen macht krank!", „So much more to enjoy!".

Beim lauten Lesen oder beim stillen Sich-Aufsagen des Mottos geht es vor allem um die Vergegenwärtigung dessen tieferen Sinns, um die Bedeutungen, die die Aussage des Mottos für den einzelnen Stotternden hat, um die Assoziationen, die er ganz persönlich mit der Aussage verbindet. Vorstellungsbilder, beispielsweise von „Zuversicht“, „Kraft“, „Sicherheit“, „Veränderung“, „Aufbruch“, „Gelassenheit“, „neuen Ufern“, „Freundschaft“ und „Liebe“, können mit der Vergegenwärtigung des Mottos visualisiert werden. Oder in der Behandlungsstunde lässt der Therapeut zu den Inhalten einzelner Mottos Texte schreiben oder Bilder malen. Der Arbeitsbogen 14 (s. S. 200) ermöglicht dem Klienten eine erste Annäherung an die Arbeit mit Mottos.

Abschließende Bewertung

Im vorliegenden Kapitel ging es um die besondere Bedeutung von Selbstverbalisierungen für eine erfolgreiche therapeutische Veränderungsarbeit. In Kapitel 1 (körperbezogene Arbeit) haben wir bereits gesehen, dass die Selbstinstruktion als eine besondere Form der Selbstverbalisierung systematisch ausgebildet sein muss, damit der Stotternde in alltäglichen Stresssituationen zu einer Reduktion seiner Verspannungen gelangen kann. Die Erläuterungen in diesem Kapitel zeigen, dass die Veränderungsarbeit an den Kognitionen von Stotternden eine wesentliche und gleichzeitig auch anspruchsvolle Aufgabe ist. In der deutschsprachigen logopädischen Fachliteratur findet man hierzu noch kaum vertiefende Hinweise. Allerdings weisen die Arbeiten von Richter u. Wertenbroch (1986) sowie von Richter, Neffe u. Ritter (2002), die die Bedeutung der Autosuggestion für einen selbstsicheren Umgang mit dem Stottern betonen, und der Ansatz von Pauli (1999), der gezielt auf ungünstige Einstellungen erwachsener Stotternder Einfluss nimmt, darauf hin, dass kognitive Veränderungsmodelle bereits in die Therapiepraxis Eingang gefunden haben. Interessierte, die über das Fachgebiet der Logopädie hinausblicken, werden über die Vielfalt kognitiver Behandlungsmöglichkeiten erfreut sein, die sich in der kognitiven Verhaltenstherapie bereits etabliert haben (vgl. Stavemann 2005), und die sich auch für die Erwachsenentherapie des Stotterns nutzen lassen.

Die handlungsleitende Kraft von Selbstverbalisierungen ist nicht nur erwachsenen Experten bekannt – auch Pippi Langstrumpf nutzt sie: „Ich bin nämlich sehr schüchtern, und wenn ich mich nicht selbst kommandiere, dann würde ich in der Diele stehen bleiben und nicht wagen hereinzukommen.“ (Lindgren 2000)

Die Art und Weise, wie Stotternde über sich und ihre Mitmenschen denken und welche Einstellungen sie zu ihrer eigenen Kommunikation haben, wie sie sich auf ihr Sprechen gedanklich einstimmen und wie sie ihre Kommunikationsergebnisse bewerten, all das steuert maßgeblich ihr aktuelles und zukünftiges (Sprech-)Handeln. Stotternde haben die Chance, die für sie typischen Selbstverbalisierungen zu identifizieren und negative in positive Selbstverbalisierungen umzuwandeln. Neues Handeln wird nur möglich, wenn der Stottertherapeut Lernprozesse auch im kognitiven Bereich initiiert, sodass der Stotternde nicht nur um das neue, von ihm selbst angestrebte Verhalten weiß, sondern es sich auch aktiv zugesteht. Dazu müssen Wertvorstellungen ggf. revidiert bzw. erweitert werden. Zugleich muss der Stotternde in der Lage sein, sich für die Handlungsausführung jeweils aktuell zu instruieren sowie sich hinterher für die Zielerreichung positiv zu bewerten. Die Veränderungsarbeit an den Kognitionen des Stotternden sollte vom Therapeuten ebenso ernst genommen werden, wie die Arbeit an der Angst und den stotter- bzw. sprechspezifischen Auffälligkeiten. Ohne Einstellungswandel keine anhaltende Sprechflüssigkeit (siehe hierzu noch einmal Kap. 18).

8. Lebensentwurf, Zukunftsplanung und Sinnfindung

Überblick

Bei erwachsenen Stotternden hat ihre Symptomatik nicht nur zu einer Einschränkung ihrer aktuellen Lebensqualität geführt. Viele von ihnen leiden auch unter dem Gefühl, ihr gesamtes Leben werde durch das Stottern dominiert: Es habe die Vergangenheit geprägt und werde nun auch weiter ihre Zukunft bestimmen. Das Leiden am Stottern wird wie ein Ausgeliefertsein erlebt, das in eine abwartende Lebenshaltung mündet und eigene Handlungsaktivitäten zunehmend einschränkt. Fragen, die nicht zu lösen sind, drängen sich auf („Warum musste es gerade mich treffen?"), verbinden sich mit pessimistischen Überzeugungen („Mein eigentliches Leben kann erst beginnen, wenn das Stottern beseitigt ist!") und verhindern eine zielorientierte, an den eigenen Bedürfnissen ausgerichtete Zukunftsplanung. In Stottertherapie und Selbsttherapie gilt es diesen typischen Folgebeeinträchtigungen entgegenzuwirken. Dazu müssen die individuelle Entwicklung des Einzelnen mit ihren durchlittenen Problemen und Kränkungen betrachtet und anstehende Entscheidungen für die Zukunft getroffen werden. Hier rücken vielfach soziale Themen aus dem familiären und beruflichen Bereich in den Vordergrund, die die eigene Rolle und den Grad des Eingebundenseins und der Nähe zu anderen Menschen betreffen (beispielsweise Partnerschaft und Liebe, Heirat und Kinder). Oder Fragen nach dem „angemessenen Lebensraum", der nötig erscheint, um sich eine Existenz in die Zukunft hinein überhaupt vorstellen zu können. Auch tauchen Sinnfragen auf, die weltanschauliche, politische oder religiöse Vorstellungen betreffen und von einer Suche nach Leitideen für das eigene zukünftige Handeln zeugen: „Wer bin ich?", „Wo will ich hin?", „Was ist mein Lebenskonzept?", „Was erfüllt mich ganz persönlich mit Lebenssinn"?

> Ich würde Ihnen raten,
> nicht nach dem Warum
> und Woher zu fragen,
> sondern Ihr Eis zu essen,
> ehe es schmilzt.
>
> *(Thornton Wilder)*

Begriffsklärungen

Lebensentwurf bezeichnet eine Idee oder ein Konzept vom Leben, das vor uns liegt. Dabei handelt es sich um Vorstellungen über den weiteren zeitlichen Ablauf, die Stationen und die Inhalte des noch nicht gelebten Lebens. Lebensentwürfe sind mentale Ausgestaltungen der eigenen Zukunft, Bilder, Fantasien und Seins-Möglichkeiten, die wir für uns in Betracht ziehen, oder die wir zu erreichen trachten. Der Begriff „Entwurf" verweist auf die Vorläufigkeit einer Entwicklung, die nur vermutet bzw. erhofft werden kann. Das noch Fremde und Unberechenbare erhält mit Hilfe des Lebensentwurfes

Kontur und kann mit Sinnhaftigkeit ausgestattet werden.

Lebensplan wird von Kaminski (2004, S. 539) definiert als „der zielgerichtete Vorentwurf eines Lebens (die das Verhalten und Handeln steuernde Idee, der man sich bewusst und freiwillig verschrieben hat)."

Problemstellung

Der Blick auf das eigene Leben ist bei langjährig Stotternden nicht selten eingetrübt – pessimistische Sichtweisen können vorherrschen und resignative Haltungen die Lebensweise bestimmen. Dabei begegne ich immer wieder den folgenden Reaktionsweisen:

„Warum ich?"

„Es ist ein grundlegendes menschliches Motiv, die Welt und sich selbst verstehen zu wollen; 'Warum-Fragen' zu stellen und zu beantworten, trägt diesem Motiv Rechnung. [...] Menschen fragen nicht, warum sie glücklich sind, sondern sie stellen sich die Frage, warum sie unglücklich sind." (Filipp u. Aymanns 2003, S. 307) So taucht bei vielen erwachsenen Stotternden, wenn sie über ihr Leben und die Auswirkungen des Stotterns reflektieren, immer wieder die Frage auf: „Warum ich? Warum muss gerade ich stottern?" Ein Hadern mit dem eigenen Schicksal kann sich breit machen, das zu anhaltenden Unzufriedenheiten und depressiven Verstimmungen führt. Denn es gibt keine tröstliche Antwort auf diese Frage – nur ein akzeptierendes Annehmen des eigenen Schicksals und eine damit verbundene konstruktive Umgangsweise mit der Kommunikationsstörung.

„Stottern verhindert das wirkliche Leben"

Wenn es bei langjährig Stotternden zu Lebenskrisen, Schicksalsschlägen und erfolglosen Versuchen kommt, das Leben in eine andere Richtung zu lenken, verstärkt sich das quälende innere Erleben, dem Stottern ausgeliefert zu sein, und Fragen nach den eigenen Lebenschancen drängen sich auf. Wie sähe mein Leben ohne Stottern aus? Was hätte ich alles schon erreichen können? Diese Gedanken sind nicht Ausdruck einer neurotischen Persönlichkeit, sondern das Ergebnis realer Benachteiligungen, denen viele Stotternde jahrelang ausgesetzt waren (s. Kasten). Denken wir beispielsweise an diejenige Gruppe unter den Stotternden, die Weber (in: Grohnfeld 1992 a) die „Stummen und Verstummten" nennt: „Hier wirkt das im Stottern entstehende Chaos nach innen und außen zerstörend." In seinem gesamten Erleben und Verhalten verliere der Stotternde „die Verlässlichkeit in seine eigenen Möglichkeiten. [...] Er ist dem 'Zufall' ausgeliefert und ist permanent in Unruhe und Angst. Auch wenn er nicht spricht." (ebenda, S. 233) Viele Stotternde würden mit Sicherheit eine andere Position in ihrem Leben einnehmen, wenn sie ohne Sprechstörung groß geworden wären. In der Folge der erfahrenen Chancenungleichheiten muss, wie Benecken ausführt, bereits „bei stotternden Kindern mit zunehmendem Alter mit einer erhöhten Komorbidität psychischer Erkrankungen (12,7 % wären normal)" gerechnet werden.

Benecken (2005, S. 46) weist unmissverständlich auf die negativen psychosozialen Konsequenzen des Stotterns hin: „Eine ganze Reihe kasuistischer Berichte (Schindler 1997), ältere empirische Erhebungen zur soziometrischen Situation stotternder Schüler in Regelschulen (Fritz, zit. nach v. Bracken, 1976; Möller 1961; Kanter 1964) und aktuelle retrospektive Erhebungen zur Häufigkeit, in der stotternde Personen angeben, während der Schulzeit Opfer von ‚Mobbing' geworden zu sein (Hugh-Jones u. Smith 1999; Benecken u. Schindler 2004), weisen übereinstimmend darauf hin, dass 75 % aller stotternden Schüler zumindest zeitweilig in psychisch hoch belastenden Schulumwelten leben. Dabei scheint sich, wie die Daten deutlich belegen, insbesondere im Alter von 11 – 13 Jahren die psychosoziale Lage zuzuspitzen, also in einer für die Selbstwertentwicklung und -überprüfung und Identität sehr sensiblen Phase."

„Das Stottern ist schuld"

Manche stotternde Erwachsene benutzen ihre Symptome als Entschuldigung für soziale Ängste und zwischenmenschliche Probleme, die mit dem Stottern nichts zu tun haben. Sie waren bisher nicht in der Lage, sich vertieft mit der eigenen Person auseinander zu setzen, beispielsweise mit so genannten psychischen Fehlhaltungen und ungelösten Konflikten aus ihrer Lebensgeschichte, sondern erklären sich ihre eigenen Schwierigkeiten vereinfacht mit dem Vorhandensein von Sprechunflüssigkeiten.

Oertle (1998, S. 41) weist darauf hin, dass es unzählig viele Menschen gebe, die verlassen wurden, unglücklich verliebt oder abgeblitzt sind und doch keine Stotternden sind. Stotternde Erwachsene hingegen würden oft ihre Symptome dafür verantwortlich machen, wenn sie bei jemandem nicht „landen" konnten. „Überhaupt kann das Stottern in allen kniffligen Lebenslagen ein guter Sündenbock für Missgeschicke aller Art sein."

In der Stottertherapie gilt es Möglichkeiten zu finden, diesem Verleugnen zu begegnen und zugrunde liegende Motive für Lebensprobleme bearbeitbar zu machen. Dies ist in einem therapeutischen Dialog möglich (s. hierzu die folgende Selbstaussage):

Karl, 36 Jahre: „Das Stottern ist Ausdruck für eine gewisse Distanz, die ich aufbauen will. Na ja, eine Distanz, die ich inzwischen schon gelernt habe aufzubauen, weil mir generell der Wert von Leuten ins Abseits geraten ist. [...] Das Stottern schafft so ein gewisses Maß an Unangreifbarkeit, also, wie sagt man, wo ich nicht zur Verantwortung gezogen werden kann, und auch, wo ich als Stotterer von anderen weniger hinterfragt werde. Also, wenn ich etwas behaupte, als Stotterer, habe ich den Eindruck, wird es weniger hinterfragt, auch wenn meine Äußerung von demjenigen, dem ich es erzähle, eigentlich nicht geteilt wird. Aber er hinterfragt es nicht, weil ich ein Stotterer bin. Weil auch er damit ein Problem hat auf mich zuzukommen und nachzufragen, stimmt das überhaupt. Wie eine Schonung, was sich aber ganz negativ für mich ausgewirkt hat. [...] Mittlerweile merke ich, ich lasse mich ganz schwer belehren. Weil die Leute von meinem Stottern so eingenommen sind, so erstarren. Irgendwann erstarrt alles. Diese Gleichförmigkeit in mir und im Kontakt, das sind negative Auswirkungen, für mich und für andere."

„Ich kann gar nicht anders"

Wie meine Erfahrungen zeigen, erklärt sich eine kleine Teilgruppe erwachsener Stotternder eigenes Unvermögen nicht nur mit der Existenz des Stotterns. Bei ihnen hat ihre Redeflussstörung vielmehr die Funktion bekommen, das eigene Lebenskonzept – meist ohne es bewusst zu registrieren – zu stabilisieren. Obwohl das Stottern nicht übermäßig stark auftritt, arbeiten sie nicht mehr an der Bewältigung der sie belastenden Kommunikationssituationen, sondern haben sich in ihrem eingeengten Lebensraum eingerichtet. Zwar erleben sie, dass Veränderungen anstünden, beispielsweise ein klärendes Konfliktgespräch mit einem Vorgesetzten, der Umzug in eine eigene Wohnung, eine Bewerbung auf eine neue Arbeitsstelle, aber die überfälligen Handlungen bleiben aus. Das Stottern dient als Alibi, der Stotternde verweilt im Status quo. Und er selbst benennt sein Stottern als Grund dafür, das Leben so weiterleben zu müssen, wie es aktuell abläuft – „ich kann ja gar nicht anders". (In diesem Zusammenhang spricht man in der Fachliteratur auch vom Stottern als einem *„avoidance behaviour"* [Vermeidungsverhalten]).

Karl: „Ein Teil vom Stottern erlaubt mir, meinen eingefahrenen Lebensweg weiterzuführen, den ich brauche. Ich lebe ganz eingefahren, ich brauch ganz klare Sachen, im Kleinen wie im Großen. Es fällt mir auch ziemlich schwer, da rauszukommen. Eigentlich geht es in meiner jetzigen Lebenssituation um eine zentrale Frage: mein berufliches Weiterkommen. Ich mache meine Arbeit eigentlich gar nicht gerne. Und ich habe das immer wieder benutzt als Ausrede, ich bin Stotterer, ich habe Probleme auf andere Leute zuzugehen."

„Ich brauche mein Stottern"

In der Erwachsenentherapie mit Stotternden frage ich mich bei manchen Klienten, warum sie ihre vorausgegangenen Behandlungen nicht besser für sich nutzen konnten. Oder warum sie bisher keine Literatur zum Stottern gelesen und sich nicht mit anderen Betroffenen auseinander gesetzt haben. Stotternde geben dann einleuchtend erscheinende Erklärungen: „Die Behandlungen waren schlecht", „Ich wusste nichts von all den vielen Büchern zum Stottern", „In meinem Bekanntenkreis gibt es keine Stotterer". Doch mit diesen Beteuerungen melden sich gleich auch Zweifel. Könnten persönliche Motive im Hintergrund stehen, am Stottern festhalten zu wollen? Gibt es in der gegenwärtigen Lebenssituation Gründe, weiter zu stottern? Gibt es Vorteile, die aus dem Stottern erwachsen? Diese Fragen klingen provozierend, weil es natürlich Nachteile sind, die der Betroffene mit seinem Stottern verknüpft. Und doch hat das Stottern nicht selten auch die Funktion eines Annäherungsverhaltens (vgl. den Begriff „approach behaviour" in der Fachliteratur): Stottern kann erfolgreich dazu beitragen, wichtig erscheinende Ziele zu erreichen, die mit dem eigenen Lebensplan in Einklang stehen: beispielsweise sind Schonung, Rücksichtnahme und zwischenmenschliche Zuwendung leichter verfügbar.

Andi, ein Klient mit starken Blockaden, hat diesen „Gewinn" durch das Stottern sehr drastisch beschrieben: Wenn er zu spät ins Amt kam, hat er durch lautstarkes Klopfen an den Türen und dem Einsatz heftiger Stotterblockaden die Mitarbeiter immer (!) dazu bewegen können, seinem Anliegen noch nachzukommen, auch an Tagen, an denen gar keine Sprechstunden stattfanden. Er brauchte nie zu warten. Stolz berichtete er von diesen „Machtspielchen" – und setzte sie in allen Lebensbereichen erfolgreich ein.

Die Gründe, die ein Stotternder für das Fortbestehen seines Stotterns in Betracht zieht, beziehen sich in den anfänglichen Therapiegesprächen erst einmal auf das Offensichtliche, beispielsweise auf die Annahme, das Stottern sei zu einer automatisierten Verhaltensgewohnheit verfestigt. Erst später – wenn der Stotternde wagt, sich selbst in Frage zu stellen – werden psychische Motive eingeräumt und mögliche Vorteile des Stotterns zugestanden (vgl. „Symptome als verschlüsselte Botschaften" in: Koch 1995). Nun kann es gelingen, zu einer neuen inneren Haltung zu kommen, die es überflüssig macht, weiter am Stottern festzuhalten (siehe hierzu das folgende Beispiel aus einem Therapiegespräch; wörtliche Tonbandabschrift).

Hat der Klient sein Stottern nötig?

Therapeut: Mir hat das Bild von der Einbahnstraße sehr gut gefallen, von dem Sie vorhin gesprochen haben. Ich habe mich gefragt: Sehen Sie da hinten, am Ende der Einbahnstraße eine Wand oder geht es da weiter?
Gerd: Ich sehe nur die Wand da. Aber eigentlich geht's von der Einbahnstraße nach links und rechts weiter. Ich kann natürlich auch rückwärts gehen. Und ich kann sagen, ich möchte aus der Einbahnstraße rauskommen. Aber ich gehe lieber nach links oder nach rechts. Aber das ist noch offen.
Therapeut: Sie halten es sich noch offen.
Gerd: Ja.
Therapeut: Aber es gibt mehrere Möglichkeiten. Sie sehen einen Ausschlupf links und einen rechts.
Gerd: Aber bisher habe ich immer nur die Wand

gesehen, kein Nach-links, kein Nach-rechts, hab mich nur wie in 'ner Klemme gefühlt.
Therapeut: Da hat sich das Bild gewandelt....
Gerd: Aber nur im Kopf hat sich etwas verändert. Das ist jetzt nur eine Kopfarbeit von mir. Das Ziel habe ich im Kopf.
Therapeut: Das Ziel haben Sie im Kopf, aber wie Sie da rankommen könnten....
Gerd: (wiegt den Kopf hin und her) Zum Teil, zum Teil.
Therapeut: Wäre es für Sie ein Vorteil, in dieser Situation zu verharren?
Gerd: Nein, ich möchte nicht verharren, das macht mir auch Angst. Nein, das ist ein unglückliches Gefühl.
Therapeut: Dann fühlen Sie sich wieder so eingeklemmt.
Gerd: Ja, genau.
Therapeut: Und dennoch befinden Sie sich gerade mitten in der Einbahnstraße und bleiben wo Sie sind. Bringt es denn irgendwie einen Vorteil für Sie?
Gerd: Ja, dass ich jetzt einfach so weitermachen kann, es verändert sich nichts, irgendwie so, nur das Übliche. Ich kenne es so. Ich kann halt so weitermachen. Klar, ich könnte auch 30 Jahre noch so weiterleben oder 40 Jahre halt, was weiß ich, das wäre kein Problem. Das würde auf jeden Fall funktionieren. Aber ich möchte das nicht.
Therapeut: Dann wären Sie auch nicht glücklich, denn Sie haben jetzt schon die Mauer erkannt und den Wege hinaus aus der Einbahnstraße phantasiert.
Gerd: Ja.
Therapeut: Es ist gar nicht so leicht. Sie suchen ja auch den Schutz, und das Stottern bietet ja auch diese Möglichkeit.
Gerd: Ja, das stimmt. Stottern hat mich beschützt bisher. Das fand ich schon. Hat mir auch etwas gebracht. Sozusagen: Wegen meines Stotterns – ich kann jetzt nicht!
Therapeut: Da hatten Sie eine Möglichkeit, sich aus Dingen herauszuziehen.
Gerd: Ja, ich habe mich hinter meinem Stottern versteckt.
Therapeut: Und meine Vorstellung dazu ist auch, ja, Sie brauchen es auch noch ein bisschen so.
Gerd: (grinst) Stimmt.
Therapeut: Und es ist ja auch ein großer Schritt da heraus. Ja, vielleicht sollten Sie es sich ruhig zugestehen, da nur langsam vorwärts zu schreiten.
Gerd: (lächelt) Doch, doch ja. (lächelt). Ich, ja, ich brauch noch mein Stottern (nickt). Das ist die andere Seite. Ein bisschen, brauche es ein bisschen viel.
Therapeut: Ein bisschen viel.
Gerd: Ja, das wird noch ein bisschen Zeit brauchen (fasst sich an die Nase).

„Die Zeit danach abwarten"

Einige Stotternde ertragen die Bürden und Prüfungen ihres Lebens mehr oder weniger zuversichtlich. Sie erhoffen für die Zukunft eine Chance auf Glück und Erfüllung. Diese Chance werde sich realisieren, wenn das Stottern beseitigt sei. Dann erst beginne das „wirkliche" Leben. Dann werde es neue Freunde geben, eine bessere berufliche Stellung, eine passende Partnerin. Mit dieser Haltung, die typisch für unsere leistungsorientierte Gesellschaft ist, werden vorhandene Wünsche auf später verschoben, persönliche Ziele zurückgestellt und Freude und Genuss, die im Heute erlebbar wären, vertagt. Diese Lebenshaltung knüpft an die vielen Ermahnungen aus der Kindheit an, bei denen es immer um Verzicht und Selbstdisziplin ging: Die Gegenwart muss durchlitten werden, damit es eine verheißungsvolle Zukunft geben kann.

„Erst die Arbeit (die Beseitigung des Stotterns), dann das Spiel!"
„ Was du heute kannst besorgen (Pflichten), das verschiebe nicht auf morgen!"
„Spare, lerne, leiste was, dann haste, kannste, biste was!"
„Früh übt sich, was ein Meister werden will!"
„Zähne zusammenbeißen – und durch!"

Die besondere Rolle der Angst für eine gestörte Identitätsentwicklung

Kast (1996) beschreibt, wie sich unsere Identität in der Art der Emotionen zeigt. Bei Angst sei unser Selbsterleben eingeengt und ohnmächtig. „Wir haben dann das Gefühl, wir würden 'schrumpfen'. Das Lebensgefühl ist sehr stark von Beengtsein geprägt. [...] Zwischen dem Gefühl eingeschränkt zu werden und 'beschränkt zu sein', ist dann kein großer Unterschied mehr. Die Angst beeinflusst unser Selbsterleben dergestalt, dass wir uns gemindert fühlen, minderwertig." Kast unterscheidet eine Minderung auf der Ebene des Selbstwertes als Verlust des Selbstwertgefühls von einer Minderung, die die Selbstbestimmung betrifft und dazu führt, „dass wir uns immer mehr fremdbestimmt fühlen. Schlussendlich haben wir dann das Gefühl, unser Leben zu verfehlen, weil wir nicht tun, was wir eigentlich tun müssten. Wenn wir uns keinen Raum und keinen Wunsch mehr eingestehen, dann bedeutet dies, dass wir den Eindruck gewinnen, für andere Menschen nur dann akzeptabel zu sein, wenn wir uns bedingungslos anpassen. Infolgedessen fühlen wir uns auch in den Beziehungen fremdbestimmt, gemindert, verlieren Vitalität. Die Angst bewirkt einen Verlust an Lebensmöglichkeit, an Energie. Dies steht im Unterschied zu Autonomie, zu dem Gefühl, Leben gestalten zu können. Es steht auch im Gegensatz zu einer selbstverständlichen Lebensbejahung, wie wir sie in der Freude haben. Angst betrifft also unsere Identität." (S. 52)

Hadern mit dem „ungelebten Leben"

Eine Haltung, die mehrere der vorgenannten Aspekte einschließt, begegnet mir bei solchen Stotternden, die im relativ späten Erwachsenenalter um Therapie nachsuchen. Sie beklagen voller Schmerz die „vergeudeten Jahre" in ihrer Vergangenheit, in denen sie „nicht wirklich gelebt" hätten. Sie trauern den verpassten Chancen nach, hadern mit der „Ungerechtigkeit" des Schicksals, das andere Menschen zu verwöhnen scheint, während sie selbst immer nur benachteiligt waren. Das Empfinden einer großen Leere tut sich dann auf, weil noch kein rechter Sinn für den eigenen Lebensentwurf und kein klarer Weg in die Zukunft existiert. Oder es treten noch bestehende Ängste wie unter einem Vergrößerungsglas klar hervor, die – zusammen mit dem Stottern – keine Spielräume für die Zukunft offen zu lassen scheinen. Für den Therapeuten gilt es, diese Verunsicherungen nicht wegzudiskutieren, sondern sie akzeptierend anzunehmen. Oft kann sich bei vielen unserer Klienten erst durch die schmerzhafte Deutlichkeit des Erlebens eine grundlegende Veränderungsbereitschaft entwickeln, die mit zielstrebiger Kraft in der Lage ist, liegen gebliebene Barrieren im eigenen Leben zu orten und Kräfte für deren Überwindung zu mobilisieren. So „scheint das Aussöhnen mit den erfahrenen Verletzungen und Belastungen bedeutsam, um zu einer akzeptierenden Grundhaltung zu gelangen." (Weikert 1996, S. 150).

Das ungelebte Leben

Viktor von Weizsäcker (1986) hat sich mit dem Einfluss der Biographie auf die Krankheitsgeschichten der Menschen beschäftigt und dabei das Ungelebte als bedeutsamen Wirkfaktor herausgearbeitet. Für ihn besteht, wie Hanses (1996, S. 102) zusammenfasst, das Ungelebte nicht nur „aus der Möglichkeit der Unterdrückung lebendiger Impulse und vitaler Interessen. Es ist für ihn genauso ein ‚Nicht'-Gestalten eigener Lebensgeschichte." Zacher (1988) unterscheidet für die psychotherapeutische Arbeit vier Modalitäten, in denen Leben ungelebt bleibt:

Verzichten – es wird etwas unterlassen, was getan werden könnte, was ggf. lockt, aber mit einer gewissen Anstrengung nicht wahrgenommen wird

Verwerfen – Möglichkeiten werden erwogen, aber aufgrund persönlicher, finanzieller oder anderer Gegebenheiten dann aktiv abgelehnt, weil sie aktuell unattraktiv erscheinen

Versäumen – durch ein zu langes eigenes Zögern und Überlegen geht die Möglichkeit des Zugriffs verloren – die Gelegenheit ist vorbei

Verpassen – auch hier geht eine Gelegenheit vorbei, aber es bestand keine Möglichkeit zur Zielerreichung – es handelt sich um eine durch äußere Umstände verpasste Gelegenheit

Baer (2005, S. 10) beschreibt, wie hilfreich die Auseinandersetzung mit diesen vier Modalitäten für seine Klienten ist. Er lässt sie beispielsweise ihre Resonanzen zu den einzelnen Begriffen aufschreiben oder malen: „Die Konkretisierung der Art und Weise, wie Leben ungelebt bleibt, half ihnen (und mir als Therapeuten) Wege zu entdecken, wie Lebensmöglichkeiten an ihnen 'vorbei gingen', und diese so zu verändern, dass sie für ihr zukünftiges Leben größere Wahlmöglichkeiten ergreifen konnten und wollten." Und Baer betont, dass sich die Hoffnungen und Sehnsüchte, die sich aus der Arbeit mit dem ungelebten Leben ergeben, nur dann als verändernde Kraft auswirken können, wenn daraus konkrete Handlungen und Schritte für das Heute erarbeitet werden.

Ziele und Schwerpunktsetzungen für die Erarbeitung eines konstruktiven Lebensentwurfes

Es gilt, die Reaktionsweisen im Denken und Handeln eines Stotternden zu ermitteln, die sein gegenwärtiges Lebenskonzept charakterisieren. Handelt es sich dabei um einen Lebensentwurf, der durch die oben aufgeführten inneren Haltungen gekennzeichnet ist? Gibt es überhaupt so etwas wie ein Lebenskonzept für den Betroffenen? In therapeutischen Gesprächen sollten Vorstellungen entwickelt werden, wie der Stotternde die vor ihm liegende Lebenszeit zu gestalten gedenkt, ob er sich als (Mit-)Gestalter seiner Umwelt begreift, welche Möglichkeiten er sieht, sich selbst zu verwirklichen, ob er glaubt, sich stärker anpassen zu sollen oder sich eher unabhängiger von vorgegebenen Normen und Pflichten entwickeln möchte. Hierzu gehören Klärungsgespräche darüber, welchen Grad der Eingebundenheit und Nähe der Stotternde zu anderen Menschen glaubt zu benötigen (und auch aushalten zu können), welche Rollen er im beruflichen Bereich oder in der Familie einzunehmen gedenkt, ob die Rolle als Mutter oder Vater ansteht, und ob es einen Bezug zu übergeordneten Ideen gibt, die die eigene Existenz bestimmen oder zukünftig leiten mögen – weltanschauliche, politische oder religiöse Vorstellungen. Auch ist der Frage nachzugehen, was der Stotternde als sein „Selbst", sein „Wesen", begreift und annehmen kann. Bei alledem geht es um die Bewusstheit, mit der das Leben gelebt werden will, und ob es ein Bedürfnis gibt, die eigene Existenz mit Sinn zu erfüllen. Diese Zielsuche stellt für mich keine philosophische Feinsinnigkeit dar, sondern hat die Aufgabe, im therapeutischen Dialog handfeste Orientierungen zu erarbeiten, die den Blick des Stotternden in die eigene Zukunft lenken und ihn zu neuen Weichenstellungen im Heute kommen lassen (vgl. auch Bucher 2009).

Methoden zum Aufbau positiver Lebensentwürfe

Im Folgenden werden Vorgehensweisen beschrieben, die den erwachsenen Stotternden darin unterstützen, ein zufrieden stellendes Lebenskonzept zu entwickeln und den vor ihm liegenden Lebensweg – unabhängig von der Stottersymptomatik – positiv zu gestalten. Die Arbeitsweise des Therapeuten bezieht sich dabei auf den Bereich der Einstellungen, Überzeugungen und Lebenshaltungen und kann deshalb die Theorien und Methoden zur Veränderung menschlicher Kognitionen berücksichtigen, wie sie im vorigen Kapitel ausführlich dargelegt wurden.

Den bisherigen Lebensweg betrachten

Über therapeutische Gespräche, Fotos aus der Kindheit und Jugend, persönliche Aufzeichnungen und Tagebücher, Schulzeugnisse und CD-Sammlungen macht sich der Stotternde auf die Suche nach denjenigen Faktoren, die sein bisheriges Leben maßgeblich beeinflusst haben.

Kreative Verfahren

- Aufsatz zum Thema „Was hat mich geprägt?“ (familiärer Hintergrund, wichtige Personen, Lebensideale, Normen); „Worauf bin ich stolz – was ist mir in meinem Leben gelungen?“ (Ressourcen, positive Selbstsichten)
- Zeichen-/Malübung „Lebensfluss“: bildnerische Darstellung des (bisherigen und/oder zukünftigen) Ablaufs des eigenen Lebens in Form eines Flusses mit Ufer; DIN A2-Format
- Zeichnen (Bleistift / Farbstifte) einer „Lebensbereiche-Torte“ (Ist-Zustand): Ein Kreis (als Symbol für das aktuelle Leben) wird in beliebig viele, unterschiedlich große Segmente geteilt; jedes Segment („Tortenstück“ in Aufsicht) symbolisiert – entsprechend seiner Größe – die Bedeutung eines Lebensbereiches im Rahmen des gegenwärtigen eigenen Alltagshandelns (z.B.: „Arbeit“, „Familie“, „Hobby“, „Verein“, „Freunde“, „Reisen“)
- Mal-/Zeichenübung „Vampire in Aktion“: zuerst soll ein Gefäß für die eigene Lebensenergie und Kraft gemalt werden; dann werden Vampire unterschiedlicher Größe gezeichnet, die dem Stotternden Kraft und Energie absaugen; jeder Vampir erhält einen Namen („mein Chef“, „meine Übergenauigkeit“, „meine Zögerlichkeit“)

Schlussfolgerungen ziehen

Der Stotternde wird angeleitet, die therapeutischen Gespräche und Übungen auszuwerten: Welche neuen Sichtweisen ergeben sich, welche Bedürfnisse sind deutlicher geworden, welche Handlungsmöglichkeiten locken? Welche schweren, welche beglückenden Lebensphasen gab es, und welcher Art war das damit jeweils verbundene Lebensgefühl? Welche weiteren Stationen verlangt die eigene Lebensentwicklung? Vertiefende Selbstreflexionen und Übungen sind hierfür hilfreich (vgl. Gudjons u.a. 2008).

Neue Sichtweisen auf das eigene Leben wagen

Im Gespräch und mit Hilfe von Übungen wird der Klient unterstützt, „mit anderen Augen“ auf sein Leben zu schauen. Dies gelingt dann leichter, wenn der Klient erkennt, dass es immer mehrere Wahrheiten gibt, die sich in Abhängigkeit von der jeweiligen Perspektive ergeben. Eine solche Erkenntnis stellt sich beim Stotternden in der Regel nicht durch abstrakte Erklärungen des Therapeuten ein. Besser ist es, konkrete Erfahrungen zu vermitteln, die automatisch zu neuen Standpunkten führen.

Ich stehe in einem solchen Fall beispielsweise im Behandlungsraum auf und halte eine Vase mit einem bunten Strauß verschiedener Blumen über meinen Kopf. Ich bitte den Klienten, der sitzt und nach oben schaut, aufzuschreiben, was er da sieht. Dann bitte ich den Klienten aufzustehen und von hinten auf den Blumenstrauß zu schauen oder auf einen Stuhl zu steigen und ihn von oben zu betrachten. Der Klient erkennt jeweils ein anderes Muster auf der Vase, jeweils andere Farben, Formen und Blüten. Und auf dem Zettel, schwarz auf weiß, stehen unterschiedliche Beschreibungen – unterschiedliche Ansichten von derselben Vase.

Wir erfassen immer nur Teile der Wirklichkeit. Was wir erkennen, wird bestimmt durch unsere Position, die wir einnehmen. Andere innere Standpunkte führen zu einem anderen Erleben. Das Gleichnis von den sechs Blinden, die einem Elefanten begegnen (siehe Kasten), verdeutlicht noch einmal die Subjektivität unserer Wahrnehmung und hilft dem Stotternden, sich auf einen Perspektivwechsel auch bei den Themen „Stottern“ und „mein bisheriges Leben“ einzulassen.

Sechs Blinde und ein Elefant

Sechs Blinde begegnen einem Lebewesen, von dem sie noch nie gehört haben. Es ist ein Elefant. Einer bekommt das Ohr zu fassen und glaubt ein fliegendes Wesen zu ertasten. Ein anderer befühlt den

Rüssel und schwört, es handele sich um einen Riesenwurm. Der Dritte greift den Schwanz und fürchtet, die Schlange könne giftig sein. Der nächste umfasst ein Bein und staunt über den klobigen Einbeiner. Der Fünfte, der einen Stoßzahn hält, meint, es müsse ein unterirdisches Höhlentier sein, das sich den Weg durch Stein und Erde bohrt. Der Letzte ist sicher, ein Wassertier vor sich zu haben, weil seine Hand den schwankenden Leib spürt, in dem es ständig gluckst und rauscht.

Weitere hilfreiche Übungen können in diesem Zusammenhang sein:

- ***Malübung* „Mein Leben als Eisberg"**

  Stottern ist oft mit einem Eisberg verglichen worden, bei dem die kleine Spitze, die aus dem Wasser ragt, die wahrnehmbaren Anzeichen der Störung charakterisiert. Allerdings geben erst die riesigen Ausmaße unter Wasser Auskunft über den tatsächlichen Umfang der Störung und der mit ihr verbundenen Probleme. Dieses Bild vom Eisberg kann unter anderen Vorzeichen genutzt werden, z.B. als Malübung: Es soll ein Eisberg gemalt werden, dessen Spitze das zurzeit gelebte Leben darstellt, während der unter Wasser liegende Teil des Eisberges Symbol für diejenigen Möglichkeiten des Lebens sein soll, die beim Klienten noch kein Tageslicht erblickt haben, die aber real schon „angelegt" sind und gelebt werden könnten.

- ***Positive Auswirkungen des Stotterns***

  Der Stotternde erhält folgenden Text:
  Bei den Isidamos, einem kleinen Naturvolk in Neu-Guinea, gilt das Stottern als Ausdruck einer göttlichen Kraft, die dem Träger Glück und Reichtum beschert und ihn zu einem 'Begnadeten' werden lässt. So trifft man dort Stotternde als Medizinmänner und Stammesfürsten, die große Familien, mehrere Frauen und eigene Tauchgründe ihr Eigen nennen können. Forscher haben herausgefunden, dass ein Isidamo, der zu stottern beginnt, eine Reihe an Fähigkeiten entwickelt, über die die anderen Stammesmitglieder nicht verfügen.

  Der Stotternde soll notieren, welche positiven Fähigkeiten sich durch das Stottern entwickeln, und warum gerade Stotternde eine privilegierte Stellung verdient haben. In der Gruppentherapie bitte ich einen Teilnehmer, die Rolle eines stotternden Isidamo zu übernehmen, der auf dem Dorfplatz eine flammende Rede zu den Vorteilen des Stotterns hält und zum Schluss den Stammesgott um stotternden Nachwuchs anfleht.

Von der Utopie zur eigenen Realität – eine lebbare Zukunft entwerfen

Nun geht es darum, therapeutische Gespräche und Übungen durchzuführen, die um jene Lebensspanne kreisen, die vor dem Stotternden liegt. Gibt es Ideen für neue Gewichtungen in seinem Leben? Gilt es zurückgestellte Wünsche zuzulassen und konkrete Vorhaben in Angriff zu nehmen? Der Blick beschränkt sich nicht auf das Sprechen und Stottern, sondern richtet sich auf die ganze Person mit ihren Bedürfnissen, ihren zwischenmenschlichen Beziehungen, ihrem konkreten Lebensrahmen, den Tagesabläufen und Tätigkeiten, Pflichten und Freuden.

Zur Unterstützung dieser Suche nach einem befriedigenden Lebensentwurf kann der Stottertherapeut für seinen Klienten Schreibimpulse formulieren, die zu einer vertieften Reflexion anregen. Dabei können Phantasiethemen hilfreich sein („*Wenn ich mein Leben noch einmal leben könnte.....*"; „*Wenn ich eines Morgens aufwache und mein Stottern wäre verschwunden, was würde ich tun?*"; „*Wenn eine Fee käme und ich hätte drei Wünsche frei...*"; „*Wenn ich nur noch ein Jahr zu leben hätte – wie würde ich leben?*"). Ebenso bieten sich „realistische" Fragestellungen an („*Welche Entscheidungen stehen an?*"; „*Welches Risiko gilt es zu wagen*"; „*Wer bin ich – wer möchte ich gerne sein?*"; „*Was erfüllt mich – was bringt Sinn in mein Leben?*"). Allerdings sind es meist die Phantasiethemen, die stärker zum Schreiben motivieren, die eine emotionalere Beteiligung auslösen und damit auch unbewusste Motive und Vorstellungen zutage fördern (Themenvorschläge für Schreibimpulse siehe Wendlandt 2002a, Kap. 15). In diesem Zusammenhang lassen sich wieder Malübungen wie die drei folgenden nutzen:

- *Malübung „Wunsch-Torte"* (2. Teil der Malübung „Lebensbereiche-Torte / Ist-Zustand")

  Der Klient malt sein Leben als „Torte", die Tortenstücke (Kreissegmente) symbolisieren nun diejenigen Lebensbereiche bzw. Aktivitäten, die der Stotternde sich für sein Leben wünscht; die Tortenstücke werden mit einem Begriff/Satz beschrieben; die unterschiedliche Größe der Tortenstücke ist Ausdruck ihrer Bedeutung bzw. Wichtigkeit.

- *Malübung „Tankstellen" oder „Kraftquellen"* (Pendant zur Übung „Vampire in Aktion", s.o.)

  Freie Gestaltung, keine Vorgaben; Stifte und Papier; Thema: Wo tanke ich auf? Was sind meine Kraftquellen? Wie fließt mir Energie in meinem Leben zu?

- **Malübung *„Überlebenskoffer"***

  Das Malblatt stellt einen Überlebenskoffer dar. Der Klient wird angeregt, hilfreiche Vorstellungsbilder für die Zukunft aufzumalen (Beispiele: „schwimmende Rettungsinsel", „Asterix-Zaubertrankflasche", „James-Bond-Superauto für die Überholspur", „Würfel nur mit Sechsen"). – Im Rahmen von Maßnahmen zur Rückfallbearbeitung lasse ich manchmal Klienten einen „Rückfall-(Feuer-)Löscher" bzw. ein „Sicherheitsnetz" basteln oder zum Therapieende hin einen „Notfallkoffer" packen, in den alle hilfreichen Erfahrungen und Methoden aus der Behandlung sicher verwahrt und für den späteren Gebrauch bereitgehalten werden können (s. Wendlandt 2009, S. 69 und S. 133).

Bildnerische Übungen – wann und warum?

Bildnerische Übungen **setzte ich dann ein,**

- wenn es um Themen geht, die für den Stotternden noch ein „unbeschriebenes Blatt" darstellen, mit denen er sich noch nicht beschäftigt bzw. bei denen er noch keine festen Standpunkte bezogen hat
- wenn der Stotternde im Gespräche abstrakt und ohne emotionale Beteiligung wirkt
- wenn bei verbalen Rückbesinnungen kaum Erinnerungen auftauchen
- wenn Therapiephasen zäh und langweilig erscheinen und im Hintergrund eine unausgesprochene Thematik oder atmosphärische Störung zu liegen scheint
- wenn es um körperliche Empfindungen und Wahrnehmungen geht, die dem Klienten selbst nicht erklärbar sind

Bildnerische Übungen **setzte ich deshalb ein,**

- weil hierbei ein spontaner Selbstausdruck möglich wird, ohne dass gesprochen werden muss
- weil hier unbewusste Anteile des Erlebens, die sich dem reflektierenden Gespräch oft entziehen, spontan und unmittelbar Ausdruck finden
- weil ein sichtbares Produkt von sehr persönlicher Aussagekraft entsteht, auf das man – anders als beim gesprochenen Wort – auch später in der Therapie noch direkten Bezug nehmen kann (mit unterschiedlichen Zielsetzungen, Fragestellungen bzw. Blickwinkeln)
- weil sie den Gefühlsausdruck von Klienten erleichtern und sich in Phasen mangelnder verbaler Expressivität positiv auf die Mitteilungsfreude auswirken
- weil ich die Erfahrung gemacht habe, dass bildhafte Ausdrucksformen Lebensfreude und Leichtigkeit bei den Klienten fördern:
  - Klienten freuen sich an ihren bildlichen Darstellungen und genießen diese Form des störungsfreien Selbstausdrucks („Beim Malen stottert nichts")
  - Klienten erfahren den bildhaften Zugang zum eigenen Erleben als neue Ressource

Anregungen zum Einsatz und zur Auswertung von Malübungen finden sich z.B. bei Schmeer (1994), Schottenloher u.a. (1994) und Schottenloher (1995); siehe auch „Kunst und Therapie. Zeitschrift für Theorie und Praxis künstlerischer Therapieformen".

Zweifel, ob es überhaupt notwendig ist, sich Gedanken über die eigene Zukunft zu machen, bestehen bei den wenigsten Klienten. Vielmehr brennt ihnen dieses Thema „unter den Nägeln". Stottertherapeuten sollten in dieser Phase des Suchens und Ausphantasierens nicht den Fehler machen, die Ideen ihrer Klienten einer kritischen Bewertung hinsichtlich Nutzen und Umsetzbarkeit zu unterziehen. Die Phase der Realitätsprüfung erfolgt später – jetzt geht es darum, dass der „Geist zu fliegen lernt", dass der Klient Spiel-Räume entdeckt, sich neue Handlungsfelder und soziale Rollen ausmalt und zu einem inneren Bild kommt, in dem die bisher ungelebten Möglichkeiten sich in mögliche Lebensweisen verwandeln.

Eine Idee vom eigenen Glück entwickeln

Bei der Erarbeitung eines tragfähigen Lebensentwurfes kommt oft das Thema „Glück" ins Spiel. Lässt sich Glück herstellen? Was macht „Glück" eigentlich aus? Die Glücksforschung belegt (vgl. Lyubomirsky 2008), dass wir Menschen, wenn wir ein angestrebtes Ziel erreicht haben, das damit verbundene Glücksgefühl oft schnell wieder verlieren. Wir gewöhnen uns an das positive Ereignis, selbst wenn es sich dabei um einen lang gehegten Wunsch handelt – nur all zu schnell nehmen wir neue Ziele ins Visier. Das Erreichte macht uns langfristig nicht glücklicher. Glücklich machen uns hingegen Dinge, die wir in der Gegenwart genießen und die wir uns tagtäglich zugestehen. Dies sind beispielsweise, wie Lyubomirsky aufzeigt,

- *soziale Beziehungen,* die uns einen intensiven Austausch im Kontakt und enge Bindungen erlauben,
- *Dankbarkeit,* die wir über das bisher Erreichte und die kleinen täglichen Freuden im Hier und Jetzt empfinden,
- *Mut zum Risiko,* den wir erleben, wenn wir Gelegenheiten beim Schopfe packen oder wenn wir uns neuen, ungewissen Herausforderungen stellen.

Übertragen wir diese Gesichtspunkte auf die Stottertherapie, so wird deutlich, dass Betroffene, die nach einem positiven Lebensgefühl streben, besser darauf verzichten sollten, weiterhin eine größtmögliche Kontrolle über ihr Leben auszuüben. Für sie gilt es zu erkennen, dass ihr soziales Flucht- und Vermeidungsverhalten vielfach in dem Bestreben begründet ist, ja nicht die Kontrolle über das eigene Sprechen (ja nicht stottern!) und die Gestaltung zwischenmenschlicher Beziehungen (ja nicht versagen!) zu verlieren. Die Kontrolle ist, wie Richo (2008) herausarbeitet, der Gegner eines gesunden und beherzten „Ja" zur Wirklichkeit. Wer sein Leben unter Kontrolle bringen möchte, wird nicht umhin kommen, sich um die Zukunft Sorgen zu machen, um den Beruf, die Beziehungen, die Finanzen und all die unvorhersehbaren Dinge, die drohend hinter dem Horizont lauern könnten. Und Tausch (2004) weist darauf hin, dass neben dem Kontrollbedürfnis auch das Streben nach Perfektionismus uns hindert, ins Erleben der Gegenwart zu kommen. Wir müssten wieder lernen, unseren inneren Gefühlen stärker zu trauen und unsere Pläne öfter aufzugeben. Es ist der Moment des tiefen Erlebens, der das Glücklichsein ausmacht und in einer inneren Präsenz begründet ist, die dann entsteht, wenn man sich ohne Widerstand etwas widmet, aufmerksam und achtsam (Stavemann 2008). Hilfreich auf diesem Weg ist beispielsweise die Auseinandersetzung mit den Konzepten und Trainingsmethoden der therapeutischen Improvisation, die Gelassenheit im Scheitern lehrt sowie Intensität des Erlebens und soziales Handeln aus dem Moment heraus fördert (s. „Die Kunst des Scheiterns", Wendlandt 2009, S. 166 ff).

1746/47 entstand eine Aufsehen erregende *Rede vom Glück*, von einer außergewöhnlichen Frau geschrieben, Mathematikerin, Philosophin und Geliebte von Voltaire, der Marquise Madame Emilie du Châtelet (Roebling 1999).

1948 zeigt Ludwig Marcuse anhand bekannter Figuren aus der Weltgeschichte acht Wege des Glücks auf und ermutigt den Leser zu einem „originellen Nachmachen". Man könne Glück nicht direkt imitieren, es gebe „keinen Vordermann auf dem Wege ins Paradies. Jeder ist seines Glückes Schmied – in dem Sinne, dass niemand dem Jedermann die Schöpfung seines Glücks abnehmen kann." (ebenda, 1972, S. 312)

Charlotte Chandler (1992) widerlegt in ihren Interviews mit berühmten Künstlern, Bühnenstars und Politikern die Auffassung, dass das Schicksal unser Leben bestimme. Sie zeigt, wie der Einzelne Glück und Erfolg selbst beeinflusst hat.

Der Franzose Francois Lelord (2004) nimmt uns mit betörender Einfachheit auf eine Reise ins Glück mit. Wir entdecken unsere Sehnsucht nach Lebensglück und werden mit Humor und Leichtigkeit zu wesentlichen Lektionen des Glücklichseins geführt.

Literarische Dokumente und Romane können zu Begleitern eines Lebensabschnitts werden, der dem Stotternden dieselbe Aufgabe stellt, wie jedem anderen: das eigene unvergleichliche Glück selbst zu finden.

Das „gewünschte Leben" konkretisieren

Nun geht es darum, all die gesammelten Ideen, Wünsche, Träume und Sehnsüchte zu ordnen, sie zu überdenken und zu gewichten. Für diesen Klärungsprozess können unterschiedliche Gesichtspunkte genutzt werden – auch hier gibt es Vorlieben bei den Klienten: manche orientieren sich eher an den Inhalten, andere mehr an den formalen Abläufen dieses Arbeitsschrittes:

- *Realisierbarkeit*
  Was ist realisierbar und kann vom Klienten aufgrund seiner momentanen Ressourcen mit einem vertretbaren Aufwand an Energie umgesetzt werden?
- *Selbstbestimmung*
  Erfordert die Umsetzung der Ziele bzw. die Herstellung der gewünschten Veränderungen, dass andere Personen einbezogen oder Umstände verändert werden müssen, oder vermag der Klienten die Ziele weitgehend unabhängig von anderen Menschen und äußeren Bedingungen zu erreichen?
- *Neugewichtung*
  Welche Lebensbereiche nehmen zu viel, welche zu wenig Raum ein? Sollen neue Schwerpunktsetzungen vorgenommen werden?
- *Priorität*
  Was ist vorrangig, was kann eher zurückgestellt werden? Ergibt sich eine Abfolge für die Veränderungsziele (beispielsweise aufgrund der Prüfung hinsichtlich Wichtigkeit und Nutzen)?
- *Zeitabläufe*
  Wie gestalte ich zukünftig meine Tagesabläufe, Wochenabläufe bzw. den Jahresablauf? (Eine hilfreiche Übung ist beispielsweise die Planung der nächsten drei Jahre.)
- *Herausforderungen*
  Was liegt Neues an? Welche Herausforderungen bringen mich weiter, die ich in mein Leben integrieren möchte?

Wer seine Wohnung neu einrichtet, den plagt die Qual der Wahl. Viele Alternativen bieten sich an, und doch muss dann eine Entscheidung getroffen werden, nicht nur für das Wohnzimmer (hier soll es der kleine runde Tisch sein), sondern auch für die Küche (die blauen Fliesen mit Silberglitzer). Wer sich im eigenen Leben neu einrichten möchte, braucht ebenfalls Mut zum Konkreten: Es geht um Festlegungen, um Entscheidungen. Und auch sie betreffen in der Regel mehrere Bereiche (s. hierzu den AB 15: „Zufrieden leben", S. 202).

Im Rahmen von Klärungsgesprächen, die die Zukunft des Stotternden und seine Lebenszufriedenheit betreffen, nehmen die Themen „Liebe" und „Partnerschaft" manchmal ein großes Gewicht ein. Stottertherapeuten müssen nicht Psychotherapeuten sein, um hilfreich zuhören und anteilnehmend ermutigen zu können. Oft hilft es, wenn Stotternde beginnen, Beziehungskonflikte überhaupt anzusprechen und eigene Bedürfnisse deutlicher zu spüren (s. hierzu den folgenden Brief von Sabine an ihren Ehemann).

Weitere Hinweise für die Einbeziehung von Bezugspersonen werden im nächsten Kapitel gegeben.

„Lieber!
Einen brauche ich auf dieser Welt, der mit mir weint und lacht, einen, der unbeirrt zu mir hält, der meine Probleme zu seinen macht. Einen, der mir mein Glück nicht neidet, mich über Schwellen trägt, einen, der mir Freude bereitet und helle Spuren legt. Einen, der meine Träume kennt, mir meine Schwächen vergibt, einen der mich beim Namen nennt und froh ist, dass es mich gibt. Einen, dem ich vertrauen kann, der mich wortlos versteht, einen, mit dem ich Gespenster banne, ehe mein Mut vergeht. Einen, der mich in die Arme nimmt, wenn eine Hoffnung zerbricht, einen, der meine Saiten stimmt. Einen brauche ich als Licht.
Ich brauche Dich."

Mit neuen Lebensweisen im Rahmen der Therapie starten

Lebensweisen, die sich jahrelang verfestigt haben, lassen sich nicht von Heute auf Morgen verändern. Deswegen ist gerade für dieses komplexe Veränderungsvorhaben ein kontinuierlicher therapeutischer Dialog erforderlich. Hier wäre es gut, wenn der Stottertherapeut Begleiter über einen längeren Zeitraum sein könnte und damit die Möglichkeiten einer therapeutischen Nachsorge wahrnähme: In größeren Abständen kann er die Umsetzung der erarbeiteten Aktivitäten durch Rückmeldungen, Ermutigungen und Planungshilfen unterstützen. Dabei lassen sich Veränderungsmethoden aus dem kognitiven Bereich (siehe voriges Kapitel) mit großem Gewinn immer wieder nutzen.

Im normalen Leben ergeben sich Kursveränderungen häufig durch äußere Ereignisse und eindrückliche Schlüsselerlebnisse. Neben persönlichen Grenzerfahrungen und Schicksalsschlägen (wie Krankheit, Verlust oder der direkten Konfrontation mit dem Tod) können das auch aufrüttelnde Begegnungen mit Menschen sein, die uns teilhaben lassen an berührenden Erlebnissen und ungewöhnlichen Sichtweisen auf ihr eigenes Leben. Oder dieser Prozess wird angestoßen durch ein packendes Buch (vielleicht von einer Weltumseglung), einen eindrucksvollen Film (vielleicht über die Lebensweise eines mongolischen Hirtenvolkes), durch einen Diavortrag mit Interviewausschnitten (beispielsweise von Sterbenden) oder ein Musikvideo (z.B. von Getto-Jugendlichen, die sich aus ihrer Chancenlosigkeit und Lethargie freigespielt haben). Stottertherapeuten können nach solchen „Berührungs-Impulsen" Ausschau halten und sie im Behandlungsraum deponieren. Dann liegt ein Vortragsflyer auf dem Praxistisch, das Abenteuerbuch neben der Garderobe, der Veranstaltungskalender der Stadtteilzeitung aufgeschlagen auf einem Stuhl. Oder der Stottertherapeut gibt eine entsprechende Empfehlung direkt an seinen Klienten weiter oder borgt ihm ein entsprechendes Video aus.

Abschließende Bewertung

So ist das nun einmal in therapeutischen Prozessen, seien sie angeleitet oder in Eigenregie begonnen: Gegenwart, Vergangenheit und Zukunft gehören immer irgendwie zusammen, Veränderungsprozesse werden angestoßen, kommen auf den Weg, nehmen Gestalt für die Zukunft an, eine Zukunft, die mit den eigenen Vorstellungen und Wünschen gefüllt, lebhaft imaginiert und dann zuversichtlich, vielleicht auch mutig und ausgelassen, erobert werden kann. Hier darf ein Fünkchen Lebensfreude wachsen. Sie lässt sich in einer vertrauensvollen Beziehung zum Therapeuten oder zu anderen Personen, die die eigene Veränderung begleiten, kultivieren.

Also: Therapie und Selbsttherapie sind dazu da, Auswirkungen auf den zukünftigen Alltag zu erzielen. Und Stottertherapeuten sind genau richtig am Platz, um diese Aufgabe zu leisten.

Sie müssen beileibe keine Psychotherapeuten sein, um ihre Klienten gut auf eine zukünftige Lebenssituation vorbereiten zu können. Methodische Schritte dafür gibt es in ausreichendem Maße, wie wir gesehen haben.

9. Therapeutische Arbeit mit Bezugspersonen

Überblick

Stottern ist eine Kommunikationsstörung. Sie zeigt sich nicht nur beim Betroffenen, sie hat auch spezifische Auswirkungen auf die Kommunikation der Gesprächspartner. Diese achten beispielsweise stärker auf die Sprechweise als auf den Inhalt, zeigen Ungedulds- oder Mitleidsreaktionen, tendieren zu abwertenden verbalen oder nonverbalen Signalen, vermeiden das Aufgreifen oder Weiterführen von Gesprächsimpulsen des Stotternden oder unterbrechen dessen Rede. Meist treten diese „Störungen" unbewusst auf und sind durch Angespanntheit und Unruhe des Gesprächspartners gekennzeichnet – die körperliche Verkrampfung des Stotterns springt auf den Zuhörer über. „Aufgrund dieser Bezogenheit und Wechselwirkung gilt es, die Bezugspersonen in die therapeutische Veränderungsarbeit einzubeziehen: Sie können erkennen lernen, welche ihrer kommunikativen Verhaltensweisen und Einstellungen die Symptomatik verstärken und welche sie mindern. Und sie können darin geschult werden, die kommunikativen Fähigkeiten des Stotternden und seine expressiven Kompetenzen zu unterstützen. Dies gilt vor allem für diejenigen Bezugspersonen, die mit dem Stotternden zusammenleben, mit ihm arbeiten oder ihre Freizeit mit ihm verbringen und ein eigenes Interesse daran haben, dass der Stotternde in seinem therapeutischen Veränderungsprozess vorankommt."
(Wendlandt 2009, S. 193)

In dem Roman „Der dreizehnte Monat" des englischen Autors David Mitchell (2007, S. 50) bezeichnet Jason, die stotternde Hauptperson, sein eigenes Stottern als „Henker":

„*Dieses* Jahr ist Henker so schlimm wie noch nie. Vor zwei Wochen war Tante Alice zu Besuch, und eines Abends, als ich über den Flur ging, hörte ich, wie sie zu Mum sagte: ‚*Ehrlich*, Helena, wann unternimmst du endlich etwas gegen sein *Stottern*? Das ist doch sozialer Selbstmord! Ich weiß nie, ob ich den Satz für ihn beenden oder ob ich den armen Jungen zappeln lassen soll.' (Lauschen ist irgendwie aufregend, weil du erfährst, was andere Leute wirklich denken, aber genau deswegen fühlst du dich auch mies dabei.)"

Ziele und Schwerpunktsetzungen für die Arbeit mit Bezugspersonen

Bei der Arbeit mit den Bezugspersonen stotternder Erwachsener geht es vor allem um die Umsetzung folgender Ziele:

- Der Stotternde sollte in der Lage sein, mit seinen wichtigsten Bezugspersonen unbefangen über das Thema Stottern zu sprechen.
- Der Stotternde sollte seinen wichtigsten Bezugspersonen einen akzeptierenden Umgang mit dem Stottern beibringen.
- Der Stotternde sollte ermutigt werden, wichtige Bezugspersonen in den therapeutischen Veränderungsprozess einzubeziehen.

- Der Stotternde sollte in der Therapie geeignetes Handlungswissen erwerben, um Bezugspersonen für ihr eigenes Interaktionsverhalten sensibilisieren zu können. Ungünstige Reaktionsweisen, die Sprechunflüssigkeiten auslösen oder verstärken können, sollten von den Bezugspersonen identifiziert und stattdessen sollte ein Interaktionsverhalten erworben werden, das die gegenseitige Kommunikation fördert.
- Ausgewählte Bezugspersonen sollten befähigt werden, die therapeutischen Veränderungsbemühungen des Klienten gezielt zu unterstützen.

Nicht bei jedem Stotternden ist es erforderlich, jede der aufgeführten Zielsetzungen zu verfolgen. Manche Klienten leben in gut abgegrenzten klaren Beziehungen zu ihren Eltern und Partnern, haben bereits jene Sprecherrollen verlassen, die in ihrer Kindheit typisch für sie waren (z.B. Sprechen nur auf Aufforderung; Sprechen als Leistung, die Originalität oder einen sicheren Wissensstand verlangt) und benötigen auch keine Unterstützung bei der aktiven Umgestaltung störender Kommunikationsbedingungen, die von Bezugspersonen ausgehen. Für viele Klienten kommt es allerdings zu einer Verbesserung ihrer Lebensqualität und zu einem langfristig stabileren Erfolg, wenn sie im Laufe der Therapie lernen, unbefangen mit ihren nahen Verwandten und Freunden über ihr Stottern und die Therapie zu sprechen, und wenn sie Veränderungsziele nicht nur für sich verfolgen, sondern auch für ein verbessertes Interaktionsverhalten bei ausgewählten Bezugspersonen sorgen.

Methoden zur Einbeziehung von Bezugspersonen: Gespräche über das Stottern und die Therapie führen

Bevor eine Veränderung des Kommunikationsverhaltens von Bezugspersonen anvisiert werden kann, sollte der Stotternde in Gesprächen mit vertrauten Menschen erst einmal Informationen zu seinem Stottern sammeln: „Wie hat es sich entwickelt?", „Wie wirkt es?", „Wodurch wird es aus deiner Sicht ausgelöst?" Daneben sollte der Betroffene über das eigene Stottern und die aktuelle Stottertherapie informieren. Im Kontakt zu langjährig vertrauten Bezugspersonen verharren erwachsene Stotternde oft in einer Rolle, die sie seit Kindertagen eingenommen haben, und die ganz dem Selbstbild, ein Stotterer zu sein, entspricht. Und die nahen Anverwandten ihrerseits bringen dem erwachsenen Stotternden oft noch immer dieselben Erwartungen entgegen, die sie ihm als Kind (unbewusst) entgegengebracht haben, z.B. „Stottern blamiert die Familie" oder „So wenig wie möglich in der Öffentlichkeit sprechen!". Obwohl die Klienten die Themen „Stottern" und „Therapie" mit fremden Menschen bereits unbefangen besprechen können, schrecken viele von ihnen bei Familienmitgliedern davor noch zurück.

Gespräche mit Mutter und Vater

In der Therapie und Eigenarbeit nimmt das Thema „Eltern" einen wichtigen Stellenwert ein. Betroffene leiden vielfach darunter, mit den eigenen Eltern nicht über das Stottern, seine Bedeutung im aktuellen Lebensalltag, die Wechselhaftigkeit der eigenen Symptomatik, die Therapie und die Eigenarbeit sprechen zu können. Die Tabuisierung des Stotterns, die für viele Elternhäuser typisch ist, hat dazu geführt, dass auch die groß gewordenen Kinder noch immer einen Bogen um das Thema „Stottern" machen.

Dabei gibt es zu diesem zentralen Lebensthema meist familiäre Zeugen, die einen eigenen Blick auf die Stottergeschichte haben, oft aber selbst hilflos sind, hierüber in den Dialog mit dem Stotternden zu treten. Hier sollte der Stottertherapeut den Betroffenen unterstützen, Gespräche mit den Eltern auf eine neue, konstruktive Weise zu wagen. Dabei kann es sinnvoll sein, nicht gleich das Thema „Stottern" aufs Tablett zu legen, sondern sich erst einmal einem anderen Thema zu nähern, das mit positiven Gefühlen der Eltern gekoppelt ist und eine entspannte und vertrauensvolle Annäherung erlaubt (siehe die beiden ersten Themenvorschläge in AB 16, S. 204). Wenn hierbei ein unkompliziertes „Ins-Gespräch-Kommen" gelungen ist und der Betroffene tatsächlich an einem weiteren Austausch mit Vater und/oder Mutter interessiert ist, können die Themen „Stottern" und „Therapie" besprochen werden. (Wer diesen Vorlauf nicht benötigt, beginnt gleich mit den Themen 3 und 4.)

In dem mit dem Pulitzer-Preis ausgezeichneten Roman „Amerikanisches Idyll" von Philip Roth (2008, S. 129 f) werden die Auswirkungen des Stotterns beschrieben, die sich im Verhältnis zwischen Vater, Mutter und der stotternden Tochter Merry zeigen: „Es war lange her, dass er sie einmal so bleich oder ihr Gesicht so verzerrt gesehen hatte. Sie kämpfte länger um das Wort, als er an diesem Tag ertragen konnte. ‚Ko-ko-'. Und doch wusste er besser als jeder andere, was er auf keinen Fall tun durfte, wenn Merry, wie sie es nannte, ‚wie blöd herumstotterte'. Er war der Elternteil, bei dem sie sich stets darauf verlassen konnte, dass er nicht jedes Mal über sie herzog, wenn sie den Mund aufmachte. ‚Ganz ruhig', sagte er dann immer zu Dawn, ‚entspanne dich, lass sie.' Aber Dawn konnte einfach nicht anders. Wenn Merry so richtig schlimm zu stottern anfing, stemmte Dawn die Hände in die Hüften und starrte ihr auf die Lippen mit einem Blick, der sagte: ‚Ich weiß, du kannst es!', aber ihr Mund sagte: ‚Ich weiß, du kannst es nicht!' Merrys Stottern machte ihre Mutter einfach fertig, und das machte Merry fertig. ‚Nicht ich bin das Problem – sondern Mutter!'."

Gespräche mit den Geschwistern

Manchmal ist es nicht mehr möglich, derartige Gespräche mit den Eltern zu führen, weil sie verstorben sind oder weil das Verhältnis zu zerrüttet ist. Oder es erscheint erwachsenen Stotternden leichter, die Gespräche zur eigenen Stottergeschichte mit den Großeltern zu beginnen. Auf jeden Fall lohnt es sich, nach anderen Familienmitgliedern Ausschau zu halten, die für Gespräche bereit sind. Der Blick aus der Sicht der Geschwister, sofern es welche gibt, wäre dabei ausgesprochen hilfreich. In diesem Fall können die Gespräche zu den Themen 3 und 4 mit den Geschwistern geführt werden. Diese können Auskunft darüber geben, wie sie das Stottern erlebt haben und welche Sprecherrolle der Klient als Kind oder Jugendlicher aus Sicht der Geschwister früher eingenommen hat. Die Geschwister können gegebenenfalls auch Rückmeldungen über bereits wahrnehmbare (therapiebedingte?) Veränderungen geben. Der Stotternde kann seinerseits über seine Stottertherapie berichten und mitteilen, was für ihn dabei zurzeit bedeutsam ist.

Gespräche mit den eigenen Kindern und dem Partner

Der Stottertherapeut unterstützt den Klienten darin, im täglichen Umgang mit seinem (Ehe-)Partner und den eigenen Kindern eine möglicherweise noch bestehende Tabuisierung des Stotterns zu beenden. Es würde den Behandlungserfolg gefährden, wenn der Klient die therapeutischen Zielsetzungen aus den Veränderungsbereichen 1 bis 8 im engsten familiären Bereich nicht offen legt. Um dem vorzubeugen, kann der Therapeut seinen Klienten anregen, über folgende Fragen nachzudenken: Worüber wäre es gut (bezogen auf unsere Therapie) in Ihrer Familie/Partnerschaft zu berichten? Welche Themen/Inhalte sind Ihnen noch unangenehm? Wollen Sie daran etwas ändern? Was könnten Sie ausprobieren?

Für den Stotternden bieten sich folgende Maßnahmen an, die er im Kreis seiner Familie durchführen kann:

- gründliche Information zum Stottern
- gründliche Information zur Therapie
- Besprechen / Vorlesen von Informationsmaterialien aus dem Bereich der Stottertherapie
- Anschauen von Aufklärungsfilmen (Videos/ DVDs) zum Stottern (s. u.)
- Demonstration der eigenen Stottersymptome (alle körperlichen und akustischen Einzelheiten mit Absicht vormachen)
- Desensibilisierung der Familienmitglieder: sie werden zur Imitation des Stotterns ermutigt
- Stotterspaziergänge im Alltag (Einkaufen in Geschäften) mit Partner/Kind durchführen

Gespräche mit Freunden und Bekannten

Die oben aufgeführten Überlegungen gelten alle auch für die Auseinandersetzung mit Freunden und Bekannten. Erwachsene Stotternde, die sich vor offenen Gesprächen zum Thema „Stottern" fürchten, sind in der Regel noch nicht ausreichend desensibilisiert (s. Kap. 2). Van Riper betont die Wichtigkeit derartiger Gespräche, da Freunde oft an alten Verhaltensmustern festhalten und damit die Anwendung neuer Kommunikationsstrategien, die in der Therapie gelernt wurden, gefährden: „Alte Bekannte mögen erfreut sein, wenn sie die neue Sprechflüssigkeit wahrnehmen, aber sie reagieren in vieler Hinsicht so, als sei die Person weiterhin der Stotternde, den sie schon immer gekannt haben. Sie sprechen für ihn (statt ihn selbst sprechen zu lassen; Erg. des Verf.). [...] Ihre Einstellungen zeigen, dass sie, wie eh und je, das Stottern erwarten, andererseits aber überrascht sind, wenn es nicht auftritt." (van Riper 1973, S. 350; freie Übersetzung des Verf.)

Der Therapeut sollte in der Therapiestunde mit dem Betroffenen erarbeiten,

- bei welcher Person Gespräche über Stottern und die Therapie bereits anstehen,
- welche Informationen an den Freund / Bekannten im Einzelnen vermittelt werden sollen
- und welche spezifischen Fragestellungen sich für das einzelne Gespräch ergeben (z.B: Wie hast Du mein Stottern bisher erlebt? Gibt es Beobachtungen, die Du mir mitteilen möchtest? Haben sich im Laufe der Therapie bereits Veränderungen ergeben?)

Gespräche mit Arbeitskollegen und Vorgesetzten

Aus der Sicht von Arbeitskollegen und Vorgesetzten wird das Stottern eines Kollegen allemal wettgemacht durch eine Vielzahl positiver Verhaltensmerkmale, die ihn ansonsten auszeichnen: Ausdauer und Disziplin, hohe Leistungsbereitschaft und Anpassungsfähigkeit, große Verlässlichkeit und anhaltende Gründlichkeit – all das wird an Stotternden oft geschätzt. Wegen ihres beruflichen Engagements, ihrer Freundlichkeit im Kontakt, ihrer Geduld als gute Zuhörer und manchmal auch wegen ihres nur selten gezeigten Widerspruchsgeistes erfreuen sie sich als Mitarbeiter großer Beliebtheit. Auch wenn diese Charakterisierung fast wie ein Klischee klingen mag – viele solcher Stotternden sind mir in meiner Praxis begegnet. Stottern macht eben nicht automatisch erfolglos, wie viele meinen. Stottern kann auch zur Ausbildung von Fähigkeiten führen, die im Berufsleben zählen (vgl. S. 113). Trotzdem müssen berufstätige Stotternde aufpassen, dass sie in ihrer Karriereentwicklung nicht stecken bleiben, beispielsweise weil sie wegen ihres Stotterns vor Führungsaufgaben zurückschrecken und sich nicht in der Lage fühlen, Gruppen zu leiten und Entscheidungen in Teams durchzusetzen. In der Stottertherapie gehören diese Themen auf die Tagesordnung, spätestens wenn es um die Stärkung kommunikativer Fähigkeiten (s. Kap. 5) oder Durchsetzungsstrategien der Selbstsicherheit (s. Kap. 6) geht. In einem Personalentwicklungsgespräch, das der Stotternde für sich einfordern kann, lässt sich mit dem Vorgesetzten klären, ob und in welcher Weise neue berufliche Tätigkeitsbereiche übernommen werden könnten und welche beruflichen Fortbildungen sich für eine gezielte Weiterqualifizierung nutzen ließen. In diesem Zusammenhang sollte sich der Stotternde getrauen, über sein Stottern gezielt zu informieren und Unsicherheiten, die bei Kollegen und Vorgesetzten in Stottersituationen auftreten, durch entlastende Handlungshinweise auszuräumen. Hier gilt, was Beneken (2001, S. 22), betont: „Je mehr Betroffene auf die sozialen Folgen ihrer Sprechstörung aufmerksam machen und sich in der für sie relevanten Gruppe outen, um so besser wird sich die Umgebung in das Stottern einfühlen können." Gelingt es dem Stotternden in eigener Sache klärend und hilfreich aufzutreten, wird ihm das zweifellos Respekt und Anerkennung einbringen.

Vorbereitung der Gespräche

Alle Gespräche, die Stotternde mit ihren Bezugspersonen durchführen möchten, können in der Therapiestunde vorbereitet, durch therapeutische Hausaufgaben vertieft und in ihren Handlungsabläufen und Inhalten mit Hilfe von Rollenspielen erprobt werden. Für manche Stotternde ist es hilfreich, sich ein paar Merkpunkte für die Gesprächsführung zu vergegenwärtigen. Im Arbeitsbogen 17 (s. S. 206) finden sich hierzu praktische Tipps.

Aufklärungsmaterialien zum Stottern

Der erwachsene Stotternde kann die Wirkung seiner Gespräche mit Familienmitgliedern, Freunden, Bekannten und Arbeitskollegen durch gezielte Weitergabe schriftlicher Informationsmaterialien, Videos und DVDs zum Stottern vertiefen. Mit der Suche nach geeigneten Materialien weitet sich der Blick auf die Kommunikationssituation, in der sich die Gesprächspartner befinden. Die Bundesvereinigung Stotterer-Selbsthilfe e.V. (www.bvss.de) hält eine Reihe an Aufklärungsfilmen, Flyer und Infoschriften bereit, die den wechselseitigen Dialog anregen und „Orientierungshilfen für Angehörige und FreundInnen" (Schindler 1998) darstellen.

Methoden zur Modifikation des Interaktionsverhaltens: Therapeutische Veränderungsarbeit mit Bezugspersonen

Im Folgenden geht es um Interventionen, die eine Veränderung des Interaktionsverhaltens von Bezugspersonen vorbereiten und einleiten, und die sich beim Stotternden im Sinne einer Verflüssigung seines Sprechens und seiner Kommunikation auswirken können. Im Mittelpunkt stehen dabei vor allem vertraute Mitmenschen aus dem unmittelbaren Lebensumfeld des Klienten.

Bewusstsein für veränderungswürdiges Interaktionsverhalten in der eigenen Herkunftsfamilie schaffen

Geht es tatsächlich darum, gezielt auf Bezugspersonen Einfluss nehmen zu müssen? Oder sollte der Stotternde vielmehr lernen, sich mit den Bedingungen seiner Lebensgeschichte zu versöhnen und sich besser an die aktuellen Kommunikationsbedingungen seines Alltags anzupassen? Wie sehen elterliche Handlungsweisen aus, die inakzeptabel sind? Welches Kommunikationsverhalten wünscht sich der Klient stattdessen?

Gespräche über die Kindheit, über das Verhalten der eigenen Eltern und deren Umgangsweisen mit dem Stottern führen zu wollen, erweist sich nicht immer als einfach. Manche erwachsene Klienten sehen keine Notwendigkeit zu derartigen Gesprächen, sie erinnern nur positive Aspekte aus dem häuslichen Lebenszusammenhang von Eltern, Großeltern und Geschwistern.

Andere berichten, wie belastend die gegenseitige Bezugnahme war, und dass es allen Familienmitgliedern unmöglich schien, das Thema Stottern überhaupt anzusprechen. Die Tabuisierung des Stotterns ging in manchen Familien so weit, dass Überlegungen zu gezielten Fördermaßnahmen oder Therapien erst gar nicht angestellt wurden. (Glücklicherweise existieren heute bereits für stotternde Vorschulkinder hervorragende Behandlungskonzepte; vgl. Sandrieser u. Schneider 2008.) Viele stotternde Erwachsene bewegen sich im Elternhaus noch immer angespannt und sprechunsicher, obwohl sie in anderen Lebenszusammenhängen längst Sicherheit und Kommunikationskompetenz errungen haben. Oft sind stotternde Erwachsene im Elternhaus eben noch immer die Kinder, die sie einst waren – deswegen verändert sich das Stottern im System der Familie und in den Gesprächen mit den eigenen Eltern meist als letztes.

- ***Beobachtungsaufgaben***

  Um das Interaktionsverhalten in der eigenen Familie genauer besprechen zu können und dabei die Bedeutung des Stotterns zu analysieren, bietet es sich an, den stotternden Erwachsenen erst einmal grundsätzlich für elterliches Erziehungsverhalten zu sensibilisieren. Dazu nutze ich beispielsweise In-vivo-Sitzungen, bei denen ich mit meinem Klienten auf einer Bank am Springbrunnen sitze, am Spielplatz oder Park. Wir betrachten die Väter und Mütter, wie sie den Umgang mit Wasser, Sand und Bewegungslust der Kinder „regeln". Jetzt gelingt es dem Klienten – was ihm im Behandlungsraum kaum möglich war –, eigene kindliche Erlebensweisen zu aktivieren, schmerzliche Ereignisse zu erinnern und sich im Gespräch jenen elterlichen Erziehungsrahmen zu vergegenwärtigen, der die eigene Lebenswelt geprägt hat. Sehr bewegende Einsichten lassen sich auch durch einfache Beobachtungsaufgaben initiieren, die im öffentlichen Raum durchgeführt werden können. Peter beispielsweise, 28 Jahre, der Berlin noch nie verlassen hatte, und für Fahrten in der Stadt sein schützendes Auto nutzte, erhielt die Aufgabe, eine kleine Rundreise mit der S-Bahn für mindestens eine Stunde zu unternehmen und dabei im Abteil Menschen und ihre Beziehungen zueinander zu beobachten. Anschließend sollte er seine Eindrücke notieren (siehe den folgenden wörtlichen Ausschnitt aus seinen Aufzeichnungen).

„Als der Zug angekommen war und ich einstieg, durchlebte ich eine emotionale Reise. Der Zug war zu diesem Zeitpunkt kaum besetzt. Ich setzte mich trotzdem hin, wo Menschen waren. Ich hatte einen Fensterplatz. Ich habe mit jedem, der in meiner Umgebung saß, kurz Blickkontakt aufgenommen. Mir ging es zu diesem Zeitpunkt noch gut. Nach zwei Stationen stieg eine Familie ein. Sie setzten sich in meine Nähe. Die Kinder waren im Vorschulalter und waren ziemlich laut. Ab diesem Zeitpunkt fing alles an. Mit zunehmender Lautstärke der Kinder überrollte mich ein Gefühl von Wut und Unverständnis. Ich guckte die Eltern an und fragte mich, warum sie die Kinder einfach nicht in den Griff bekommen. Hinzu kam noch, dass jetzt immer mehr Personen einstiegen und es alles enger und irgendwie hektischer wurde. Mittlerweile konnten die Kinder ruhig sitzen, was schon mal ein Fortschritt war und meine Emotionen sich auch etwas beruhigten. Ich guckte mir im Laufe der Zeit alle Menschen genau an und versuchte mich zu entspannen, währenddessen ich mir auch was von der Natur anguckte. In mir kam der Gedanke auf, wie es wohl sein mag, wenn ich weiter wegfahren würde und auf mich alleine gestellt bin. Der Gedanke daran war schon komisch aber auch spannend. Dann fing eines der Kinder an, ein frei erfundenes Märchen zu erzählen und der Vater hörte aufmerksam zu, währenddessen die Mutter seelenruhig in ihrem Buch gelesen hat. Meine Emotionen gingen immer mehr hoch. Das Kind hat bestimmt 20 Minuten ununterbrochen geredet. Mittlerweile war der Zug sehr voll besetzt. Ich war irgendwie wütend, dass das Kind nicht zur Ruhe kam. Ich guckte die Eltern an und wollte sie schon anschreien, weil ich es für eine Frechheit hielt, dass sie ohne Rücksicht auf die anderen das Kind immer mehr und immer lauter reden ließen. Nach einiger Zeit des

Hinschauens und Hinhörens überkam mich ein anderes Gefühl. Ich wurde unheimlich traurig. So traurig, dass ich mit meinen Tränen kämpfte. Was war passiert? In mir kam der Gedanke auf, dass ich auch gerne Eltern gehabt hätte, die mir zuhören und mir Zuneigung geben. Gleichzeitig war es auch schön zu sehen, wie Eltern mit ihren Kinder umgehen, und mich hat das laute Gerede gar nicht mehr gestört. Ich habe es einfach genossen, zuzuhören und aus dem Fenster zu gucken. Trotzdem war ich ein wenig traurig, weil ich so was nicht miterlebt habe als Kind oder als Jugendlicher. Was hatte ich doch für eine beschissene Kindheit. Wie konnte man mir das alles nur antun, oder besser gesagt, wie kann man Kindern so etwas überhaupt antun. Nach einiger Zeit stieg die Familie schließlich aus, und es war merklich ruhiger. Der Zug wurde insgesamt leerer, und ich kam auch wieder zu mir. Ich lief ein wenig im Zug rum und setzte mich neben eine Frau. Ich guckte wieder aus dem Fenster und war total entspannt und grinste vor mich hin. Ich fühlte mich auf einmal richtig wohl. Nach einer Stunde Fahrt stieg ich S-Bahnhof Wedding aus und fuhr erstmal etwas essen."

- ***Analyse von Umgangsweisen mit dem Stottern in der eigenen Herkunftsfamilie***

  Manchmal haben Stotternde jahrelang unter den Reaktionsweisen ihrer Eltern bzw. anderer Familienmitglieder gelitten – beispielsweise unter Ermahnungen und Unterbrechungen oder Ungedulds- und Peinlichkeitsreaktionen. Jetzt endlich wollen sie ihnen „einmal so richtig den Kopf waschen", ihnen die Meinung sagen und sich vehement abgrenzen. Therapeuten sollten dieses Aufbegehren unterstützen und die beginnende Selbstbehauptung fördern. Allerdings wissen wir, dass erwachsene Kinder aus ihrer Betroffenheit heraus vielfach nur die eigene Sichtweise auf ihr Leiden wahrnehmen und die Position der Eltern in ihrer Hilflosigkeit dem Stottern gegenüber anfangs kaum reflektieren. Manchmal haben sich auch feste Überzeugungen bei erwachsenen Stotternden herausgebildet, die nicht stimmen, beispielsweise, dass Mitmenschen typischerweise über ihr Stottern lachen würden. (Bei der Auswertung der In-vivo-Arbeit werden einige solcher Fehleinschätzungen deutlich.) Deswegen kann es ausgesprochen hilfreich sein, vor den Klärungsgesprächen mit einzelnen Familienmitgliedern eine genauere Bestandsaufnahme von deren Reaktionsweisen auf das Stottern zu machen, d.h. genauer zu beobachten, wie sie im Kommunikationsablauf konkret reagieren. Hierzu kann der Arbeitsbogen 18 (s. S. 207) genutzt werden.

Aushandeln von Unterstützungen und Verhaltensregeln

Wenn es gelungen ist, durch wiederholte Beobachtungen zu klären, was ungerechtfertigte Vermutungen waren, und was tatsächlich als veränderungswürdiges Interaktionsverhalten bei Bezugspersonen erachtet werden kann, gilt es nun in der Therapiestunde über Veränderungsstrategien nachzudenken: Mit welchen Interventionen hat der Stotternde eine Chance, bei seinen Eltern, Familienmitgliedern, Kollegen oder beim Partner ein unterstützendes Verhalten zu etablieren, das einen leichteren Umgang mit dem Stottern ermöglicht?

Es stehen beispielsweise folgende Möglichkeiten zur Verfügung:

- Gemeinsame Gespräche mit ausgewählten Bezugspersonen: Der Stotternde erörtert, welches Unterstützerverhalten er sich in Bezug auf die Therapie und den direkten Umgang mit dem Stottern von seinem Gegenüber wünscht.
- Kritikgespräch: Der Stotternde teilt mit, was ihn stört, und dass er zukünftig nicht mehr gewillt ist, dieses oder jenes Bezugspersonenverhalten stillschweigend über sich ergehen zu lassen.
- Arbeitstreffen: Der Stotternde unterbreitet konkrete Vorgaben, ggf. an Hand schriftlicher Vorschläge, die ein unterstützendes Interaktionsverhalten der Bezugsperson in spezifischen Kommunikationssituationen betreffen.

- Planungsgespräche über ein zeitlich begrenztes Veränderungsprojekt: Mit dem Partner wird beispielsweise ausführlicher diskutiert, wie dieser seine dominante (aus seiner Sicht unterstützende) Sprecherrolle in bestimmten Alltagssituationen aufgeben kann; ggf. werden Übungen mit entsprechenden Rückmeldungen festgelegt.
- Schriftliche Vereinbarungen: Bleiben Klärungsgespräche wiederholt unergiebig, werden beispielsweise für den Arbeitsplatz (ggf. in Absprache mit dem Vorgesetzten) schriftliche Vereinbarungen getroffen, an die sich Mitarbeiter und Kollegen (bezogen auf das Stottern des Betroffenen und sein Kommunikationsverhalten) zukünftig verbindlich halten wollen.
- Einleitung rechtlicher Schritte: Kommt es wegen des Stotterns zum Mobbing, werden diese Vorfälle juristisch verfolgt (vgl. Kasten).

> ***Mobbing***: Manchmal berichten stotternde Erwachsene von Spott und Ironie, Beschimpfungen und auch tätlichen Angriffen, die sie wegen des Stotterns durch ihre Mitmenschen erleiden mussten (vgl. Benecken u. Schindler 2004). Dem Mobbing muss Einhalt geboten werden (vgl. Schuster 2006)! Stotternde können in der Therapie lernen, sich gegen Übergriffe und negative Bezugnahmen zu wehren: In Rollenspielen und Selbstbehauptungsübungen lässt sich ein angemessenes Verteidigungs- und Duchsetzungsverhalten festigen (s. Kap. 5 und 6). Neben dem individuellen Training sozialer Fertigkeiten geht es dabei immer auch um eine Immunisierung gegen die kollektiven Vorurteile, für die am besten ein gruppentherapeutisches Setting gewählt werden sollte (vgl. Benecken 2005, S. 47). In der Arbeit mit Kindern sind bereits geeignete Wege beschritten worden (vgl. die von Sandrieser u. Schneider [2008] beschriebenen Interviewprojekte und Schulklassenbesuche sowie die gruppentherapeutische Arbeit von Katz-Bernstein und Subellok [2002]). Richtungsweisend für eine Öffentlichkeitswirksame Aufklärung ist auch die seit Jahren erfolgreiche Kampagne der Bundesvereinigung Stotterer-Selbsthilfe e.V. mit ihrem Projekt „Stottern und Schule".

Der Klient kann die hier aufgeführten Gesprächssitzungen in Eigenregie durchführen. Oder die Bezugspersonen können gezielt zu einzelnen Therapiesitzungen eingeladen werden: Gemeinsam mit dem Stottertherapeuten, der die Interaktion zwischen Bezugsperson und Stotterndem analysiert (gegebenenfalls mit Videorückmeldung), lassen sich sinnvolle Verhaltensvorschläge erarbeiten und wechselseitig aufeinander abstimmen. Dabei ist das Augenmerk auch auf solche Kommunikationsanforderungen (z.B. Telefonieren) zu richten, die der Stotternde regelmäßig vermeidet, und deren Erledigung er stillschweigend seinem Partner überlässt, wodurch dieser (unbeabsichtigt) zur Verfestigung des sozialen Vermeidungsverhaltens beiträgt. Manchmal bietet es sich bei ausgewählten Bezugspersonen an, im Rahmen von In-vivo-Sitzungen einen Hausbesuch (oder Besuch auf der Arbeitsstelle) durchzuführen. Ein Beispiel einer größeren Zusammenkunft von Bezugspersonen (Abendveranstaltung im Hause des Klienten mit ca. 15 Teilnehmern) findet sich an anderer Stelle (Wendlandt 1975, S. 99).

Verstehen statt Anklagen

Manchmal ist es erforderlich, Stotternden zu helfen, einen noch stärkeren Perspektivwechsel vorzunehmen: Statt das Leid, das mit dem Stottern verknüpft ist, nur der eigenen Lebensgeschichte zuzuordnen und sich als Opfer beispielsweise unverständiger Eltern zu sehen, kann es für den Aufbau kooperativer Interaktionsformen im gegenwärtigen Erwachsenenleben nützlich sein, wenn der Klient die Rolle der Kommunikationspartner nachzuempfinden vermag. Er erkennt dann, dass manche Stotterform für das Gegenüber ein stark verunsicherndes Kommunikationsangebot dargestellt hat, welches den Gesprächspartner überfordert und seine Spontaneität in der Kommunikation beeinträchtigt hat. Die Auswirkungen des eigenen Stotterns auf das Kommunikationsverhalten des Gegenübers sollten ebenso akzeptiert werden, wie das Stottern selbst akzeptiert werden muss. „Akzeptanz des Stotterns", ein zentrales Thema der Non-avoidance-Therapien (vgl. van Riper 1973), hat also eine dialogische Perspektive, umfasst immer auch die Seite des Gegenübers. Gelingt dem Stotternden ein solcher Perspektivwechsel, sind selbstkritische Fragen nicht mehr weit: „Ich erwarte ganz selbstverständlich, mein Gesprächspartner müsse mich geduldig ausreden lassen, dürfe bei langen Blockaden keine Wörter vorsagen, müsse Blickkontakt halten, geduldig nachfragen und insgesamt gelöst und unbefangen reagieren. Warum eigentlich sollten die Mitmenschen unbefangener mit dem Stottern umgehen können als ich es kann?"

Der Perspektivwechsel hilft dem Stotternden, eigenes Gekränktsein zu relativieren und die geplanten Veränderungsinterventionen bei den Bezugspersonen mit größerer Gelassenheit in Angriff zu nehmen. Der Stottertherapeut sollte in diesem Zusammenhang darauf achten, ob beim Klienten eine (unbewusste) Tendenz besteht, Stottern situativ im Sinne eines Schutzmechanismus' einzusetzen, um sich möglichen Anforderungen zu entziehen bzw. um sich Rücksichtnahme zu sichern (Stottern als „Alibi", vgl. Schoenaker 1978, 1981; siehe auch „Funktionalisierung des Stotterns" bei Sandrieser und Schneider 2008). Die Erörterung dieses Themas ist wichtig, um Stotternde auf ein „heißes Eisen" in der Diskussion mit Bezugspersonen vorzubereiten: Diese kündigen nämlich manchmal am Ende eines Klärungsgespräches an, falsche Rücksichtnahme wegen des Stotterns nun aufgeben zu wollen (z.B. keine Telefongespräche mehr zu übernehmen), nachdem sie sich vom Voranschreiten der Therapie überzeugen konnten und die „Erlaubnis" zu einem unbefangenen Umgang mit dem Stottern erhalten haben. Bezugspersonen sprechen damit ein Rollenverhalten des Stotternden an, das er gegebenenfalls bisher selbst so nicht wahrgenommen hat, das ihm nun durchaus peinlich sein könnte, und das er sich und anderen öffentlich so (noch) nicht eingestehen konnte.

Zunahme von Partnerschaftskonflikten durch Stottertherapie

Veränderungen, die der Klient erreichen konnte, stoßen nicht zwangsläufig bei allen Bezugspersonen auf Gegenliebe. Stottertherapeuten müssen damit rechnen, dass es insbesondere dem Partner schwer fallen kann, mit der Zunahme an Expressivität und kommunikativer Sicherheit beim Klienten fertig zu werden. Der Partner hat sich auf eine stotternde Person eingelassen, bei der von vornherein klar war, wer in der Öffentlichkeit den Ton angibt, und wer ein Handicap hat. Nun, wenn die Therapie gut gelaufen ist, verfügt der Stotternde über reichlich Erfahrung in Bezug auf Selbstreflexion und Analyse zwischenmenschlicher Probleme. Der Partner erhält hingegen während der Therapiezeit keine Unterstützung für seine persönliche Weiterentwicklung. Für ihn kann es eine große Verunsicherung bedeuten, wenn der Stotternde mit der Verwirklichung neuer Lebensschritte beginnt, selbstsicher Ansprüche an seine Mitmenschen stellt, die er ihnen gegenüber so bisher nicht zu äußern wagte, und wenn er nun eine stärkere Eigenständigkeit bei der Gestaltung seines tagtäglichen Lebens einfordert. Dieser Wandlungsprozess kann vom Lebenspartner nur bewältigt werden, wenn er mit dem Stotternden zusammen die Basis ihrer gemeinsamen Beziehung verbreitert, und wenn beide zu einer Weiterentwicklung und Neudefinition ihrer Liebesbeziehung gelangen (vgl. oben: Veränderungsbereich 8, S. 116 f).

Probleme, die durch therapeutisch eingeleitete Veränderungsprozesse beim Stotternden ausgelöst werden, kann es allerdings nicht nur in Partnerschaften, sondern auch in Familiensystemen geben. So torpedieren manchmal Partner und Kinder die Therapieziele des Klienten, um das eingespielte Gleichgewicht zwischen den Mitgliedern im Familiensystem zu bewahren. Die folgende Aufzeichnung einer 38-jährigen Klientin (Tonbandabschrift) illustriert diesen Sachverhalt: Heftige Widerstände der beiden Söhne und ihres Mannes während einer gemeinsamen Reise signalisieren, dass sie ihre Mutter bzw. Ehefrau in ihrer bisherigen Sprecherrolle als eher schweigende und kommunikationsvermeidende Person belassen wollen.

Sabine: „Mein Motto der zwei Wochen Ferien war 'Schweigen ist Silber, Stottern ist Gold', zusätzliches Lernziel, sehr viel weiches Stottern einsetzen. Dies ist mir leider nicht gelungen, weil ich schon am zweiten Tag ermahnt wurde von meinen Söhnen. Diese Art des Sprechens war für sie ungewohnt. Ich wurde sehr nachdenklich. Klar, es war ungewohnt, denn eigentlich zu Hause zeige ich überhaupt nicht mein Stottern, vermeide sehr viel, finde viele Ersatzwörter, oder sage, 'ach, du weißt schon was ich meine'. Die Ablehnung zeichnete sich schon zu Hause ab. Ich habe es aber nie so ernst genommen. Wenn sie sich ein Band frühmorgens von mir angehört haben, was ich ihnen so diktiert habe für den Tag, da habe ich ja einige Sprechübungen angewandt, und abends hörte ich dann immer, 'das war eine Zumutung', sich dieses Band anzuhören bis zu Ende. Auch als ich einmal bei der Ärztin weiches Stottern angewandt habe, weil ich genau wusste, dass ich nicht 'Reitlager' und 'Sonntag' sagen kann, wurde ich gleich am nächsten Tag ermahnt. Die Diskussion ging dahin, dass, wenn ich eine Therapie mache, ich dann doch nicht absichtlich stottern müsste, sondern eigentlich müsste der Therapeut für jedes Symptom einen Euro verlangen, so würde er doch reich werden, nicht wahr. Mir wurde jetzt klar, dass ich in schwierigen Sprechsituationen immer meine Familie reden gelassen habe, sei es meinen Mann oder meine Kinder. Und das konnte ich gut, ohne dass sie es merken. Schon als kleine Jungen mussten meine Söhne an der Fleischtheke sagen, was wir haben wollten. Das ist nur ein Beispiel von vielen Beispielen. Tja, und mein Mann erzählt mir immer, dass ich überhaupt kein richtiger Stotterer bin. Ja, warum sagt er das eigentlich? Weil er auch kaum Situationen miterlebt, wo ich jämmerlich versage, wo ich mir so minderwertig vorkomme, so hilflos. Tja, früher vor 17 Jahren, wo ich meinen Mann kennen gelernt habe, hatte ich ja auch eine Methode, wo ich mich einfach für eine Zeit lang von meinem Stottern verabschiedete. Ich hatte festgestellt, als Jugendliche, wenn ich eine bestimmte Menge Alkohol getrunken habe, dass mein Stottern dann weg ist, dass ich dann sprechen kann. Die Menge des Alkohols wurde natürlich immer mehr. Selbstverständlich wende ich diese Methode heute nicht mehr an. Aber zurück zum Urlaub! Das Motto ‚Schweigen ist Silber, Stottern ist Gold' war hier genau richtig. Nur das weiche Stottern, das musste ich natürlich jetzt weglassen. Also beschloss ich, bei jedem Symptom, was auftritt, es zuzulassen, nicht mehr zu vermeiden. Und auch meine Bestellung selbst aufzugeben, nicht meinen Mann für mich bestellen zu lassen. Ich legte so einige Spielregeln für mich fest, z.B. bei den geführten Wanderungen mich immer mit Leuten zu unterhalten, ein Gespräch mit ihnen zu führen, und dabei ist Stottern erlaubt. Wenn meine Familie dann nicht in der Nähe ist, kann ich ja ganz beruhigt weiches Stottern einsetzen. Bei den anderen Sachen, z. B. bei einer Essensbestellung im Lokal, da muss ich halt eben mein Stottern zeigen, so dass sie mitbekommen, was eigentlich Stottern ist. Nur so können sie den Unterschied zwischen hartem Stottern und weichem Stottern feststellen. Am vorletzten Tag haben wir noch eine geführte Bergwanderung mitgemacht. Ich habe mein Stottern zugelassen und habe dort auch viel weich gestottert, weil die Jungens sowieso vorneweg gelaufen sind mit meinem Mann. Aber im Café auf der Rücktour war dann aber das entscheidende Erlebnis für mich und meine Familie. Sonst waren wir ja nur zu viert bei einer Bestellung im Restaurant. Nun saßen wir alle um einen Tisch und das zehn Mann. Und ich überlegte lange, ob ich mir einen Cappuccino bestelle oder nicht, weil ich ja wusste, dieses schreckliche Wort kannst du sowieso nicht ohne Stottern aussprechen. Ich bestellte mir nun einen Capuccino und dieser Capuccino kam nun natürlich total 'gut' herüber. Der Kellner hat überhaupt nicht verstanden, was ich haben wollte und fragte mich, ob ich einen Kakao haben möchte. Das musste ich natürlich verneinen, ich wollte ja einen Capuccino. Also setzte ich noch mal an, und das Wort wurde gestottert und noch viel schlimmer. Ich spürte die Blicke von meiner Familie, das Entsetzen, und natürlich auch Blicke von den anderen Leuten, mit denen ich mich eigentlich immer gut unterhalten hatte während der Wanderungen und immer das weiche Stottern angewandt hatte. Demzufolge kamen die Symptome bei ihnen ja nicht mehr mit so viel Kraft rüber, mit so viel Anstrengung, und die Härte der Symptome war auch weg. Das Erlebnis im Café wurde abends beim Grillen noch einmal ausgewertet. Der Jüngste fing von sich aus damit an. Das Stottern wurde zum Thema. Sie haben die Kraft richtig wahrgenommen, diese Kraft beim Stottern, diese Anspannung, die ich habe. Und mir wurden Ratschläge gegeben. Ich sollte doch erst mal Luft holen, denn ich halte ja die Luft an. Und sogar mit den Augen, die schließe ich ja laufend, wenn ich so stottere. Und, was haben sie noch selbst gespürt? Das habe ich gefragt. Der Jüngste musste es selber ausprobieren und fand sogar heraus, dass man die Bauchdecke beim Stottern anspannt und dass der Kiefer total verspannt ist, und dass man mit weniger Kraft eigentlich viel besser sprechen kann. Er äußerte auch, dass Stotterer eigentlich sehr gute Bauchmuskeln haben müssen. Die Bauchmuskeln müssen sehr gut trainiert sein. – Während des Urlaubs habe ich auch viel nachts geträumt von der Vergangenheit, von dem Haus in dem wir in Klein-Machnow gewohnt haben, von meiner ehemaligen Freundin, von meiner Tante, zu der wir schon lange keinen Kontakt mehr haben. In der Nacht bin ich auch zweimal aufgewacht, weil ich geweint habe, ich spürte noch die Tränen in meinen Augen....

Der Klientin ist es gelungen, ihr expansives Sprechverhalten mutig zu erproben und gleichzeitig bei ihren Familienmitgliedern Einstellungsänderungen bezüglich des Stotterns anzustoßen. Sie war in der Lage, sich in der Therapie Unterstützung für den Veränderungsprozess im Familiensystem zu holen. Statt im Ärger und in der Wut über die Unbeweglichkeit der Familienmitglieder stecken zu bleiben, erkannte sie, dass sie sich selbst jahrelang in der Rolle der sprechvermeidenden Person leidlich wohl gefühlt hatte und so ihre Söhne und ihr Mann zu einem einvernehmlichen Rollenarrangement gekommen waren, das unter anderem darin bestand, sie vor 'gefährlichen Sprechaufgaben' zu schützen. Manchmal gelingt es in der Stottertherapie, alle Beteiligten bei einer neuen Definition ihrer Rollen zu unterstützen und die Konflikte und Spannungen in der Familie als Chance für einen Neuanfang zu nutzen. Familientherapeutische Interventionen sind hierbei ausgesprochen hilfreich (vgl. Heekerens 2005, Schlippe 2007, Cierpka 2008). Es kommt aber manchmal auch vor, dass sich Klienten in einer solchen Situation zu einer Trennung entschließen, um nicht wieder in eine passive Stottererrolle oder einen depressiven Rückfall zu geraten.

Wenn Partner, ein Elternteil oder die eigenen Kinder stottern

Manche stotternde Erwachsene haben in ihrer Familie einen nahen Anverwandten, der selbst stottert. Hier kann es außerordentlich wichtig sein, die jeweilige Bezugsperson zu gegebener Zeit in den Therapieprozess einzubinden: Den stotternden Vater beispielsweise, der die Therapie seines Sohnes als völlig überflüssig erachtet, weil er selbst ohne fremde Hilfe gut durchs Leben gekommen ist. Den stotternden Ehepartner, der mit ängstlicher Erwartung auf die Therapiefortschritte seines Liebsten schielt, weiß er selbst doch noch nicht, ob er sich auch auf das Abenteuer Therapie einlassen sollte. Oder das stotternde Kind, das mit großer Anteilnahme miterlebt, wie Vater oder Mutter dem Stottern zu Leibe rücken. (Manchmal kommen stotternde Erwachsene gerade dann in Therapie, wenn die Geburt ihres Kindes bevorsteht oder ihr Kleinkind gerade zu sprechen beginnt und ein mögliches Stottern droht.) Mit dem Blick auf das Stottern eines nahen Verwandten erweitert sich für den Klienten noch einmal die Perspektive auf den eigenen Therapieprozess und gibt dem Therapeuten Hinweise, wie sich Motivation und Mitarbeitsbereitschaft seines Klienten stärken lassen.

Abschließende Bewertung

Stottern löst beim Betrachter und Zuhörer eine Vielzahl an Eindrücken aus, die mit unterschiedlichen Empfindungen, Gedanken, Vermutungen, aber auch mit sichtbaren eigenen Körperreaktionen einhergehen. Stotternde müssen in der Therapie lernen, diese Auswirkungen ihres Stotterns vor allem auf jene Bezugspersonen wahrzunehmen, mit denen sie in engerer Beziehung stehen. Dabei gilt es, beim erwachsenen Betroffenen die Erkenntnis zu wecken, dass er selbst für das jeweils aktuelle kommunikative Interaktionsgeschehen mitverantwortlich ist. Wird dies akzeptiert, können in der Therapie und therapeutischen Eigenarbeit fruchtbare Entscheidungen gefällt werden, beispielsweise wie sich Bezugspersonen am besten in die Veränderungsarbeit einbeziehen lassen. Für die meisten Stotternden steht dabei die Arbeit mit den Eltern, Geschwistern, dem Lebenspartner bzw. den eigenen Kindern im Vordergrund. Im letzten Kapitel zu den *neun Veränderungsbereichen der Stottertherapie* wurden hierzu methodische Vorschläge unterbreitet. Auch für die schwierige Aufgabe, bei oft jahrelang tabuisiertem Stottern einen guten Gesprächseinstieg zu finden, wurden konkrete Hilfen vorgestellt.

III. Kombination, Auswahl und Schwerpunktsetzung von Behandlungsmaßnahmen

Im folgenden Teil geht es zunächst um die Kombination der neun Veränderungsbereiche und die Abfolge und Dauer der jeweils zugeordneten therapeutischen Maßnahmen. Anschließend werden Überlegungen zur Notwendigkeit von Schwerpunktsetzungen in der Erwachsenentherapie des Stotterns angestellt. Es folgen Hinweise für die Struktur, die Inhalte und den Ablauf von Therapiesitzungen, die durch Beispiele illustriert werden. Das dann folgende Kapitel betont die Notwendigkeit, ein lang tradiertes Vorurteil zu brechen und Modifikationstechniken durchaus parallel mit Fluencyshaping-Techniken in der Therapie einzusetzen. Warnende Hinweise schließen sich an, die Fortdauer der erzielten Sprechflüssigkeit nicht durch das Einstellen von Desensibilisierungsmaßnahmen zu gefährden. Zum Abschluss wird noch einmal die Wichtigkeit integrativer Vorgehensweisen betont: am Beispiel sprech- und stotterspezifischer Veränderungstechniken wird aufgezeigt, dass dem Stotternden über die Gesamtdauer der Behandlung immer mehrere Sprech- und Stotterweisen (auch das eigene Spontan-Stottern) als erlaubte Handlungsalternativen zugebilligt werden sollten.

Der Junge, der in Mitchell's Roman die stotternde Hauptperson darstellt, bezeichnet sein eigenes Stottern als 'Henker' (2007, S. 48): „... morgen früh um fünf nach neun ist es so weit. Dann muss ich nach vorne gehen und vor Gary Drake, Neal Brose und der *ganzen Klasse* aus Mr. Kempseys Buch *Einfache Gebete für eine komplizierte Welt* vorlesen. Es wird vor Stotterwörtern nur so *wimmeln*, und ich kann sie weder ersetzen noch so tun, als würde ich sie nicht kennen, weil sie schwarz auf weiß im Buch stehen. Während ich lese, wird Henker vorhüpfen, alle seine Lieblingswörter auf N und S unterstreichen und mir ins Ohr flüstern: '*Hier*, Taylor, versuch mal *das* auszuspucken!' Vor den Augen von Gary Drake und Neal Brose wird Henker mir die *Kehle* zudrücken, die *Zunge* zerquetschen und mein *Gesicht* zur Karikatur verzerren, das weiß ich jetzt schon. Ich werde so furchtbar stottern wie noch nie in meinem Leben. Um Viertel nach neun wird mein Geheimnis sich wie Giftgas auf dem ganzen Schulgelände ausbreiten. Nach der ersten großen Pause wird mein Leben nicht mehr lebenswert sein."

10. Abfolge und Dauer der therapeutischen Arbeit in den neun Veränderungsbereichen

Parallelität therapeutischer Veränderungsarbeit

Die therapeutische Arbeit in den neun Veränderungsbereichen kann prinzipiell parallel laufen (s. Tab. 4), das bedeutet, dass nicht erst alle Maßnahmen zum Veränderungsbereich 1 („Körper") durchzuführen sind, bevor die Veränderungsarbeit im Bereich 2 („Angst und Vermeidung") beginnen kann, und dass nicht erst die Arbeit im Veränderungsbereich 3 abgeschlossen sein muss, bevor es mit dem Veränderungsbereich 4 weitergehen kann. Die hier vorgestellte Systematik von neun Veränderungsbereichen beruht also auf der Gleichwertigkeit der zugeordneten therapeutischen Maßnahmen. Die vorhandenen oder fehlenden Kompetenzen beim Klienten bestimmen, in welchem Veränderungsbereich die therapeutische Unterstützung vorrangig zu beginnen hat. Die Maßnahmen selbst, die einem Veränderungsbereich zugeordnet sind, können in der vorgegebenen Abfolge zum Einsatz kommen. Dabei ist jeweils im Einzelfall zu bestimmen, ob eine andere Abfolge günstiger oder lediglich eine Auswahl der vorgestellten Methoden sinnvoll ist.

Tabelle 4: Parallelgeordnete Veränderungsbereiche

Therapiebeginn								
Bereich	Bereich	Bereich	Bereich	Bereich	Bereich	Bereich	Bereich	Bereich
1	2	3	4	5	6	7	8	9
Therapieende								

Zu diesen allgemeinen Überlegungen zur Parallelität von therapeutischer Arbeit in unterschiedlichen Veränderungsbereichen (VB) gibt es ein paar Spezifizierungen:

- Über die Gesamtdauer einer Therapie sollten immer wieder Maßnahmen zur Körperarbeit (VB 1) stattfinden. Sie stellen eine Vorbedingung sowohl für Desensibilisierungsprozesse (VB 2) als auch für die Stotter- und Sprechmodifikation dar. Wer beispielsweise den Pullout (VB 3) verwenden will, wird das nur erfolgreich tun können, wenn er bereits die Fähigkeiten zur Symptomidentifikation und gezielten Kraftdosierung beherrscht, die im Veränderungsbereich 1 vermittelt werden.
- Die Arbeit mit Bezugspersonen (VB 9) kann gleich zu Therapiebeginn erfolgen, wenn dies notwendig ist.
- Maßnahmen zur Stärkung der Selbstsicherheit und des Selbstvertrauens (VB 6) können kombiniert werden mit Vorgehensweisen, die dem Aufbau positiver Kognitionen (VB 7) dienen.
- Der Abbau von Sprechangst und Vermeidungstendenzen (VB 2) wird bei den meisten Stotternden nie ganz abgeschlossen sein: Auch hier

sind über die Gesamtdauer der Behandlung, in zunehmend anspruchsvolleren Sprechkontexten, immer wieder Übungen zur Bewältigung von Lampenfieber und Fehlerangst sinnvoll (s. Kap. 14).

- Angesichts der Bearbeitung von Zukunftswünschen und Lebensperspektiven (VB 8) ergeben sich für viele Betroffene neue Zielsetzungen, die sich auf zwischenmenschliche Beziehungen und die Bewältigung sozialer Aufgaben richten. Hier kann beim Betroffenen noch einmal eine verstärkte Motivation entstehen, sich gezielter den eigenen kommunikativen Fähigkeiten (VB 5) zuzuwenden und dabei sowohl die eigenen sozialen Handlungskompetenzen als auch sprechbezogene Kompetenzen (VB 3 und 4) zu verbessern. Dies bedeutet: Der VB 8 kann sehr gut mit den VB 3, 4 und 5 kombiniert werden.
- Die in der Berufspraxis oft noch anzutreffende Trennung von Maßnahmen zur Stottermodifikation und zum Fluencyshaping erscheint nicht sinnvoll (s. Kap. 13): So kann beispielsweise das Stoppen aus VB 3 durchaus parallel zum Pausenbetonten Sprechen (VB 4) oder das Ersetzen (weiches Wiederholungsstottern; s. VB 3) parallel zum Betonungssprechen (VB 4) trainiert werden.
- Bei Stotternden, die lediglich einen engen auf das Sprechsymptom bezogenen Veränderungswunsch haben, kann die Therapiearbeit erst einmal auf die VB 1 bis 4 eingegrenzt werden. Normalerweise kommt es dann allerdings mit der Verbesserung der Sprechflüssigkeit zu einer veränderten Sichtweise auf persönlichkeitsbezogene Fragestellungen: Dadurch ergeben sich breitere Veränderungsziele, die über den engen symptombezogenen Rahmen hinausgehen und nun auch eine Bearbeitung der VB 5 bis 8 (Kommunikation, Selbstsicherheit, Kognition und Lebensplanung) nahe legen.

Zusammenfassend gibt Tabelle 5 ein paar Orientierungshilfen für die Behandlungsabfolge (wie immer gilt: Ausnahmen bestätigen die Regel).

Tabelle 5

Merksätze für die Behandlungsabfolge
• Körperbezogene Maßnahmen vor Desensibilisierung!
• Körperbezogene Maßnahmen vor Maßnahmen zur Stotter- und Sprechmodifikation!
• Desensibilisierung vor Stottermodifikation und Sprechmodifikation!
• Bearbeitung stärkerer sprechmotorischer Stottersymptome vor dem Aufbau kommunikativer Fähigkeiten und der Stärkung der Selbstsicherheit!
• Interventionen zur Modifikation des Stotterns mit Maßnahmen zur Veränderung der individuellen Sprechweise koppeln!
• Übungen zur Körpersensibilisierung und Entspannung hören nie auf!
• Desensibilisierungsmaßnahmen sind nie abgeschlossen!

Aus pragmatischen Gründen ist es nicht möglich, in einer einzelnen Therapiesitzung alle Veränderungsbereiche gleichzeitig zu bearbeiten – die Begrenztheit der Sitzungsdauer verbietet das ebenso wie die Notwendigkeit, Lernprozesse dadurch zu erleichtern, dass eine Zentrierung auf einzelne Themen- oder Übungsbereiche vorgenommen wird und nicht gleich zu viele neue Arbeitsinhalte auf einmal bearbeitet werden. Außerdem geben die aktuellen Lernziele jeweils vor, in welcher Abfolge die Veränderungsbereiche zu bearbeiten sind bzw. in welchem Ausmaß sie parallel geschaltet werden müssen. In diesem Sinne wird zu unterschiedlichen Zeitpunkten in der Therapie durchaus in verschiedenen Veränderungsbereichen gearbeitet. Dabei hängt es immer von der individuellen Ausgangssituation eines Klienten ab, aber auch von dem persönlichen Tempo seines Fortschreitens im Therapieprozess, welche Maßnahmen aus den neun Veränderungsbereichen miteinander kombiniert werden müssen (s. auch Kap. 11).

Variation des Settings

Für die Arbeit in den neun Veränderungsbereichen werden unterschiedliche Therapie-Settings gewählt: Neben der Therapiestunde, bei der Therapeut und Klient im Behandlungsraum arbeiten (Einzeltherapie), erweist es sich als günstig, immer auch andere Settings zu schaffen, um Lernprozesse zu generalisieren und die Übertragung des Gelernten auf die individuelle Lebensumwelt des Klienten zu unterstützen. Hierfür stehen vor allem folgende Settings zur Verfügung:

- Einzeltherapie (ETh) unter Einbeziehung von Bezugspersonen (BZP) in die Therapiestunde (Partner, Eltern, Freunde, Bekannte, Kollegen)
- Einbeziehung fremder Klienten oder Therapeuten (F)
- Einzeltherapie an anderen Orten (aO), ohne dass andere Personen einbezogen werden (im Hause der Klienten, auf der Parkbank, am Arbeitsplatz; an neuen Orten tauchen oft unerwartet neue Themen auf)
- Gruppentherapie (GrTh)
- Anwendungstraining in der Gruppe: Klienten aus einer Gruppentherapie erproben Therapieschritte ohne Anwesenheit des Therapeuten (ATGr)
- In-vivo-Arbeit: Therapie in kommunikativen Alltagssituationen des Stotternden unter Einbeziehung fremder Personen (In-vivo)
- Therapiefreie Zeiten, in denen Klienten die erworbenen Selbststeuerungsfähigkeiten testen können und Therapieaufgaben selbstständig bearbeiten (thfreiZeit)

Wenn wir Tabelle 4 um den Gesichtspunkt „Setting“ erweitern, ergibt sich – entlang der Zeitachse der durchzuführenden Therapie – eine neue Darstellungsweise (s. Tabelle 6). Die aufgeführten Settings können im Laufe einer Behandlung mehrmals/vielfach gewählt und auch in einer gänzlich anderen Reihenfolge als hier aufgezeichnet arrangiert werden. Dies hängt von dem jeweiligen Einzelfall ab.

Zusätzlich zu den Variationsmöglichkeiten des Settings sollten Stottertherapeuten bei Bedarf auch andere Rahmenbedingungen der Therapie variieren, um die Effektivität der Behandlung zu erhöhen und flexibel mit den vorhandenen therapeutischen Ressourcen und den individuellen Bedürfnissen des Klienten umzugehen. Hierauf wird weiter unten eingegangen (s. Kap. 16: S. 163; vgl. auch Details bei Wendlandt 2009, 72–84).

Tabelle 6: Veränderungsbereiche und Therapiesetting

Setting	Therapiebeginn								
	Bereich 1	Bereich 2	Bereich 3	Bereich 4	Bereich 5	Bereich 6	Bereich 7	Bereich 8	Bereich 9
• ETh									
• BZP									
• F									
• aO									
• GrTh									
• ATGr									
• In-vivo									
• thfreiZeit									
	Therapieende								

Zusammenfassend lässt sich feststellen, dass die therapeutischen Maßnahmen, die den einzelnen Veränderungsbereichen zugeordnet sind, prinzipiell parallel zum Einsatz kommen können, wobei Unterschiede in der Schwerpunktsetzung sinnvoll sind. Sie ergeben sich vor allem durch die Verschiedenartigkeit der Klienten und der zu bearbeitenden Ziele. Folgerichtig müssen auch therapeutische Hausaufgaben für das Selbsttraining der Klienten individuell erarbeitet und von Zeit zu Zeit auf den jeweils aktuellen Stand gebracht werden. Eine Anleitung zur Dokumentation der Eigenarbeit enthält der Arbeitsbogen 23.

11. Schwerpunktsetzungen im Rahmen individueller Stottertherapien

In der Therapie erwachsener Stotternder geht es – in unterschiedlicher Kombination – um die therapeutische Arbeit in den oben beschriebenen neun Veränderungsbereichen. Die vorrangige Frage lautet: Wo zeigt sich im Einzelfall Veränderungsbedarf? Wenn das geklärt ist, gilt es für den jeweiligen Veränderungsbereich die geeigneten Arbeitsmethoden zu wählen und durchzuführen, und sich dabei eng an den vorhandenen Fähigkeiten des Stotternden und seinen Motivationen zu orientieren. Nicht ein Therapieprogramm, das die Gesamtheit der Gruppe erwachsener Stotternder im Blick hat, ist gefragt, sondern ein individuelles Behandlungskonzept, bei dem die Therapiemethoden wie in einem Baukastensystem aufeinander abgestimmt eingesetzt werden.

Unterschiede in der Schwerpunktsetzung

Wenn sich stotternde Erwachsene entscheiden, eine Stottertherapie zu beginnen, befinden sie sich in einer individuell spezifischen Ausgangslage. Diese wird z.B. durch ihre jeweilige aktuelle Lebenssituation bestimmt, durch ihren Kenntnisstand zum Stottern, ihre bisherigen Therapieerfahrungen, ihre Veränderungswünsche, ihre kommunikativen Stärken und ihre konkrete soziale Vernetzung. In den Erstgesprächen und diagnostischen Sitzungen ergeben sich individuelle Zielsetzungen, die für die einzelnen Stotternden sehr unterschiedlich sein können und auch völlig verschiedene Therapieplanungen und Behandlungsmethoden erfordern. Aus der Vielzahl möglicher Schwerpunktsetzungen sind für die folgende Tabelle 7 einige typische ausgewählt worden. Sie können sich im Einzelfall überschneiden, bzw. es ist durchaus auch eine Kombination von zwei oder drei der folgenden Schwerpunkte im Rahmen einer Gesamtbehandlung vorstellbar.

Tabelle 7

Schwerpunktsetzung von Stottertherapien (nach Wendlandt 2009, S. 194 ff)	
Therapie ist Selbstveränderung	Klienten, die aus unterschiedlichen Therapien bislang nichts mitnehmen konnten und davon ausgehen, dass sie noch nicht die richtige Behandlungsmethode gefunden haben, müssen lernen, sich selbst als den wesentlichen Faktor für Erfolg zu betrachten (s. VB 7: Kognitionen).
Therapie ist Selbsterkenntnis	Oft kommen Klienten in die Behandlung, die sich zwar sehr gut mit dem Bewältigungsrepertoire für unflüssiges Sprechen auskennen, aber nicht verstehen, warum sie ihre perfekt gelernten Verflüssigungstechniken im Alltag nicht erfolgreich einsetzen können. Sie müssen lernen, eigene Motive, Bedürfnisse und Befürchtungen wahrzunehmen, die der Bewältigung von Belastungssituationen im Wege stehen. Die Person, nicht das Symptom sollte stärker in den Mittelpunkt rücken (s. VB 2, 6 und 8).
Therapie ist Abbau der Sprech- und Stotterangst	Viele Stotternde haben mehr oder weniger fundierte Erfahrungen mit Modifikations- und Sprechtechniken sammeln können, beherrschen aber nicht ausreichend sicher Bewältigungsstrategien für Angst und Vermeidung. Diese gilt es nun in ausreichendem Maße zu erproben und zu vertiefen (s. VB 2).
Therapie ist Katharsis	Manche Stotternde haben noch nie richtig mit anderen Menschen (auch mit den ihnen vertrauten) über ihr Stottern sprechen können. Für sie sollte Therapie daher erst einmal vorrangig eine heilsame Beziehung darstellen, in der über alle Erfahrungen und Sorgen mit dem Stottern gesprochen werden kann. Es gilt den geschützten therapeutischen Rahmen zu nutzen, um sich endlich zu öffnen und schambesetzte Gefühle und Gedanken zu äußern. Indem sich Offenheit einstellt, gewinnt Sprechflüssigkeit Raum. („Offenheit macht flüssig!"; s. VB 2 und 6)
Therapie bedeutet Zukunft zu wagen	Manche Stotternde haben das Gefühl, auf der Stelle zu treten, ihr Leben scheint still zu stehen. Vieles ist erreicht, aber es gibt keine Vorwärtsbewegung mehr, Herausforderungen werden vermieden. Der Stotternde hat sich eingerichtet und scheut Unwägbarkeiten, die vor ihm liegen. Eine Angst vor der Zukunft hat sich eingeschlichen und wird größer. Es gilt das Zutrauen in die eigenen Handlungsmöglichkeiten zu stärken, Ideen und ggf. Entscheidungen für den nächsten Lebensabschnitt zu entwerfen und erste Schritte in die geplante Richtung zu gehen. (s. VB 7 und 8)
Therapie ist Übung und Training	Manche Stotternde benötigen ein professionell angeleitetes Training, um spezifische kommunikative Anforderungen in ihrem Alltag bewältigen zu können. Sie kommen ansonsten gut zurecht, wollen aber in diesen ausgewählten Situationen, in denen noch immer starkes Stottern auftritt, deutlich flüssiger sein, beispielsweise wenn sie vor Gruppen sprechen, in einer Fremdsprache reden müssen oder ihren Kindern etwas vorlesen wollen. Gezielte Übungen im Behandlungsraum, unterstützt durch In-vivo-Sitzungen und therapeutische Hausaufgaben, stehen nun an. (s. VB 3 und 4)
Therapie bedeutet soziale Netzwerke aufzubauen	Manche Klienten haben sich aufgrund ihres Stotterns von sozialen Aktivitäten/Kontakten gänzlich zurückgezogen und leben mehr oder weniger isoliert, durch depressive Episoden und soziale Angststörungen beeinträchtigt. Der Weg in den sozialen Kontakt muss im Mittelpunkt von Veränderungsmaßnahmen stehen, familiäre Beziehungen sollten ggf. wieder aktiviert werden. (s. VB 5, 6 und 9)
Therapie bedeutet einen Identitätswandel einzuleiten	Manche Stotternde sind für andere gar nicht mehr als Betroffene erkennbar. Sie stottern schon lange nur „im Stillen" – ihr Problem sind nicht die kaum noch auftretenden sprechmotorischen Symptome, sondern die Sorge, Stottern könne sich aus dem Nichts heraus wieder in alter Stärke zeigen. Hier gilt es Sprechfreude und Unbefangenheit im Kontakt zu stärken, immer wieder unangekündigt mit schwierigen Kommunikationsanforderungen zu spielen und den Identitätswandel hin zum „Normalsprecher" zu fördern. (s. VB 2, 6 und 8)

Therapie ist Partnersuche	Manche Klienten fühlen sich in ihrem Selbstwert in Frage gestellt, sie finden keine feste Partnerschaft und sehnen sich nach einer intimen Beziehung. Oft ist bei ihnen nicht das Stottern das eigentliche Problem, wird aber als Grund für eine Benachteiligung bei der Partnersuche angegeben. Stottermodifikation und Sprechtraining bringen wenig, wenn nicht verstärkt Maßnahmen zum Einsatz kommen, die die kommunikativen Fähigkeiten stärken (VB 5), Selbstsicherheit und Selbstvertrauen festigen (VB 6) und neue Einstellungen (VB 7) zu entwickeln helfen.
Therapie ist Erziehung	Manchmal stammen stotternde Klienten aus familiären Verhältnissen, in denen Gewalt, Verwahrlosung und Bildungsferne herrschten. Die Benachteiligung, die ihnen dadurch widerfuhr, prägt ihr Erwachsenenleben. Hier gilt es, neben der stotterbezogenen Arbeit und der Stärkung kommunikativer Fähigkeiten, Einblicke in neue Lebenswelten, soziale Regeln und Konventionen, Bildungsmöglichkeiten, kulturelle Angebote und Lebensformen zu vermitteln, sowie Hilfestellungen bei der Verankerung in neue Bezugsgruppen zu geben. Es geht um Erfahrungen, die nie gemacht werden konnten, um Vorbilder, die fehlten, liebevolle Rückmeldungen, neue Sichtweisen und klare Orientierungen. (s. sozialpädagogische Zielsetzungen: vgl. Pauls 2004)
Therapie bedeutet neue Einstellungen zum Leben zu gewinnen	Was trägt mich im Leben? Wo will ich hin? Habe ich überdauernde Ziele? Welche Entscheidungen, die ich ständig vor mir herschiebe, müsste ich endlich treffen? Welche Verantwortungen will ich tragen, welche Freiheiten gewinnen? Manche Klienten scheuen Veränderungen und zögern beständig, sich ein Lebenskonzept zu erarbeiten, das in die Zukunft trägt und Zuversicht und Ruhe schafft. Dies sollte ein Schwerpunkt werden, der neben all der stotterbezogenen Arbeit zu seinem Recht kommt. (s. VB 8)
Therapie ist Krisenbewältigung	Auch stotternde Mensche geraten durch schwierige Lebensereignisse und traumatische Belastungen in Krisen, die zu einer Aktivierung des Stotterns führen können. Wenn Klienten dann in eine Stottertherapie kommen, wäre es vorrangig wichtig, die Ressourcen der Person zu aktivieren, selbstwertstärkende Interventionen einzuleiten und ein unterstützendes soziales Netzwerk aufzubauen. Maßnahmen zur Bearbeitung der Stottersymptomatik können begleitend erfolgen, wobei auf erfolgreiche Bewältigungsstrategien aus früheren Behandlungen zurückgegriffen werden sollte. (s. VB 1, 6 und 7)

Die oben aufgeführten Kurzcharakterisierungen verdeutlichen nur einen kleinen Ausschnitt möglicher Schwerpunktsetzung für die Therapie. Allerdings zeigen sich die Ausgangssituationen mit ihren geschilderten Problemlagen bei den Klienten oft nicht so klar und eindeutig von einander abgegrenzt. Vielfach gibt es Überschneidungen, die im Einzelfall dann auch mehrere Schwerpunktsetzungen im therapeutischen Vorgehen erfordern. Der Stottertherapeut hilft, die rechte Gewichtung bei der Auswahl der neun Veränderungsbereiche und der zugeordneten methodischen Ansätze zu finden.

Fiedler u. Standop (1986) nehmen wiederholt Stellung zur Notwendigkeit von Schwerpunktsetzungen. Sie betonen beispielsweise, dass soziale Verhaltensstörungen beim Stotternden umso vorrangiger zu behandeln sind, je länger sie bereits andauern. Denn: „Ein ausgeprägtes Vermeidungsverhalten gegenüber sozialen Kontakten führt bei vielen Klienten zu erheblichen Kompetenz- und Wissenslücken bezogen auf zwischenmenschliche Umgangsformen.“ Hier erweise sich eine alleinige Behandlung der Sprechstörung ebenso unwirksam, wie ein Desensibilisierungsverfahren der Sprechangst. Erfolg versprechend werde die Behandlung vielmehr durch „ein Training sozialer Fertigkeiten“. (ebenda, S. 207)

Im Behandlungsverlauf von Stottertherapien gilt es, Schwerpunktsetzungen immer wieder zu überprüfen. Die Selbstaussagen des Klienten (z.B. in einem Therapietagebuch) sowie die therapeutischen Gespräche über das aktuelle Befinden und die Auswirkungen der Therapie geben viele konkrete Hinweise auf anstehende Behandlungsschritte. Darüber hinaus wird in Kapitel 12 herausgearbeitet, dass sich Schwerpunktverlagerungen auch in Abhängigkeit von der Dauer und dem Prozess einer Therapie ergeben: Die Struktur und der Ablauf von Behandlungssitzungen wandelt sich (siehe dort Beispiele und Leitfäden für Therapiestunden).

Schwerpunktsetzungen im methodischen Vorgehen

Schwerpunktsetzungen ergeben sich nicht nur aus einer stotterspezifischen und personenbezogenen Perspektive, die beispielsweise nahe legt, stärker an der Angst bzw. stärker an den Kognitionen eines Stotternden zu arbeiten. Schwerpunktsetzungen betreffen auch das methodische Vorgehen: Sollten beispielsweise in der Therapie mit dem Klienten Peter verstärkt *Beobachtungsaufgaben* durchgeführt werden, weil er dazu neigt, wohlwollende kommunikative Angebote seiner Umwelt auszublenden? Geht es bei Julia um die *Formulierung neuer Ziele* statt um ein ständiges Wiederholen einfacher Übungsaufgaben? Sollte Günther in der aktuellen Therapiephase mehr zum *Auswerten und Reflektieren* seiner alltäglichen Sprechsituationen angeleitet werden oder zum weiteren spielerischen *Erproben* von Sprechtechniken? Wenn Stottertherapeuten bei der Suche nach der Individualisierung des therapeutischen Angebots ihren Blick für Schwerpunktsetzungen schärfen, kommen sie zu einer differenzierten Betrachtung auch ihres methodischen Vorgehens. Sie erkennen, welche methodischen Arbeitsschritte bei unterschiedlichen Klienten zum jeweils aktuellen Zeitpunkt von besonderer Wichtigkeit sind. Dies begünstigt sowohl den systematischen Aufbau der Therapiesitzungen als auch die Effektivität der therapeutischen Eigenarbeit. Hinweise hierzu gibt der AB 19 („Methodisches Vorgehen", S. 209).

Wenn sich Schwierigkeiten ankündigen ...

Das Thema „Schwerpunktsetzung" verweist noch einmal nachdrücklich auf die therapeutischen Grundhaltungen einer professionellen Therapie und Selbsttherapie des Stotterns, wie sie unter den Stichworten „ganzheitlich", „integrativ" und „personenbezogen" im Einleitungskapitel dieses Buches dargelegt wurden. Schwerpunktsetzungen ergeben sich dabei immer aufgrund der individuellen Ausgangslage des Klienten und der Veränderungsziele, die für seine Behandlung anstehen. Doch nicht immer sind die Vorstellungen von den Zielen, den Inhalten und dem Ablauf einer Therapie beim Stotternden und seinem Therapeuten deckungsgleich. Manchmal zeigen sich beim Betroffenen mehr oder weniger heftige Widerstände gegen bestimmte therapeutische Arbeitsschritte, die bis hin zu einer Ablehnung der vom Therapeuten vorgeschlagenen Behandlungsmaßnahmen führen können. Hier gilt es, den Behandlungsbeginn achtsam zu gestalten (vgl. Wendlandt 2009, S. 90 ff), mit Interessenunterschieden umsichtig umzugehen (vgl. „Widerstände": ebenda, S. 150 ff) und insgesamt die Prinzipien einer professionellen Beziehungsgestaltung und Gesprächsführung (vgl. ebenda, S. 155 ff) zu berücksichtigen.

Nun ist genug über Verschiedenartigkeit gesprochen worden. Für den behandelnden Stottertherapeuten, der eine anspruchsvolle Aufgabe zu erfüllen hat, zeichnen sich stotternde Erwachsene glücklicherweise auch durch allerhand Gemeinsamkeiten aus. Dadurch ergibt sich für den Therapeuten bei der Therapieplanung und -durchführung eine Vielzahl an Überschneidungen und Gemeinsamkeiten, die die therapeutische Arbeit erleichtern. Hierzu wurde in den vorausgegangenen Buchkapiteln zur Genüge informiert.

12. Struktur und Ablauf von Therapiesitzungen

Grundsätzliche Zielsetzungen

Inhalte und Abläufe von Therapiesitzungen können sehr unterschiedlich gestaltet werden. Sie sind vor allem abhängig von den aktuellen Therapiezielen, die für den jeweiligen Klienten erarbeitet wurden. Bevor wir uns dies genauer anschauen, soll erst einmal der grundsätzliche Zweck, den Behandlungssitzungen erfüllen müssen, zusammenfassend benannt werden. Für mich stehen vier Zielsetzungen im Vordergrund:

- *Beziehungsstärkung*

  Eine Therapiesitzung ist so zu gestalten, dass die Beziehung zwischen dem Therapeuten und seinem Klienten gestärkt wird und Offenheit und Zutrauen entstehen können.

- *Förderung der Selbstexploration*

  In den Therapiesitzungen sollte es gelingen, den Klienten zur Auseinandersetzung mit sich selbst zu führen und seine Neugier zu wecken, auch die noch nicht wahrgenommenen Anteile der eigenen Person, der Symptomatik und sozialer Gegebenheiten im Lebensumfeld zu betrachten.

- *Vermittlung von Bewältigungsstrategien*

  Therapietermine sind dazu da, dem Stotternden Hilfen für die Bewältigung seines Lebensalltags an die Hand zu geben (Wissen, Fähigkeiten, Einstellungen) und ihm damit neue Handlungsspielräume für Kommunikation zu eröffnen.

- *Stärkung der Veränderungsmotivation*

  Behandlungssitzungen sind so zu konzipieren und durchzuführen, dass die Motivation des Stotternden zur Mitarbeit in der Therapie und seine Bereitschaft zur therapeutischen Eigenarbeit bzw. zum Selbsttraining gestärkt werden.

Variable Sitzungsstruktur in Abhängigkeit von der Therapiedauer

Müssen Therapiesitzungen zu Beginn einer Behandlung anders gestaltet werden als zu Behandlungsende? Sind mit fortschreitender Dauer einer Behandlung Änderungen in der Sitzungsstruktur sinnvoll? In der Fachliteratur zum Stottern wird hierzu wenig gesagt. Einige Anmerkungen erscheinen mir daher an dieser Stelle notwendig.

Anfangsphase

Besonders in der Anfangsphase einer Behandlung gilt es, Sitzungsabläufe nicht zu monoton zu gestalten, sondern für einen lebendigen Wechsel von Arbeitsinhalten und Aufgabenstellungen zu sorgen. Dabei sind Überforderungen zu vermeiden, die sich durch zu umfangreiche oder zu schwierige Übungsaufgaben oder durch zu langatmige Erklärungen des Therapeuten (Belehrungen, Theoretisierungen, stark komprimierte bzw. abstrakte Wissensvermittlung) ergeben können. Eine wieder erkennbare Struktur für den Sitzungsverlauf erleichtert die Orientierung und gibt Sicherheit in der Behandlungsstunde. Dies gilt vor allem dann, wenn emotional belastende Befindlichkeiten des Klienten besprochen werden müssen und noch Unklarheiten hinsichtlich seiner Veränderungsmotivation bzw. seiner Mitarbeitsbereitschaft bestehen. Therapeutische Hausaufgaben sollten interessante Beobachtungsaufgaben umfassen und stets erfolgreich bewältigt werden können. Dem Klienten sollte genügend Zeit zur Verfügung gestellt werden, um seine alltägliche Lebenssituation beschreiben und auf die Suche nach Veränderungsbedürfnissen gehen zu können. Übungen müssen gut strukturiert und als solche von anderen Phasen des dialogischen Gesprächs deutlich abgegrenzt werden. Nicht gleich mit einem umfassenden Trainingsvorhaben starten!

Phase der Stabilisierung

Wenn sich die Therapiemotivation des Klienten als stabil erwiesen hat und eine tragfähige therapeutische Beziehung existiert, geht es nun um eine vertiefte Bearbeitung der Veränderungsziele des Klienten. Hierzu nutzt der Stottertherapeut jenes Wissen über den Klienten, das er in der Diagnostik gewinnen und durch Beobachtungen des Klienten ergänzen konnte: dessen Verhalten im Behandlungsraum, in exemplarischen In-vivo-Situationen und dessen Handlungsmöglichkeiten in Alltagssituationen (ersichtlich anhand der Notizen zu den Hausaufgaben). In den Behandlungssitzungen kann nun eine gezielte Arbeit in einzelnen oder mehreren Veränderungsbereichen stattfinden (s.o.). Bei der Sitzungsgestaltung werden gleiche Arbeitseinheiten über mehrere Sitzungen fortgeführt (Prinzip der Wiederholung), damit es zu einem kontinuierlichen Lernfortschritt kommen kann. Um von vornherein die Übertragung des Gelernten in den Alltag zu erleichtern, sollten alle Aufgabenstellungen, die als Selbsttrainingsaufgaben festgelegt werden (Hausaufgaben), vorher in gemeinsamen In-vivo-Schritten erprobt worden sein.

Tabelle 8

Beispiel einer Standardsitzung im Behandlungsraum
Körperübung Sensibilisierungs-/Wahrnehmungs-/Entspannungsübung (VB 1)
Reflexion der Eigenarbeit Auswertung und Rückmeldung zu den therapeutischen Hausaufgaben bzw. zum Selbsttraining (Auswahl aus VB 1–9) Hinlenkung auf positive Erfahrungen und zugrunde liegende Ressourcen (VB 7)
Wiederholung und Vertiefung Themen und Übungen aus vorangegangenen Sitzungen oder bereits durchgeführten therapeutischen Hausaufgaben • z.B. Trainingseinheiten zur Stottermodifikation (VB 3) • z.B. Trainingseinheiten zur Sprechmusterveränderung (VB 4)
Aktuelles Bezugnahme auf Ereignisse der letzten Woche; Bearbeitung aktueller mit dem Stottern in Zusammenhang stehender Erfahrungen: Reflexionen, Besprechung von Fragen und darauf bezogene Übungen, z.B. • Gespräch zu ängstigenden Alltagssituationen (VB 2) • Rollenspiel zum Erwerb kommunikativer Fähigkeiten und Selbstsicherheit (VB 5 u. 6) • Übung zum Ansprechen von Passanten (Vorbereitung auf In-vivo-Arbeit und Selbsttraining)
Herausforderung und Selbststeuerung
Vorgabe einer schwierigen Aufgabenstellung, die unvorbereitet und spontan bewältigt werden soll (VB 1–7)
Weiterführung / neue Arbeitsschritte: • Erörterung neuer Themen, Erarbeitung neuer Zielsetzungen und Lernschritte • Erprobung neuer Übungen, z.B. beim Telefonieren (Auswahl VB 1–7)
Abschluss • Auswertung der Sitzung • Festlegung der Inhalte für die weitere therapeutische Eigenarbeit (VB 1–9)

Die Tabelle 8 verdeutlicht die Sitzungsabläufe in dieser Phase der Stabilisierung: Sieben konstant bleibenden Arbeitsschritten sind hier exemplarisch aktuelle Themen und Übungen zugeordnet worden. Die Arbeitsschritte können sowohl in einer Einzel- als auch in einer Gruppentherapie zur Anwendung kommen. Der Leitfaden verdeutlicht, dass unterschiedliche Therapieziele und Veränderungsbereiche innerhalb einer Therapiesitzung bearbeitet werden können. Dabei ist zu berücksichtigen, dass es immer wieder notwendig sein kann, flexibel auf aktuelle Lebensereignisse und emotionale Belastungen des Klienten einzugehen, und dass sich dadurch in einer Therapiestunde ggf. nur drei bis vier der aufgeführten Themenbereiche bearbeiten lassen. Es bietet sich an, mit jedem Stotternden individuelle Sitzungsabläufe zu entwickeln, die für zeitlich umschriebene Therapiezeiträume gelten und auch als Orientierungshilfen für den Ablauf der therapeutischen Eigenarbeit genutzt werden können. Nicht vergessen werden darf, dass Kommunikationsanforderungen im Alltag oft völlig unerwartet auftauchen und der Therapeut dafür Sorge tragen sollte, dass der Umgang mit dem Unvorhersehbaren in der Therapie geübt werden kann (vgl. Wendlandt 2004 a, b).

Die In-vivo-Arbeit stellt ein Behandlungssetting dar (s. Kap. 10), das in der Regel über die Gesamtzeit der Therapie genutzt werden sollte. In Kapitel 17 wird dies noch einmal ausführlich begründet. Tabelle 9 gibt einen Leitfaden für In-vivo-Treffen vor, der für die Phase der bereits stabilisierten Therapie hilfreich ist. Dieser Leitfaden umfasst sechs Abschnitte bzw. inhaltliche Schwerpunkte, die sich im Zeitraum von 50–60 Minuten bearbeiten lassen. Die Arbeitsschritte innerhalb eines Abschnitts können – je nach Bedarf – mehrfach wiederholt bzw. variiert werden. Der Therapeut ist konsequentes Modell bei allen übungsorientierten Aufgabenstellungen.

Tabelle 9

Beispiel einer Standard-In-vivo-Stunde
Auf einer Bank im Freien / im Kaufhaus / auf dem Bahnhof; Klient und Therapeut für sich • Gespräch über aktuelles Befinden • Sitzungsplanung • Übung I: Spaziergang durch den Körper (VB 1) • Übung II: Einsprechen mit Technik A: Spiel mit Spannung / Kraftdosierung / Hochschalten-Runterschalten (VB 1)
Herumlaufen am aufgesuchten Ort / Öffentlichkeit vorhanden, aber nur Dialog (normal laut) zwischen Klient und Therapeut, keine Kontaktaufnahme zu Fremden • Übung I: Spaziergang durch den Körper, dabei lautes Beschreiben der Umgebung • Übung II: Technik A (Variation der Anspannung beim Sprechen und Stottern) • Übung III: Technik B (Pseudostottern stark / sich exponieren; Lernziele zur Desensibilisierung aus dem VB 2)
Auswertung und Reflexion (ggf. Stichworte notieren) • Was ist aufgefallen? • Was ist gelungen? • Welche Themen / Inhalte sind aufgetaucht? • Woher kennt der Klient die Themen / Inhalte (Bezug zu anderen Situationen, früheren Erfahrungen und Prägungen durch Kindheit / Familie / Schule) • Welche Konsequenzen / Schlussfolgerungen sollten gezogen werden?
Wiederholung der Übungen in der Öffentlichkeit, noch keine Fremdkontakte, aber Steigerung des Sich-Exponierens Therapeut wählt bei den Übungen I – III ab und zu eine größere räumliche Distanz zum Klienten, sodass dieser automatisch lauter sprechen muss, oder führt mit ihm Dialoge in der Nähe von Menschenansammlungen bzw. in Warteschlangen.
Auswertung der Übungen (s.o.) Es erfolgen die Eigenbewertung des Klienten und die Fremdbewertung durch den Therapeuten; Konsequenzen für die weitere In-vivo-Arbeit werden gezogen.
Planung der therapeutischen Eigenarbeit Gemeinsam werden Ideen / Vorschläge erörtert, dann Aufgaben festgelegt und deren Durchführungsbedingungen geklärt.

Der hier beispielhaft dargestellte Ablauf einer In-vivo-Stunde verdeutlicht, dass die Anforderungen an den Stotternden nur behutsam gesteigert werden und der Lerneffekt durch konsequente Übungswiederholungen gefestigt wird. Nicht der schnelle Erfolg ist gefragt, sondern eine unaufgeregte Selbstverständlichkeit, mit der Therapeut und Klient ihr Sprechen in der Öffentlichkeit zulassen. Es gilt den Druck, Erfolge sammeln zu müssen und den eigenen Mut unter Beweis stellen zu wollen, beiseite zu legen. Erst wenn sich im Laufe der In-vivo-Stunde eine Haltung der Gelassenheit einstellt (und dies gilt gerade auch für den Therapeuten!), wird sich der Klient zutrauen, die Bewältigungsschritte im Rahmen seines Selbsttrainings nun auch alleine durchzuführen (s. ergänzende Hinweise: Kap. 17).

Phase zunehmender Eigengestaltung

Die Behandlung wird zunehmend stärker von den Ideen des Klienten bestimmt. Themen und Arbeitsschritte beziehen sich unmittelbar auf dessen Alltagserfahrungen und aktuelle Kommunikationsaufgaben. Aber auch bevorstehende Lebensschritte im privaten und beruflichen Bereich, Entscheidungen und Vorhaben für die Zukunft, nehmen in den Sitzungen zunehmend mehr Raum ein. Übungen aus unterschiedlichen Veränderungsbereichen können innerhalb der gleichen Sitzung hintereinander durchgeführt (z.B. zuerst eine Pullout-Übung, danach eine Übung aus dem Selbstsicherheitstraining) oder aber miteinander kombiniert werden (z.B. Anwendung des Pullouts in einem Rollenspiel, bei dem es um Abgrenzung und Nein-Sagen geht). Der Klient wird ermutigt, einzelne Abschnitte innerhalb einer Behandlungsstunde selbst vorzubereiten, zu gestalten und auszuwerten. Der Therapeut unterstützt diesen Prozess zunehmender Selbststeuerung: Er tritt Verantwortung für die Gestaltung der Therapie an den Stotternden ab, zügelt das eigene Bedürfnis nach „Bemutterung“ und überprüft achtsam, ob er durch die Art und Häufigkeit seines verbalen und nonverbalen Kommunikationsverhaltens dazu neigt, Behandlungssitzungen zu dominant zu steuern.

Manchmal tauchen Themen in einer Stottertherapie auf, die anscheinend ohne Bezug zur Kommunikationsstörung stehen. So bei Dirk, der über Wochen immer wieder einmal erwähnt hatte, eine eigene Website entwickeln zu wollen. Als ich dieses Thema aufgriff, das anscheinend nichts mit dem Stottern zu tun hatte, wurde deutlich, dass Dirk, wie er sagte, seine „eigene Identität nicht fassen“ konnte, keine Antwort fand auf die Fragen „Wer bin ich eigentlich?“, „Was zeichnet mich aus, beruflich und privat?“. Folgerichtig blieb die Arbeit an der Website monatelang liegen, und die Ungewissheit quälte ihn. „Was genau will ich von mir zeigen?“ und „Soll ich wirklich meine Telefonnummer angeben?“. Über die Dauer von fünf Sitzungen legten wir das „Projekt Website“ fest, das nun bei jedem Treffen für ca. 15 Minuten Thema wurde und zu dem der Klient Aufzeichnungen, Entwürfe und Ideen mitbrachte. Nachdem das Thema „Identität und Selbstdarstellung“ behandelt war (und Dirk mit seiner Website online ging), entfiel dieser Tagesordnungspunkt in den Therapiesitzungen. Aber es gab neue kleine Selbstveränderungs-Projekte, die sich anschlossen.

Phase des Behandlungsabschlusses

In den abschließenden Behandlungssitzungen sollte der Klient die Chance bekommen, sich wiederholt zu vergegenwärtigen

- welche Veränderungen sich im Rahmen der Therapie eingestellt haben,
- welche Fähigkeiten ihm zur Verfügung stehen, mit den alltäglichen Herausforderungen des Kommunizierens eigenständig umzugehen,
- wie er nach Behandlungsabschluss die erzielten Behandlungserfolge stabilisieren kann,
- welche Möglichkeiten er nutzen kann, mit wieder verstärkt auftretenden Stottersymptomen im Sinne einer Rückfallprophylaxe bzw. Rückfallbearbeitung umzugehen.

Ergänzend sind die begonnenen Therapieziele abschließend zu bearbeiten (s. Tabelle 10).

Tabelle 10

Leitfaden für Behandlungssitzungen zum Therapieende
Auswertung des aktuellen Selbsttrainings dabei vor allem die Selbstauswertung des Klienten verbessern und die Zunahme positiver Selbstbewertungen fördern
Übungen zur Vertiefung und Festigung individuell wirksamer Behandlungsmethoden z.B. Überlernen der Entspannungsfähigkeiten auch unter Zeitdruck; flexibler Wechsel zwischen unterschiedlichen Techniken der Stottermodifikation im Rollenspiel
Abschließende Beendigung noch offener Arbeitsschritte z.B. Telefonübungen, In-vivo-Arbeit
Zusammenstellung des individuell wirksamen Trainings-Repertoires Herausarbeiten anstehender sozialer Aktivitäten und bewährter Bewältigungsstrategien, z.B. zum Angstabbau, zur Sprechverflüssigung und zur Steigerung der kommunikativen Sicherheit
Eigentherapeutische Nachsorge Festlegung von Übungsaufgaben und Aktivitäten für die Zeit nach Behandlungsende
Dokumentation der in der Therapie erzielten Veränderungen dazu Klienten selbst Tonband besprechen oder Videoband erstellen lassen

Therapeuten sollten rechtzeitig vor Behandlungsende anfangen, mit dem Klienten gemeinsam eine Dokumentation zu erstellen, in der die erfolgreich angewandten Bewältigungsstrategien aus der Therapie beschrieben und deutlich demonstriert werden. Hierzu bieten sich Ton- und Filmaufzeichnungen besonders gut an. Durch die Anschaulichkeit der Modellvorgaben erlauben sie dem Klienten, sich die in der Behandlung erworbenen Hilfsmittel und Methoden auch noch nach Jahren zu vergegenwärtigen und eigenständig Übungen zur Stärkung der Kommunikationsfähigkeit durchzuführen. Ist ein „Notfallkoffer für schwere Zeiten" gepackt, lässt es sich leichter in die Zukunft reisen. Ein solcher Notfallkoffer kann eine Schublade in der Kommode sein, gefüllt mit allen Unterlagen aus der Therapie, eine schriftliche Checkliste für die Rückfallbearbeitung oder eine CD mit Erinnerungsbildern, Übungsbeispielen und Modellvorgaben des Therapeuten (siehe: „Ein gutes Behandlungsende gestalten", Wendlandt 2009, S. 129–136).

In regelmäßigen Abständen sollten von Behandlungsbeginn an zwei zusätzliche Arbeitseinheiten in die Leitfäden zum Sitzungsablauf aufgenommen werden: „Bilanzierung" und „Rückfallvorbeugung/-bearbeitung". Bilanz-Sitzungen erlauben, Unzufriedenheiten und Konflikte in den Behandlungen rechtzeitig zu identifizieren, neue Zielsetzungen bzw. Kurskorrekturen für die weitere Arbeit zu ermitteln und positive Veränderungen, die bereits durch die Behandlung bewirkt wurden, ins Bewusstsein zu heben, was in der Regel zu einer deutlichen Steigerung der Mitarbeitsmotivation führt. Rückfallprophylaxe – ein in der Stottertherapie nicht mehr weg zu denkender Behandlungsbaustein – hat sich wie ein roter Faden durch die Behandlung zu ziehen. Er sorgt für eine langfristige Sicherung der durch den Klienten erzielten Erfolge (s.u.: Kap. 16).

13. Kombination von Fluencyshaping und Stottermodifikation

Modifikations- und Fluencyshaping-Ansätze sind die in Deutschland zurzeit am weitesten verbreiteten Therapieverfahren in der Behandlung erwachsener Stotternder (siehe: Einleitung, S. 14 ff). Sie gelten als „verschiedenartig“ und in ihrem Einsatz als nicht „kombinierbar“. Diese tradierte Sichtweise soll hier diskutiert werden, um anschließend ein konzeptionelles Umdenken anzuregen: Im Sinne einer ganzheitlichen und personenbezogenen Behandlung und der Verbesserung der Therapieeffekte von Stottertherapien wird die Kombination beider Veränderungsansätze empfohlen.

Modifikationstechniken lehren vor allem die Variation von Spannungszuständen, Artikulationsbewegungen und -abläufen, bei den Ansätzen zur Sprechmusterveränderung geht es um eine systematische Variation der Merkmale Klang, Rhythmus, Betonung, Tempo, Lautstärke, Stimmhöhe, Bindung zwischen den Wörtern und ebenfalls um den verwendeten Krafteinsatz beim Sprechen. Die Fluencyshaping-Ansätze nehmen gezielt und unmittelbar Einfluss auf den Sprech- bzw. Atemablauf, bei den Modifikationstechniken stellt sich hingegen eine Beruhigung des Sprech- und Atemablaufs eher indirekt ein.

Unterschiede

Häufigkeit und Schwere des Stotterns lassen sich sowohl durch Modifikationstechniken (s. Kap. 3) als auch durch Techniken zur Variation der individuellen Sprechweise (s. Kap. 4) drastisch reduzieren oder ganz ausschalten. Beide Therapieansätze unterscheiden sich auf den ersten Blick von ihrer Grundkonzeption her prinzipiell: Während die Methoden der Stottermodifikation unmittelbar an den sprechmotorischen Anteilen der Stottersymptome ansetzen und den Stotternden lehren, anders als bisher mit auftretenden Stotterereignissen umzugehen, zielen die Fluencyshaping-Ansätze darauf, dass der Stotternde zu einer Veränderung seiner individuellen Sprechweise gelangt und diese neue Sprechweise mehr oder wenige durchgängig in allen seinen Kommunikationssituationen nutzt.

Problemlage

Auf Tagungen und Kongressen in Deutschland trifft man noch immer eine Reihe Stottertherapeuten, die sich – angesichts unterschiedlicher Therapiekonzepte – „verschiedenen Lagern“ zurechnen und die Arbeitsweise des jeweils anderen „Lagers“ kritisieren. So stehen sich Vertreter der Stottermodifikation (die beispielsweise nach van Riper arbeiten) und Vertreter der Sprechmodifikation (die beispielsweise nach Erwin Richter [Wertenbroch 1978] oder mit dem Lidcombe Programm [Onslow 1996] arbeiten) nicht selten unversöhnlich gegenüber. Unterschiedliche Positionen werden betont, obwohl andernorts längst integrative Sichtweisen vorliegen (beispielsweise Peters u. Guitar 1991; Guitar 1998). Schauen wir uns die verschiedenen Sichtweisen einmal genauer an.

- **Das sagen Non-Avoidance-Therapeuten**

Stotternde benötigen keine neue Sprechweise und damit keinen Fluencyshaping-Therapieansatz. Bei allen Stotternden liegt die Fähigkeit zum flüssigen Sprechen bereits vor: Auch wenn sie mehr oder weniger stark stotternd reden, gibt es in der Regel bei allen Betroffenen Sprechsituationen, in denen keine Symptome auftreten bzw. in denen Sprechunflüssigkeiten für Außenstehende (Laien) nicht wahrnehmbar sind. Flüssigkeit gehört also bereits zum Repertoire stotternder Menschen. Warum muss dann eine neue Sprechweise gelernt werden? Damit der Stotternde seine Fähigkeit zum Flüssigsprechen nutzen kann, muss es in einer Stottertherapie lediglich um zweierlei gehen: Zum einen sollen auftretende Stottersymptome blitzschnell gelöst bzw. „verflüssigt" werden können. Zum anderen ist es notwendig, die Angst vor dem Stottern und die mit dem Stottern verknüpften negativen Gefühle abzubauen und damit auch die mit dem Stottern steigenden Erregungszustände zu mindern. Wenn beides gelingt, kann das Sprechen flüssig gestaltet werden.

Vom Aspekt der Sprechmotorik her grenzen sich Non-avoidance-Konzepte also strikt von den Fluencyshaping-Ansätzen ab: Es bedarf keiner neuen Sprechweise, sondern lediglich spezifischer sprechmotorischer „Lösetechniken", mit denen die sich ankündigenden Symptome präventiv ausgeschaltet oder tatsächlich auftretende Stotterereignisse verkürzt, unauffälliger gestaltet, verflüssigt oder beendet werden bzw. nach unkontrollierten Symptomereignissen zumindest in ein flüssiges Weitersprechen „hinein geglitten" werden kann. Vor allem aber unter dem Gesichtspunkt der Langfristigkeit der erzielten Erfolge stellt das Non-avoidance-Konzept die besten Voraussetzungen bereit, um mit der Rückfallgefährdung beim Stottern angemessen umgehen zu können: Ein ausführlicher Therapieabschnitt zur Desensibilisierung, der bereits vor dem Einsatz von Verflüssigungstechniken zur Anwendung kommt, gibt dem behandelten Klienten unterschiedliche Vorgehensweisen bei wieder auftretenden Stotter- und Sprechängsten an die Hand, verändert seine Einstellungen zur eigenen Kommunikationsrolle und hilft ihm, eigenes kommunikatives Vermeiden zu identifizieren und aufzulösen (vgl. Wendlandt 1987 a, b). Rückfälle können unbefangener verarbeitet werden, Sprechunflüssigkeiten und Blockaden lassen sich nun als Anlässe begreifen, um wieder verstärkt Desensibilisierungs- und Lösetechniken einzusetzen.

- **Das sagen Fluencyshaping-Therapeuten**

Chronisch Stotternde zeigen oftmals eine auffällige Sprechweise, mit der sie im Laufe ihrer Stottergeschichte – meist unbewusst – Einfluss auf ihr eigenes Stottern zu nehmen versucht haben: Es wird angestrengt, mit zu viel Kraft gesprochen, oder das Sprechtempo ist erhöht, die Redeweise wirkt teilweise getrieben, hektisch, Pausen für die Einatmung sind kurz, Hochatmung mit schnellem Hereinziehen der Luft („Japsen") hat sich eingestellt, oder die Stimmgebung ist wenig prägnant, wenig tönend, klingt verhalten, die Melodieführung ist nicht ausgeprägt, die Stimme kann monoton wirken, wenig expressiv, manchmal unnatürlich hoch. Man könnte diese Art und Weise des individuellen Sprechverhaltens als Bewältigungsversuche des Organismus begreifen, mit den auftretenden Symptomen umzugehen, Bewältigungsversuche, die auf die Dauer aber nicht zu einer anhaltenden Verbesserung der Sprechflüssigkeit beitragen konnten. Alle diese Besonderheiten treten in vielen unterschiedlichen Kommunikationssituationen auf. Es liegt bei den meisten erwachsenen Stotternden also ein generalisiertes Sprechverhalten vor, das sich als *habit*, als Gewohnheit, verselbstständigt hat und vom Betroffenen erst einmal nicht willkürlich zu beeinflussen ist. Diese Gewohnheit betrifft also das *individuelle Muster des persönlichen Sprechens*, gewissermaßen die persönliche Art und Weise, wie jemand seine Stimme gebraucht, Klang produziert, Kraft beim Artikulieren einsetzt, die Geschwindigkeit des Redens steuert, Pausen einlegt usw. Die Koordination all dieser feinmotorischen Fähigkeiten wird, wie bei anderen Gewohnheiten auch, von den Betroffenen nicht mehr bewusst gesteuert und auch nicht mehr bewusst wahrgenommen. Lehrt man Stotternde nun (wie es Non-avoidance-Therapeuten tun), mit ihren auftretenden Symptomen auf eine neue Weise umzugehen, so kann man dadurch zwar die Auffälligkeit der Symptomatik reduzieren und durch die Desensibilisierung zusätzlich Unbefangenheit im Sprechkontakt herstellen (was wiederum noch einmal zur Senkung der Stotterrate führt), aber es bleibt eine „Restsymptomatik" bestehen, die eben durch die Art und Weise des allgemeinen ungünstigen Sprechverhaltens mitbedingt ist. So wird beispielsweise ungegliedertes, gehetztes Sprechen die Stotterwahrscheinlichkeit weiterhin erhöhen, ebenso wie übermäßiger Krafteinsatz oder klangarmes Reden. Dieses Sprechverhalten gilt es therapeutisch zu bearbeiten, ein gezieltes Umlernen ist erforderlich.

Mit der Sprechmusterveränderung werden gleichzeitig auch präventive Steuerungsmöglichkeiten (z.B. für angstbesetzte Situationen) bereitgestellt. Angst lässt sich nicht gänzlich ausschalten – eine völlige Kontrolle durch noch so professionelle Desensibilisierungstechniken ist unrealistisch. Es wird immer Kommunikationssituationen geben, die Unruhe und verstärkte Erregungszustände auslösen. Es gilt, für solche zu erwartende Spannungssituationen Sprechweisen zur Verfügung zu stellen, die die Stotterwahrscheinlichkeit von vornherein deutlich senken. Damit wird eine Bewältigung derartiger Belastungssituationen ermöglicht und der Gefahr der Vermeidung solcher Situationen entgegengewirkt. Stotternde erhalten so die Chance, nicht zu stottern, wenn sie nicht stottern möchten.

Tabelle 11

Vergleich von Stottermodifikation und Fluencyshaping		
	Vorteile	**Nachteile**
Non-Avoidance (Stottermodifikation)	• Desensibilisierung als Teil des Konzeptes • nicht das gesamte Sprechen, sondern nur die (wenigen) gestotterten Anteile müssen verändert werden • genaue feinmotorische Wahrnehmung des Stotter-Moments	• „Restsymptomatik", weil z.B. gehetzte, klangarme Sprechweise nicht abgebaut wird • keine Analyse und Reflexion der eigenen Sprechweise (diesbzgl. fehlende Kompetenz) • blitzschnelle Reaktion im Augenblick des Stotterns wird notwendig (und erweist sich unter Stress mitunter als schwierig)
Fluencyshaping (Sprechmustervariation)	• konsistente Verflüssigung möglich • große Kompetenz im Umgang mit Sprechmerkmalen • präventive Steuerungsmöglichkeit	• Desensibilisierung konzeptionell nicht vorgesehen • auch bereits flüssige Sprechanteile müssen verändert werden • kaum Auseinandersetzung mit der spezifischen sprechmotorischen Symptomatik (diesbzgl. fehlende Kompetenz)

Zusammenschau: Vorteile – Nachteile

In Tabelle 11 sind wesentliche Aspekte der Modifikations- und der Fluencyshaping-Ansätze unter den Gesichtspunkten „Vorteile" und „Nachteile" zusammengefasst.
Zwei der in Tabelle 11 aufgeführten, als wesentlich erscheinende „Nachteile", ergeben sich nicht aus den Methoden selbst, sondern aus dem Anwendungskonzept des Therapeuten, sie hängen also mit seiner Auffassung zusammen, wie er die jeweilige Methode einzusetzen habe, beispielsweise ob er sie alleine oder in Kombination mit anderen Interventionen nutzen sollte. Der konzeptionelle Anspruch des Therapeuten birgt also Gefahren einer einseitigen und eingeschränkten Behandlungspraxis:

- *Desensibilisierung*: Eine professionelle Stottertherapie ist ohne Desensibilisierungsmaßnahmen heutzutage nicht mehr sinnvoll (vgl. Kap. 2). Stottertherapeuten, die Fluencyshaping-Ansätze anwenden, müssen ihre Sprechmuster verändernden Techniken rechtzeitig und umfangreich mit Desensibilisierungsmaßnahmen kombinieren.
- *Kompetenzerweiterung bzgl. Sprechflüssigkeit:* Eine erfolgreiche Arbeit zum Symptomabbau verlangt vom Stotternden vertieftes Wissen, differenzierte Wahrnehmungsfähigkeiten und neue Handlungskompetenzen, die sowohl das eigene Sprechverhalten als auch das eigene Stotterverhalten betreffen (vgl. Kap. 1). Modifikations-Therapeuten müssen diese Kompetenzerweiterung hinsichtlich des Sprechverhaltens leisten, Fluencyshaping-Therapeuten hinsichtlich des Stotterverhaltens.

Gemeinsame Grundlagen: Spannungsreduktion, Sprechruhe und Kommunikationsgelassenheit

Analysiert man die zugrunde liegenden Wirkmechanismen von Therapietechniken bzw. Therapieverfahren, so lässt sich erkennen, dass unterschiedliche Interventionen oft ähnliche Effekte bewirken. Dies zeichnet sich auch bei den Modifikations- und Fluencyshaping-Ansätzen in der Erwachsenentherapie des Stotterns ab. Betrachten wir hierzu exemplarisch die folgenden Gesichtspunkte:

- **Spannungsreduktion**

  Sprechmotorische Gewohnheiten (wie beispielsweise überhöhter Krafteinsatz) zeigen sich sowohl in der Feinmotorik eines Symptoms (z.B. beim Pressen während einer Blockade) als auch im allgemeinen Sprechablauf (z.B. überhastetes, klangarmes Sprechen). Dem überhöhten Krafteinsatz kann also sowohl durch eine Blocklösetechnik entgegengewirkt werden, als auch durch Sprechvariationen im Bereich Tempo und Stimmklang (weil sich ein Zuviel an Kraft im Anstieg von Tempo und Stimmhöhe zeigt). Beide Male wird die Fähigkeit zu einer differenzierten Spannungsminderung und Kraftdosierung erworben. Insgesamt kommt es damit zu einer Verbesserung der Einflussmöglichkeiten auf propriozeptive sprechmotorische Abläufe im Bereich von Stimmgebung, Artikulation und Atmung. Und es werden gleichzeitig auch übergreifende Fähigkeiten der Selbstwahrnehmung und Selbststeuerung gestärkt.

- **Sprechruhe und Kommunikationsgelassenheit**

  Die individuelle Art und Weise des Sprechens spiegelt die Einstellungen wider, die ein Stotternder im Laufe seines Lebens zur Kommunikation und zu seiner Sprecher-Rolle erworben hat. Wir erkennen, ob er bereit ist, sich auf eine aktuelle Sprechsituation einzulassen, oder ob er sie am liebsten beenden möchte, spüren seine Unruhe, seine Vorsicht oder seine Gebremstheit im Ausdruck, registrieren das Bedürfnis, Kontrolle über unstrukturierte Sprechsituationen erlangen oder eine Unterhaltung bzw. eine Sprechaufgabe zur Zufriedenheit des Gegenübers erledigen zu wollen. Diese inneren Haltungen, die ebenfalls bei Nichtstotternden zu beobachten sind, vermitteln sich dem Zuhörer vor allem durch nonverbale Signale des Sprechens, beispielsweise durch den Klang der Stimme und die Art der körpersprachlichen Zuwendung. Eine Stottertherapie, die nach dem Non-avoidance-Konzept arbeitet, nimmt auf diese inneren Haltungen zum eigenen Sprechen ebenso Einfluss, wie eine Fluencyshaping-Therapie, obwohl beide Ansätze dafür jeweils andere Methoden einsetzen. Am Beispiel der „Pause" und des „Pullout" lässt sich dies erläutern:

- Das *Pausenbetonte Sprechen* (s. Kap. 4) gehört zum Standardangebot von Fluencyshaping-Ansätzen (früher „Fraktioniertes Sprechen" genannt, vgl. Wendlandt 1979). Bei dieser Sprechtechnik geht es um eine Gliederung und Verlangsamung des Sprechablaufes. Mit dem Pausensetzen kommt es zu einer Neuorganisation des Atemablaufes und der sprechmotorischen Prozesse. Das eigene Sprechverhalten kann besser wahrgenommen werden. Die Pause gibt dem Betroffenen die Möglichkeit, Kontrolle über sein bisher automatisiertes, nicht zu kontrollierendes Reden zu erlangen. Dieser Lernprozess vollzieht sich nicht nur auf der Ebene des Verhaltens. Ungemein wichtig sind die kognitiven Prozesse, die sich mit einer solchen sprechtechnischen Übung verändern lassen. Mit der Pause wird ein neues Sprecherlebnis etabliert, das die Einstellung des Stotternden zur Kommunikation verändern kann und Gelassenheit und angstfreies Abwartenkönnen bewirkt. Sich Zeit nehmen für die Pause heißt, sich Zeit zu nehmen beim Sprechen, sich Zeit zu nehmen beim Zuhören, Ruhe in der Kommunikation zuzulassen und den Wechsel von der Sprecherrolle in die Zuhörerrolle unangestrengt vorzunehmen.
- Auch bei den *Pullout-Übungen* der Non-avoidance-Ansätze (vgl. van Riper 1973; s. Kap. 3) geht es um die Herstellung einer solchen Sprechruhe und Kommunikationsgelassenheit: Sich aus dem verkrampften Stotterereignis durch feinmotorische (Mund-) Bewegungen wieder in eine unangestrengte Artikulationsposition zu begeben kann nur gelingen, wenn der Stotternde den inneren Drang beiseite legt, geschwind zum Sprechabschluss zu kommen oder dem Gegenüber keine Möglichkeit zum Dazwischenreden zu lassen. Es geht um Pausentoleranz, um ein selbstsicheres „Sich-Zugestehen" der Zeit, die es braucht, um sich aus der Blockade „herauszuziehen". Auch hier ist nicht nur eine Technik gefragt, sondern eine innere Haltung.

Erst wenn Kommunikationsgelassenheit und Sprechruhe als innere Einstellungen wirksam werden, kann die Ausführung von Techniken, seien sie Non-avoidance- oder Fluencyshaping-Techniken, gelingen. Dies gilt insbesondere für belastende Kommunikationssituationen des Alltags, weil es gerade hier um die Reduzierung eines überhöhten, das Stottern immer wieder auslösenden Erregungsniveaus sowie um den Abbau sorgevoller Antizipationen und negativer Selbstbewertungen geht.

Gründe für die Kombination

Noch wissen wir nicht, für welche Teilgruppe erwachsener Stotternder welche Therapie die größte Erfolgswahrscheinlichkeit besitzt. Auch scheint noch unklar, warum manche Klienten sehr effektiv mit einer spezifischen Veränderungsmethode arbeiten können, während dieselbe Methode bei anderen Betroffenen ohne ausreichende Wirkung hinsichtlich einer Verflüssigung der Alltagskommunikation bleibt. Es ist zu vermuten, dass hierfür unterschiedliche Faktoren verantwortlich sind, beispielsweise das Vorliegen individuell unterschiedlicher Wahrnehmungs- und Selbststeuerungsfähigkeiten, spezifische Erfahrungen mit vorausgegangenen Therapien oder persönliche Vorlieben bzw. Vorbehalte bestimmten Therapiemaßnahmen gegenüber.

Stottertherapie strebt, wenn sie professionell verankert ist, immer danach, die Effektivität der Maßnahmen zu steigern und zu einem langfristigen Behandlungserfolg zu kommen (vgl. „Heilung und Erfolg", Wendlandt 2009, S. 38 ff). Hieraus leitet sich der therapeutische Anspruch ab, unterschiedliche Behandlungskonzepte miteinander zu verbinden und Therapiemethoden zu kombinieren, die ursprünglich aus verschiedenen Therapieprogrammen stammen. So sollte es auch bei Methoden der Fluencyshaping- und der Modifiaktions-Ansätze der Fall sein. Die wesentlichen Gründe für die Kombination dieser beiden Therapiekonzepte und die gemeinsame Nutzung ihres Methodenrepertoires im Rahmen der Selbsthilfe und der Erwachsenentherapie des Stotterns sind:

- *Individualisierung:* Der Therapeut sollte beide Ansätze in seinem Behandlungsrepertoire zur Verfügung haben, um je nach Klient ausreichend vielfältige Interventionsangebote auswählen zu können, die den persönlichen Handlungsmöglichkeiten des Einzelnen und seiner aktuellen Veränderungsbereitschaft tatsächlich entsprechen.
- *Nützlickeit im Alltag:* Wenn der Klient beide Ansätze kennt und mit deren Methoden jonglieren kann, wird er mit seinem Stottern und mit verschiedenen Kommunikationsanforderungen flexibler, souveräner und unabhängiger umgehen können. Dies führt zu einer Steigerung der Mitarbeitsintensität und Erfolgszuversicht.
- *Experte in eigener Sache:* Der Klient wird Experte sowohl für Stottern als auch für Sprechen und erweitert damit sein Repertoire an Handlungswissen und Bewältigungsstrategien für Kommunikationssituationen generell.
- *Steigerung des Therapieerfolgs:* Behandlungsmaßnahmen, die die persönliche Situation des Betroffenen berücksichtigen, eine gute Alltagstauglichkeit besitzen und Sicherheit in belastenden Kommunikationssituationen vermitteln, verbessern den Behandlungserfolg.

Arbeitsschritte für die Kombination von Maßnahmen zur Stottermodifikation und Sprechmustervariation

Nach den ersten Therapiemonaten können wir unsere Klienten anleiten, sich im Rahmen ihrer therapeutischen Hausaufgaben mit solchen Kommunikationssituationen auseinandersetzen, die durch starkes Stottern gekennzeichnet sind: Es gilt nun, aus dem Zustand des Ausgeliefertseins gezielt „auszusteigen", willentlich einen Wechsel einzuleiten, sich zu beweisen, dass sich sofort etwas verändern lässt und nicht wie früher auf eine bessere, spätere Sprechsituation gewartet werden muss. Dabei sollten Stottertherapeuten nicht gleich Lernziele einfordern, die eine größere Flüssigkeit oder eine Reduzierung der Stotterereignisse verlangen. Erst einmal geht es nur darum, überhaupt einzugreifen und Veränderbarkeit und Einflussnahme zu erproben (beispielsweise durch eine laute Kommentierung des eigenen Stotterns). Der Arbeitsbogen 20 („Der Wechsel steht an", s. S. 211) verdeutlicht diesen ersten Arbeitsschritt.

In einem späteren Arbeitsschritt geht es dann darum, den Wechsel zwischen verschiedenen Stotterbewältigungstechniken zu trainieren (s. AB 21: „Blitzschnelles Umschalten", s. S. 213).

Der Stotternde soll Flexibilität lernen – beispielsweise erfahren, dass der Einsatz der *Sprech*technik Y (Fluencyshaping) durchaus hilfreich ist, auch wenn er mit der *Modifikations*technik X (Stottermodifikation) gerade zu keiner Symptomreduzierung gelangen konnte. Im Einzelnen sind folgende Fertigkeiten gefragt:

- blitzschnell zwischen unterschiedlichen Verflüssigungstechniken (Stottermodifikation) wechseln
- blitzschnell zwischen unterschiedlichen Techniken zur Sprechmusterveränderung (Fluencyshaping) wechseln
- beliebig von einer Verflüssigungstechnik zu einer Technik der Sprechmusterveränderung wechseln
- sich ein individuell hilfreiches Repertoire an verschiedenen Stotterbewältigungstechniken erarbeiten und dieses angesichts unterschiedlicher Kommunikationsanforderungen des Alltags testen und dann stabilisieren.

Zusätzlich zu diesen Arbeitsschritten ist es wichtig, den grundsätzlichen Anspruch nicht aufzugeben, stotterndes Sprechen als eine mögliche und akzeptierte Ausdrucksform der Person zu etablieren. Sprechtechniken – seien es nun Maßnahmen zum Fluencyshaping oder zur Stottermodifikation – dürfen nicht als Vermeidungsstrategien missbraucht werden. Diese Gefahr besteht in jeder Stottertherapie (s. Kap. 14). Um dem entgegenzuwirken ist es erforderlich, Maßnahmen zur Desensibilisierung und zur Einstellungsänderung zu festen Bestandteilen symptombezogener Therapieansätze zu machen. Spontanes Stottern und Pseudostottern werden damit zu Verhaltensalternativen, die sich der Betroffene bis zum Ende der Behandlung (und im Selbsttraining darüber hinaus) immer wieder zugestehen und dauerhaft zu akzeptieren lernen muss. Im Kapitel 14 („Die Desensibilisierung hört nie auf") und im Kapitel 15 („Vielfalt und Alternativen") findet der Leser hierzu vertiefende Hinweise.

14. Frühe Sprechflüssigkeit als Gefahr. Oder: Die Desensibilisierung hört nie auf

In der Therapie erwachsener Stotternder kommt es manchmal nach relativ kurzer Zeit zu einem deutlichen Rückgang der Stottersymptomatik. Die Veränderungen können von euphorischen Gefühlen begleitet sein und unerwartete Zuversicht für ein erfolgreiches Behandlungsende auslösen. Stottertherapeuten werden von dieser Aufbruchstimmung angesteckt – sie freuen sich an der zunehmenden Sprechflüssigkeit und verbuchen diesen Wandel zu Recht als Ergebnis auch der eigenen therapeutischen Bemühungen. Allerdings liegt in dieser schnellen Veränderbarkeit der sprechmotorischen Symptome (die ja in der Natur des Stotterns liegt) eine große Gefahr, derer sich der Therapeut bewusst sein sollte: Mit der Fähigkeit zur Verflüssigung des Sprechablaufes kommt es bei Klienten nicht selten wieder zu vermehrter Stotterangst und Sprechangst. Sie wird durch den (meist unbewussten) Anspruch des Stotternden ausgelöst, mit Hilfe der vermittelten Sprechtechniken (seien sie Modifikations- oder Fluencyshaping-Techniken) nun die auftretenden Stottersymptome ausschalten zu wollen. Eine alt vertraute innere Haltung, in alltäglichen Kommunikationssituationen weitgehend ohne Stottern reden zu müssen, schleicht sich wieder ein. Diese Dynamik gefährdet die Behandlung und führt manches Mal geradewegs in einen Behandlungsrückfall. Vorsorglich gilt es diesen Mechanismus anzusprechen – für meine Klienten habe ich hierfür den Arbeitsbogen 22 entwickelt (s. „Sprechflüssigkeit als Gefahr“, S. 215).

Anna: „Der Veränderungsbereich „Angst und Vermeidung“ ist gerade jetzt für mich sehr wichtig, ich spreche mit meinen Eltern jetzt fast ohne Stottern, alle meine Verabredungen mit meinen Freunden sind nicht mehr so mit dem Panikgefühl behaftet – ich habe wieder Spaß am Erzählen. Das Stottern kann ich mit artikuliertem und gegliedertem Sprechen abwenden, ich kann mich zum größten Teil wieder ohne Stottern mitteilen. Und doch bin ich nicht zufrieden mit mir, ich winde mich um das Pseudostottern herum. Mit Sabine und Barbara gelingt es mir, allein vergehe ich vor Angst. Ich packe das Stottern noch nicht richtig 'am Schopf', sondern mache es mir angenehm mit Sprechtechniken und Körperentspannung. … Begriffen habe ich schon längst, dass die therapeutische Arbeit an der Angst und Vermeidung der Weg zum Ziel ist, zum 'Freisein'. Jetzt muss ich nur (!!) noch daran arbeiten.“

Eine begabte Stottertherapeutin, die vor Jahren im Rahmen ihrer eigenen Therapie ein paar persönliche Gedanken zum Arbeitsbogen 22 notiert hat, schrieb den folgenden Text (wörtliche Wiedergabe). Er zeigt in seiner Offenheit und Differenziertheit noch einmal eindrucksvoll auf, wie schwierig es ist, angesichts zunehmender Sprechflüssigkeit langjähriges Vermeidungsverhalten wahrzunehmen und der therapeutischen Bearbeitung (bzw. der Eigenveränderung) zugänglich zu machen. Daher ist es ungemein wichtig, dass Stottertherapeuten sich nicht nur an der Sprechflüssigkeit, sondern an der Entwicklung der Person orientieren.

Claudia: „Für mich war das Stottern immer die Angst, und die Angst war das Stottern. Panik, Scham, Blamage, Peinlichkeit, Zittern, Schwitzen, Herzrasen, Heulkrämpfe – das waren die eigentlichen Symptome meiner „Sprachhemmung", die aus meinem leichten Stottern ganz schnell ein tonisches und schließlich Schweigen machten. Mit 20 habe ich alles vermieden, was man nur vermeiden kann: Freundschaften, Gruppen, Feten, Telefonieren, Einkaufen, die Nachbarn auf der Treppe zu grüßen, eine Ausbildung zu beginnen, etwas alleine zu machen, von zu Hause auszuziehen. Deshalb hat meinem ganz persönlichen Stottern schließlich auch zu 80% die Arbeit in der Stotterer-Selbsthilfegruppe geholfen, d.h. mit dem Gefühl der Solidarität, mit wachsendem Mut und Selbstbewusstsein verlor sich auch der größte Teil meiner reinen Sprech-Symptomatik.

Und heute? Heute bin ich fast immer flüssig, heute hab ich zu fast allem Mut. Fast!
Es kommt vor, dass ich mich ganz gut einrichte in diesem seit zehn Jahren „neu" erworbenen Selbstbewusstsein. Heute mach ich ja alles alleine! Ich lasse niemanden mehr für mich sprechen, führe mein eigenes, selbstbestimmtes Leben, habe einen Sprechberuf und bilde mich gerade in einem zweiten aus, lerne liebend gerne neue Leute kennen, rede immer und überall – manchmal viel zu viel und dummes Zeug. Ich vergesse allzu leicht, auf die Dinge zu gucken, die ich auch heute noch vermeide. Ich bemerke sie kaum mehr.

Wenn ich Leute auf der Straße anspreche, um nach dem Weg zu fragen, wähle ich sicherlich keine aus, die cool, energisch, eilig, mürrisch, zielstrebig oder einfach männlich, jung, dynamisch aussehen. Sitzt ein angetrunkener Kegelclub in meinem Nichtraucherabteil, von denen die Hälfte auf einmal zu rauchen anfängt, fällt es mir schwer, aufzustehen, hinzugehen und auf das Nichtraucher-Schild zu verweisen. Ich gehe nicht allein in eine Kneipe und setze mich dort an den Tresen. Ich melde mich nicht bei einer Radio-Quiz-Sendung als potentielle Telefonkandidatin. Ich vermeide bei den seltenen Autofahrten, die ich mit einem geliehenen Auto unternehme, zu tanken, weil ich das erst einmal gemacht habe und nicht sicher bin, ob ich diese komischen Zapfsäulen bedienen kann. Ich melde mich nicht zum Vorlesen eines Textes. Ich telefoniere nicht [...] z.B. zwecks Terminabsprache mit Patienten. Ich gehe (ging bis vor kurzem) nicht tanzen, weil ich glaube, dabei blöd auszusehen und mich nicht so bewegen zu können, wie „man es müsste". Ich gehe nicht schwimmen, weil ich mich beim Herumzeigen meiner Beine nicht so wohl fühle. Viele Dinge sind mir etwas peinlich. Höchstens 10% davon haben etwas mit Sprechen zu tun.

Wenn ich mich hinterfrage, was ich alles nicht tue, weil es mir ein bisschen oder ziemlich peinlich ist, merke ich, wie sinnvoll es wäre, genau da dranzugehen. Um eben noch unabhängiger, noch flexibler, noch handlungsvielfältiger zu werden. [...] Denn Scham, Peinlichkeit und Selbstverwerfung sind immer noch die zentralen Themen meines Stotterns. Immer noch erscheint mir der optische und akustische Eindruck, den ich beim Stottern hinterlasse, als schämenswert, als unästhetisch, minderwertig, dumm, ärgerlich, eklig.
Das fällt mir eben nur nicht mehr so auf, weil ich halt fast nie mehr stottere.

Aber selbst meine sprachlichen und mimischen Sekundärsymptome (Augenzukneifen, Kopfbewegungen, Schlucken, em's und äh's, Füllwörter, veränderte Satzkonstruktionen) dienen doch eigentlich nur der Verschleierung dessen, was ich nicht so gerne zeige. Das fällt mir nicht mehr auf, weil sie sich automatisiert haben. Und so können eben auch Lernziele zu den Bereichen 'Verflüssigungstechniken' und 'Sprechmusterveränderungen' der Vermeidung dienen. Auch dahinter kann ich mein „hässliches" Stottern verstecken, und damit leugne ich eben einen Teil meiner Persönlichkeit, sperr ihn in den dunklen Schrank zu den Spinnen. Wenn sie aber dann wiederkommen, die Spinnen und das Stottern – und sie kommen garantiert, dann hab ich sie so lange nicht mehr gesehen, dann sind sie mir so unbekannt, dass sie mich besonders erschrecken und ich ihnen besonders unvorbereitet und erstarrt begegne.

Darum ist der Veränderungsbereich 'Angst und Vermeidung' so wichtig! Um wach zu bleiben für die kleinen Zeichen der Bequemlichkeit und der wohligen Ermüdung, um sensibel zu bleiben für den unmerklichen Selbstbetrug, die täglichen Ausflüchte, um flexibel zu bleiben in der stetigen Erweiterung des Aktionsradius, im Jonglieren mit alten und neuen Handlungsmustern."

15. Vielfalt und Alternativen

Der Behandlungserfolg einer Erwachsenentherapie des Stotterns zeigt sich nicht darin, wie gut ein Klient zu Behandlungsende seine Stottersymptome ausschalten kann, sondern wie flexibel ihm nach Therapieabschluss der angstfreie Umgang mit eigenen Symptomen gelingt. Dieses Ziel lässt sich nur erreichen, wenn Stottertherapeuten über die Gesamtdauer einer Stottertherapie hinweg Stottern als ein alternatives Sprechverhalten zulassen. Dies bewirkt, dass Klienten ihrem Stottern mit zunehmender Akzeptanz und Gelassenheit begegnen und es als eine von mehreren Sprechmöglichkeiten ihres Kommunikationsrepertoires begreifen.

Gleichzeitig geht es darum, Interventionen im Alltag zu trainieren, die gezielt eine Veränderung des Sprechens und eine Verflüssigung des Sprechablaufes erlauben. Der Stotternde soll also zum Therapieabschluss unterschiedliche Handlungsalternativen für seine Kommunikation besitzen und frei über sie verfügen können. Auf der sprechmotorischen Ebene bedeutet das Folgendes (vgl. auch Wendlandt 1987 b):

- *Alternative 1: Sprechen mit Spontan-Stottern*

  Der Klient vermag angstfrei und ohne Spannungszunahme weiter zu stottern, wenn er die unflüssige Art des Sprechens, die aktuell auftritt, akzeptiert.

- *Alternative 2: Verflüssigung des Stotterns*

  Der Klient ist in der Lage, verkrampftes Stottern blitzschnell zu lösen und seine Symptome zu verflüssigen, sie unauffälliger zu gestalten, wenn er das Zuviel an Anstrengung beim Kommunizieren als unangemessen erlebt. (Dazu stehen ihm beispielsweise die im Veränderungsbereich 3 beschriebenen Techniken zur Verfügung.)

- *Alternative 3: Pseudostottern zur Desensibilisierung*

  Der Klient kann gezielt (in ausgewählten Situationen) und absichtsvoll Pseudostottern einsetzen, um mit aktuell auftretenden Sprechvermeidungen und Ängsten konstruktiv umzugehen. Mit begleitenden positiven Selbstverbalisierungen (Kognitionen) vermag er diesen Prozess zu unterstützen. Das angewendete Pseudostottern unterscheidet sich deutlich vom eigenen Spontanstottern und löst damit seinerseits kein Spontanstottern aus.

- *Alternative 4: Pseudostottern als präventive Verflüssigungsstrategie*

  Der Stotternde spricht mit einem flüssigen spannungsfreien Stottern (beispielsweise einem weich-bewegten, charmanten Wiederholungsstottern), er vermag es bei Sprechbeteiligungen von vornherein einzusetzen. Er aktiviert dieses *Ersatzstottern* (s. Kap. 3) und schaltet damit mögliche echte Stottersymptome aus bzw. reduziert ihre Häufigkeit und Intensität.

- *Alternative 5: Hochpegeln – Runterpegeln*

  Der Stotternde ist in der Lage sowohl den Grad der Anspannung beim Sprechen als auch die

Stärke und Häufigkeit von Stotterereignissen absichtsvoll und kontrolliert zu variieren. Er kann diese Steuerungsfähigkeit gezielt während des Redens einsetzen und zwar in beide Richtungen: er verstärkt die auftretende Stottersymptomatik oder vermindert sie. Die Fähigkeit zum Dosieren hilft ihm, beispielsweise bei einem schwer kontrollierbaren, weil leichten und spannungsarmen Stottern, in ein stärkeres Stottern zu wechseln und durch die spielerische Spannungsübertreibung wieder deutlich Ansatzpunkte zur Veränderung der sprechmotorischen Stottersymptomatik zu spüren.

- *Alternative 6: Umschalten auf eine verflüssigende Sprechweise*

  Der Klient ist in der Lage, in einer Kommunikationssituation, in der Stottern auftritt, seine Aufmerksamkeit auf die Art und Weise seines Sprechens zu richten und gezielt auf eine verflüssigende Sprechweise umzuschalten. Dazu verwendet er eine der gelernten Sprechtechniken (s. Kap. 4).

- *Alternative 7: Präventives körperbezogenes Gegensteuern*

  Der Klient reagiert sensibel auf sich ankündigende Stottersymptome: Bei Zunahme von Körperspannung bzw. bei der Befürchtung, gleich stottern zu müssen, ist er in der Lage, dem Auftreten des Stotterns durch körperbezogene, spannungsreduzierende Maßnahmen zuvorzukommen: Veränderung von Sitz- oder Stehhaltung, Veränderung von Bewegungsabläufen und gezieltes Herunterpegeln körperlicher Spannung, Einsatz von Sensibilisierungs- und Entspannungstechniken (s. Kap. 1).

- *Alternative 8: Symptomfreies Sprechen*

  Der Klient ist in der Lage, in Kommunikationssituationen, die ihm wichtig sind, bereits von vornherein ein flüssiges Sprechen herzustellen. Dazu stellt er sich mit Hilfe von körperbezogenen und kognitiven Sprechvorbereitungen auf das bevorstehende Gespräch ein und nutzt gleich zu Gesprächsbeginn die ihm zur Verfügung stehenden körperbezogenen, sprechmotorischen und kognitiven Techniken (VB 1, 4, 7).

- *Alternative 9: Variabler Wechsel zwischen unterschiedlichen Sprechweisen und Verflüssigungstechniken*

  Der Stotternde verfügt über ein individuelles Repertoire an Bewältigungstechniken für die Verflüssigung seiner Kommunikation, mit dem er gerne arbeitet, und das ihm leicht von der Hand geht. Er vermag innerhalb unterschiedlicher Stotter-Modifikationstechniken und innerhalb unterschiedlicher Sprechtechniken sowie zwischen Stottermodifikations- und Sprechtechniken flexibel zu wechseln (s. Kap. 13, AB 20 und AB 21).

Aus einer Anzahl unterschiedlicher Sprechalternativen, die der Bewältigung langjährigen Stotterns dienen, sollte der erwachsene Stotternde im Lauf der Behandlung die für ihn geeigneten Techniken auswählen und in seiner Alltagskommunikation sicher nutzen. Dabei ist Sorge zu tragen, dass vor allem zum Ende einer Behandlung hin, der Klient sowohl das „Pseudostottern" als auch das „spontane Sprechen mit Restsymptomatik" unbefangen praktizieren kann. Beide stellen Voraussetzungen dar, auf einen verstärkten Symptomauftritt nach Behandlungsende souverän reagieren und einem Rückfall gezielt entgegensteuern zu können.

Der spielerische Umgang mit verschiedenen Handlungsalternativen sollte nicht nur sprech- und stotterspezifische Zielverhaltensweisen betreffen, sondern alle Bereiche der Therapie. Beispielhaft für eine solche Verknüpfung unterschiedlicher Zielbereiche ist die *Kommunikationsrallye*, ein Spiel, das auf vergnügliche Weise hilft, soziale Kompetenzen zu erweitern und Kommunikationsängste im Alltag zu mindern (Mannhard u. Schneider 2005).

IV. Was in der Therapie und Selbsttherapie des Stotterns nicht vergessen werden sollte

Zum Abschluss des Buches sollen noch einmal ausgewählte Gesichtspunkte besprochen werden, die in der deutschsprachigen Fachdiskussion um die ambulante Stottertherapie im Erwachsenenalter vielfach zu kurz kommen. Es sind dies

- die Rahmenbedingungen, unter denen Stottertherapie stattfinden sollte, und die in Hinblick auf die Effektivität von Therapiemaßnahmen einen bedeutsamen Anteil am Erfolg einer Behandlung haben (s. Kapitel 16)
- die besondere Bedeutung der In-vivo-Arbeit und deren positives Veränderungspotential, das in den meisten Therapiekonzepten noch längst nicht ausgeschöpft wird (s. Kapitel 17)
- die Relevanz von Maßnahmen zur Einstellungsänderung, die angesichts einer vielfach übungsorientierten Vorgehensweise mit ihren Anforderungen an ein weit gespanntes Spektrum neu zu lernender Verhaltensweisen vielfach nicht gebührend berücksichtigt wird (s. Kapitel 18).

„*Trau dich!* Manchmal traue ich mich nicht! Und manchmal red ich mir ein, ich habe keine Lust. Wenn ich so etwas merke, bemühe ich mich das gerade extra zu tun. Leider fällt mir das, glaube ich, nicht oft genug auf. Aber ich bin auf dem besten Wege!“ *(Barbara)*

16. Herstellung angemessener Rahmenbedingungen für die Therapie und Selbsttherapie

Stottertherapien und Selbstveränderungsbemühungen im Erwachsenenalter müssen in der Regel von großer Intensität und Kontinuität sein, wenn sie zu deutlichen Erfolgen führen sollen. Van Riper fordert für den Beginn einer Behandlung „eine Stunde Einzeltherapie und eine Stunde Gruppentherapie an drei Tagen der Woche und so viel wie möglich tägliche Eigentherapie für einen Zeitraum von drei bis vier Monaten." Er betont, dass diese Minimalerfordernis für die meisten erwachsenen Stotternden zu gelten habe. Wo es möglich sei, „würden wir eine noch intensivere Therapie bevorzugen" (van Riper, 1973, S. 205; Übers. d. Verf.).

Im deutschen Sprachraum ist diese Empfehlung für die ambulante therapeutische Versorgung von Stotternden noch immer nur eine Wunschvorstellung. Und doch weist sie uns die Richtung für eine Therapiepraxis, in der die Rahmenbedingungen mit Blick auf eine größere Intensität der therapeutischen Einflussnahme gestaltet werden müssen. Neben den zeitlichen sind auch andere Rahmenbedingungen zu verändern, beispielsweise die Therapieform, der Durchführungsmodus der Therapiemaßnahmen, die Art der Eigenarbeit und die Zusammenarbeit der Behandler aus unterschiedlichen Therapie- und Selbsthilfeinstitutionen. Stottertherapien im Erwachsenenalter lassen sich dann nach folgenden Gesichtspunkten konzipieren:

- *Gesamtdauer:* Die Gesamtdauer einer Stottertherapie sollte mit 1½ bis 2 Jahren veranschlagt werden. In diesem Zeitabschnitt lassen sich gute Erfolge erzielen. Sie erweisen sich nie im Behandlungsraum, sondern im Alltag und überdauern im Erwachsenenalter in der Regel nur bei einer weiterführenden und längerfristigen Eigenarbeit. (Zur Frage des Erfolgs in der Stottertherapie siehe: Renner 1995, Fiedler 2009, Wendlandt 2009).

- *Therapeutische Eigenarbeit:* Neben den Therapiesitzungen findet eine kontinuierliche Eigenarbeit statt, die vom Therapeuten systematisch angeleitet und begleitet wird. Die Eigenarbeit ist kein „Bei-Produkt" der Therapie. Ihr kommt vielmehr eine ebenso wichtige Bedeutung wie den Therapiesitzungen zu. Sie umfasst das, was üblicherweise in der Therapie als „Therapeutische Hausaufgaben" (Wendlandt 2002 a) bezeichnet wird und lässt sich über die Therapiemethode „In-vivo-Arbeit" etablieren (s.u.).

- *Therapeutische Nachsorge:* Von vornherein wird ein Kontingent an Therapiesitzungen bestimmt, das der therapeutischen Nachsorge dient. Für die Zeit nach der offiziellen Behandlung, in deren Endphase sich die Sitzungsfrequenz bereits reduziert, wird beispielsweise ein Zeitraum von neun Monaten als therapeutische Nachsorge deklariert. Die Aufgabenstellungen für die therapeutische Nachsorge beziehen sich einerseits auf die Auffrischung der in der Therapie erworbenen Strategien und Fertigkeiten sowie auf die Unterstützung der therapeutischen Eigenarbeit und ihrer langfristigen Etablierung, andererseits aber auch auf den Umgang mit möglichen Rückfällen und auf die Bearbeitung aktueller Herausforderungen des Lebens.

An anderer Stelle werden konkrete Vorschläge zur Etablierung einer *therapeutischen Nachsorge* in der Therapie stotternder Erwachsener unterbreitet. Hier ein Ausschnitt:

- „Nachsorgemaßnahmen werden nicht vom Behandler, sondern von einem anderen Therapeuten durchgeführt, der die Klienten seiner Kollegen „nachversorgt". Er ist spezialisiert auf Nachsorge und kann auf die für ihn noch unbekannten Klienten mit unvoreingenommener Sichtweise reagieren.
- Therapeutische Nachsorge wird halbjährlich als regelmäßiges Nachsorge-Paket von beispielsweise vier Sitzungen etabliert: Diese finden im monatlichen Rhythmus an einer Stottertherapie-Einrichtung statt.
- Nachsorge findet im Rahmen einer offenen Gruppenmaßnahme statt: Fest etabliert in einer Institution oder großen logopädischen Praxis treffen sich behandelte Klienten unangemeldet zum Erfahrungs- und Meinungsaustausch in einer „offenen Nachsorge-Gruppe". Diese Gruppe tagt in regelmäßigen Abständen, beispielsweise einmal monatlich, wobei nur behandelte Klienten Zugang haben.
- Das Nachsorge-Gruppenangebot wird als Versorgungsangebot für behandelte Nicht-mehr-Stotternde oder Noch-Stotternde der Region etabliert. Unter den Mitarbeitern der regionalen Stottertherapie-Einrichtungen wird geklärt, wer in welchem Jahr einen Raum und einen Mitarbeiter für die Durchführung der Nachsorge-Gruppe bereitstellt. Es wird festgelegt, ob von den Gruppenteilnehmern ein finanzieller Obolus erhoben werden muss.
- In Kooperation mit der örtlichen Stotterer-Selbsthilfegruppe werden zwei Wochenendseminare im Jahr festgelegt, an denen ein Nachsorge-Seminar organisiert wird.
- Es wird eine virtuelle therapeutische Nachsorge eingerichtet. Ein Experte auf dem Gebiet des Stotterns steht zu festgelegten Zeiten in einem Chatroom für den Erfahrungsaustausch behandelter Stotternder im Internet zur Verfügung. Diese Nachsorgeform hat sich bei anderen Klientengruppen bereits bewährt (Wangemann u. Golkaramnay 2004)." (Wendlandt 2009, S. 88).

- ***Sitzungshäufigkeit:*** Bei Einzeltherapien sollten zu Behandlungsbeginn, mindestens über die Dauer der ersten drei Monate hinweg, zwei wöchentliche Therapiesitzungen stattfinden. Dem Therapeuten wie dem Klienten sollte klar sein, dass auch danach – in Abhängigkeit von aktuell anstehenden komplexen Lernaufgaben oder Stagnationen – die Frequenz der wöchentlichen Sitzungen manchmal zu erhöhen ist. Nur so lassen sich die Verhaltensänderungen im Bereich sprechmotorischer und sozialer Gewohnheiten beschleunigen, denen (wegen ihrer langjährigen Automatisierung) nicht selten starke Veränderungswiderstände entgegenstehen.

- ***Intensivtraining:*** Ist eine mehrmalige Sitzungsfrequenz wöchentlich partout nicht möglich, sollten wenigstens in regelmäßigen Abständen zusätzliche Intensivtrainings stattfinden, die über einen halben Tag laufen. Auf diese Weise lassen sich die Lernprozesse in Bezug auf die sprechmotorischen Verhaltensweisen und ihre Anwendung in alltäglichen Belastungssituationen (Einsatz von In-vivo-Arbeit) effektiver anregen. In diesen Intensiv-Sitzungen können (ein weiterer Vorteil!) zwei oder drei Klienten, die sich in Einzeltherapie befinden, gemeinsam arbeiten (beispielsweise an einem Samstagvormittag).

- ***Anwendungstraining ohne den Therapeuten:*** Um mit den knappen Ressourcen an Zeit und Geld effektiver umgehen zu können, sollten Therapeuten ihre erwachsenen Klienten zu einem selbstständigen Anwendungstraining motivieren und dieses durch regelmäßige Auswertungssitzungen begleiten. Klienten aus Einzeltherapien werden miteinander bekannt gemacht, Klienten aus Gruppentherapien in Kleingruppen aufgeteilt, um nun Aufgabenstellungen für ein Selbsttraining in Kommunikationssituationen des Alltags zu bearbeiten. Hilfreich hierfür ist eine erstmalige gemeinsame In-vivo-Sitzung mit dem Therapeuten, in der beispielhaft der Ablauf, die Inhalte und die Auswertungsmöglichkeiten eines Anwendungstrainings durchgespielt werden können.

- ***Therapiefreie Zeiten:*** Während der gesamten Dauer einer Stottertherapie sollten regelmäßig therapiefreie Zeiten eingeplant werden. Sie dienen der Erprobung der Selbststeuerungsmöglichkeiten des Klienten: Ist er in der Lage, die vermittelten Erkenntnisse und Übungsabläufe aus der Therapie selbstständig und effektiv umzusetzen? Welche Faktoren hindern ihn daran? Die therapiefreien Zeiten nehmen Probleme vorweg, die üblicherweise erst nach Behandlungsende auftreten, nun allerdings bereits während der Therapie der Bearbeitung zugänglich werden. Therapiefreie Zeiten konfrontieren z.B. mit den Themen „Mitarbeitsbereitschaft", „Veränderungswiderstände", „fehlende Selbststeuerungskompetenzen", „aktuelle Belastungen des Klienten durch seine Lebensweise / sein Lebensumfeld", „übersehene Therapiethemen und Problembereiche".

- ***„Ausdünnen":*** Die Häufigkeit der Behandlungssitzungen sollte zum Ende einer Therapie hin ausgedünnt werden. Die therapeutische Eigenarbeit, mit ihren Anforderungen zum Selbsttraining in unterschiedlichen Alltagssituationen, wird fortgesetzt. Anregungen dafür stellt der Stottertherapeut bereit.

- ***Rückfallbearbeitung und -vorbeugung:*** Eine professionelle Therapie des Stotterns, die die Langfristigkeit ihrer Erfolge im Blick behält, rechnet von vornherein mit Behandlungsstagnationen und Rückfällen. Sie vermittelt ihren Klienten, dass Rückfälle jederzeit eintreten können, sensibilisiert für Rückfallrisiken und trainiert das eigenständige Bearbeiten von scheinbaren oder tatsächlichen Rückfällen (s. Wendlandt 2009, S. 63–70). Maßnahmen zur Rückfallprävention werden als kontinuierliche Interventionen begriffen, nicht als Bausteine, die erst am Ende einer Behandlung anzufügen sind.

- ***Gruppenmaßnahmen:*** Stottertherapie sollte – wenn möglich – als Gruppentherapie oder in Kombination mit therapeutisch angeleiteten Gruppenmaßnahmen (z. B. einem Anwendungstraining in der Gruppe; s. o.) stattfinden. Die Erfahrungen aus der therapeutischen Praxis weisen darauf hin, dass Gruppenbehandlungen einen besonders hohen Stellenwert für das Ausmaß des Therapieerfolges besitzen (vgl. Katz-Bernstein u. Subellok 2002). Das muss nicht verwundern, denn das Typische an der Kommunikationsstörung Stottern ist ja, dass sie in der Regel nur in der Interaktion mit anderen Menschen auftritt (wenn Kommunikations*verantwortlichkeit* oder Kommunikations*druck* erlebt werden). Genau dort, in einer alltagsanalogen Gruppensituation, muss die Symptomatik mit all ihren emotionalen, kognitiven und sozialen Begleiterscheinungen behandelt werden. Damit wird dem Betroffenen zudem ein angemessener Rahmen für die Weiterentwicklung seiner Person geboten: soziale und emotionale Fähigkeiten, kommunikatives Verhalten und Selbstsicherheit lassen sich bevorzugt in einem Gruppensetting herausbilden, das vielfältige Möglichkeiten des Lernens am Modell sowie Umgangsweisen mit sozialen Ängsten und starken Vermeidungsgewohnheiten bereithält.

„...fast alle Auslösebedingungen für die aktuelle Zunahme der Stottersymptomatik beim Erwachsenen [sind] an soziale Kontexte geknüpft [...]. In diesem Sinne ist Stottern eine Störung, die sozial stark mitdeterminiert ist und die deswegen bevorzugt in einem sozialen Setting behandelt werden sollte, wo diese sozialen Auslösebedingungen des Stotterns bearbeitet werden können. Dies ist im Setting „Gruppe" der Fall. Hier herrschen verbale und nonverbale Kommunikationsanforderungen, die zu einem Großteil dem Lebensalltag eines Stotternden entsprechen. Und der Stotternde produziert im Gruppenkontext die für ihn typischen Verhaltensmuster und Empfindungsweisen, die seine Kommunikationsstörung ausmachen. Diese Gegebenheiten, die durch das Miteinanderumgehen in einer Gruppe bedingt sind, können in der Zweierbeziehung Therapeut-Klient nur begrenzt hergestellt und bearbeitet werden." (Wendlandt 2009, S. 73)

- *Intensiv-Intervall-Therapie:* Stottertherapie kann auch in Form einer Intensiv-Intervall-Therapie durchgeführt werden: Therapiephasen mit zeitlich intensiver therapeutischer Einflussnahme (mehrere Tage hintereinander mit täglich mehreren Stunden Therapie) wechseln ab mit therapiefreien Zeiten (mehrere Wochen ohne Therapie). Diese Therapieform kann sowohl in der Einzel- als auch in der Gruppentherapie angewendet werden. Hinweise zum Ablauf und zur Durchführung sowie zu spezifischen Vor- und Nachteilen dieser Therapieform finden sich an anderer Stelle (Wendlandt 2009, S. 80 ff).

- *Flankierende Maßnahmen:* Eine professionelle Stottertherapie verlässt sich nicht darauf, dass die wesentlichen Veränderungsimpulse durch Therapie und Selbsttherapie stattfinden. Vielmehr werden Veränderungsimpulse, die das Leben bereithält, als dritter Veränderungsweg betrachtet: Klient und Therapeut sorgen für die Etablierung so genannter flankierender Maßnahmen, die die Zielsetzungen der Therapie und Selbsttherapie unterstützen. Sie sollen helfen sicherzustellen, dass die therapeutisch angebahnten Fähigkeiten des Klienten in seinem Lebensalltag gefestigt und über die Therapiezeit hinaus langfristig verankert werden. Mit flankierenden Maßnahmen sind soziale Aktivitäten gemeint, die den Handlungsspielraum des Betroffenen erweitern und seinen Rückzug von der gesellschaftlichen Teilhabe aufheben (siehe: „Partizipation" als wesentliches Kriterium der ICF [International Classification of Functioning, Disability and Health]; vgl. Rapp 2006, 2007). Flankierende Maßnahmen müssen immer individuell, d.h. auf die persönlichen Bedürfnisse und Lebensumstände des Einzelnen abgestimmt sein: Dies kann beispielsweise die Umsetzung eines lang gehegten Hobbywunsches sein (Salsa-Kurs, Gitarren-Gruppenunterricht), die Teilnahme an sportlichen Aktivitäten (Fitness-Club, Tai-Chi-Lehrgang), der Eintritt in einen Hundeführer-Verein, die Mitgliedschaft in einer Kurzurlaub-Vereinigung (europäische Städtereisen), einer Gemeinschaft zur Schulung des Reden-Haltens (Toast-Master) oder des Englisch-Sprechens (Speaking-Circle), der regelmäßige Besuch der Stotterer-Selbsthilfegruppe mit nationalen und internationalen Treffen oder der Eintritt in den Schützenverein bzw. die Freiwillige Feuerwehr.

- *„Geistiges Futter":* Für nicht wenige stotternde Erwachsene liegt in der Auseinandersetzung mit unterschiedlichen Sichtweisen zum Stottern, zu sozialen und psychologischen Fragestellungen, zu zwischenmenschlichen Beziehungsmustern, Lebenskonzepten und persönlichen Entwicklungsgeschichten eine starke, verändernde Kraft, die oft unbemerkt wirkt und erst am Ende einer Therapie in vollem Ausmaß vom Klienten wertgeschätzt wird. Neben der persönlichen Art des Therapeuten, die Behandlung zu gestalten, neben den Vorstellungen des Klienten und seinen Umgangsweisen mit den Therapieinhalten, sind es oft „fremde" Impulse, die Klienten

„bewegen", Impulse, die aus der Feder von Betroffenen, Künstlern, Schriftstellern und Poeten, Therapeuten und Forschern stammen, die sich mit dem Stottern beschäftigt haben. Deren Aufzeichnungen sollten Stottertherapeuten zusammenstellen und sie dem Betroffenen als Arbeitsmaterialen zur Verfügung stellen.

- ***Eigene Aufzeichnungen:*** Zu den günstigen Rahmenbedingungen für Therapieerfolg kann die Fähigkeit des Stotternden gerechnet werden, sich mit dem eigenen Veränderungsprozess kontinuierlich zu beschäftigen und Beobachtungs- und Reflexionsaufgaben selbst zu entwerfen. Es ist immer hilfreich, sich ausreichende Besinnungszeiten für die aktuellen Befindlichkeiten und Therapieinhalte zu nehmen. Der Arbeitsbogen 23 (s. S. 217) regt hierzu an.

Alle hier aufgeführten Rahmenbedingungen wollen zu einer Verbesserung der Erfolgschancen von Stottertherapien beitragen. Sie lassen sich im Rahmen ambulanter Versorgungskonzepte realisieren und können genauso im Rahmen von Selbsthilfemaßnahmen berücksichtigt werden.

17. Sicherstellung einer umfassenden In-vivo-Arbeit

In-vivo-Arbeit stellt ein übergeordnetes Behandlungsverfahren dar: Die Zielsetzungen aus allen neun Veränderungsbereichen und auch die ihnen zugeordneten Handlungsweisen lassen sich nur dann erfolgreich verankern, wenn im Rahmen einer professionellen In-vivo-Arbeit die Alltagstauglichkeit der Interventionen unter Beweis gestellt wird.

In-vivo-Arbeit ist im Laufe der letzten 25 Jahre zu einem festen Bestandteil professioneller Stottertherapien geworden. Nachdem in Deutschland die ersten Grundsteine für eine solche Outdoor-Therapie gelegt wurden (Wendlandt 1984 b), hat diese Art der therapeutischen Arbeit in alle Behandlungsansätze des Stotterns, aber auch in die Stotterer-Selbsthilfe und in die Ausbildungsstätten für Logopäden Eingang gefunden. Die Effektivität von Therapie und Selbsttherapie dürfte damit deutlich verbessert worden sein.

„In-vivo-Arbeit bezeichnet die Durchführung therapeutischer Interventionen in alltäglichen Lebenssituationen des Klienten. Der Therapeut verlässt den geschützten Behandlungsraum und sucht mit seinem Klienten Kommunikationssituationen des Alltags auf, die für den Klienten von Bedeutung sind. Hier, vor Ort, geht es um die Bewältigung kommunikativer und sozialer Anforderungen, die dem Klienten bisher nicht oder nur unbefriedigend gelungen ist. Verhaltensunsicherheiten, Ängste und Schamgefühle, Flucht- und Vermeidungsverhalten und andere individuell belastende Reaktionsweisen sollen abgebaut und diejenigen Verhaltensweisen systematisch erprobt und gefestigt werden, die im Behandlungsraum als Zielverhalten definiert wurden. Der Stottertherapeut arbeitet beispielsweise im Kaufhaus, wo therapeutisch angeleitete Erfahrungen mit dem „Einkaufen", dem „Erkundigungen einholen" oder dem „Umtausch eines Pullovers" gemacht werden können. Er spricht mit seinem Klienten fremde Menschen auf der Straße an, erprobt das „Kontakt aufnehmen", „Blickkontakt halten" und „Gespräche ausdehnen". Er führt therapeutische Gespräche angesichts der realen „bedrohlichen" Situationen und angstauslösenden situativen Umstände. Und er leitet immer wieder zu systematischen Beobachtungen über das eigene kommunikative Verhalten an, über die Art und Weise des Stotterns und die Reaktionen der Passanten. Kritische Handlungsabläufe wie beispielsweise das telefonische Einholen von Informationen bei Ämtern kann nach Jahren der Vermeidung gemeinsam wieder gewagt werden. Die gesammelten Eindrücke und Reflexionen werden besprochen und ausgewertet. Diese In-vivo-Arbeit ist eine therapeutisch gestaltete Arbeit, nicht nur ein Begleiten oder Mitgehen: gezielt werden Veränderungstechniken eingesetzt, z.B. die Modellvorgabe, das wiederholte Üben mit schrittweiser Annäherung, die systematische Verstärkung sowie kognitive Verfahren zur Neubewertung eigener Handlungsergebnisse und Kommunikationssituationen" (Wendlandt 2009, S. 104).

Obwohl die Bedeutung der In-vivo-Methode gerade für die Therapie erwachsener Stotternder außer Frage steht, werden noch immer wesentliche Gesichtspunkte der In-vivo-Arbeit nicht in ausreichendem Maße erkannt bzw. bleiben in der Therapiepraxis unbeachtet (s. Wendlandt 2002 b):

- *Ganzheitliche Sichtweise:* In-vivo-Arbeit erleichtert es dem Therapeuten, eine ganzheitliche Sichtweise auf den Klienten zu entwickeln, auf seine Fähigkeiten, aber auch auf seine Unsicherheiten und Defizite, und in der Folge ein ganzheitliches Behandlungskonzept für ihn zu erarbeiten. Hier kommt der In-vivo-Arbeit eine *diagnostische Funktion* zu, die Hand in Hand mit Arbeitsschritten zur *Therapieplanung* gehen muss. Diese Forderung ergibt sich vor allem aus der spezifischen Natur der Kommunikationsstörung Stottern: Sie stellt eine höchst wechselhafte Sprechauffälligkeit dar, deren Auftretenshäufigkeit und Stärke von vielen Faktoren beeinflusst wird, die immer auch in der Lebenswelt des Betroffenen liegen. Diese realen externen stotterauslösenden Reize und Bedingungen lassen sich in der Erwachsenentherapie vielfach nicht allein durch Vorgehensweisen im Behandlungsraum erkennen und bearbeiten.

- *Analyse- und Lern-Setting:* In diesem Sinne stellt die In-vivo-Arbeit keine therapeutische Methode dar, die am Ende einer Therapie zum Einsatz zu kommen hat. Vielmehr muss In-vivo-Arbeit als ein Analyse- und Lern-Setting begriffen werden, als ein spezifischer Arbeitskontext, der über die Gesamtdauer der Behandlung regelmäßig genutzt werden muss und keine spezielle Abschlussintervention bleiben darf.

- *Anpassung und Aktualisierung:* Im Rahmen einer über viele Monate verlaufenden Therapie (12 bis 24 Monate ambulante Therapie müssen einkalkuliert werden) gilt es immer wieder, Ziele und Behandlungsmethoden dem jeweiligen Bedürfnis- und Fähigkeitsstand des Stotternden anzupassen. Eine solche flexible Therapieplanung lässt sich nur auf der Basis eines breiten Erfahrungsspektrums in alltäglichen Kommunikationssituationen ausreichend realitätsbezogen sicherstellen. Die In-vivo-Arbeit relativiert damit einseitige Perspektiven, die aus der Begrenztheit des Behandlungsraums herrühren können.

- *Stärkung der Person:* Bei der In-vivo-Arbeit geht es längst nicht nur um den Transfer von Sprechtechniken, die im Behandlungsraum trainiert wurden, sondern um die Stärkung der gesamten Person mit ihren kommunikativen Fähigkeiten und sozialen Bezügen. Dazu ist es erforderlich, mit Hilfe unterschiedlicher In-vivo-Aktivitäten vielfältige Erfahrungen in verschiedenartigen Lebensumwelten des Klienten zu sammeln.

- *Auseinandersetzung mit den Risikofaktoren für das Wiederauftreten der Symptomatik:* Um der für das Stottern typischen Rückfallgefährdung angemessen begegnen zu können, müssen Betroffene ein hohes Maß an Selbststeuerung und Eigenkontrolle erworben haben. Diese Fähigkeiten lassen sich am besten in demjenigen Setting stärken und vertiefen, in dem sich die Risikofaktoren für das Wiederauftreten der Symptomatik befinden, eben in der alltäglichen Lebenswelt des Klienten. Hier gilt es den gelassenen Umgang mit Ängsten, emotionalen Belastungen und Stress zu trainieren und den Stotternden zu befähigen, sich über den Nutzen seiner bisherigen In-vivo-Eigenarbeit selbst ein realistisches Bild zu verschaffen. Der Arbeitsbogen 24 dient diesem Anliegen (s. S. 219).

- *Einschätzung der Alltagstauglichkeit der Therapie:* Nicht nur der Nutzen der Eigenarbeit, sondern der Nutzen aller therapeutischen

Maßnahmen erweist sich im Alltagshandeln des Klienten. Hierbei werden Stagnationen, Fortschritte und Rückfälle zweifelsfrei erkennbar. Grundsätzlich geht es immer wieder um die Frage, ob Behandlungsinterventionen tatsächlich alltagstauglich sind, also vom Betroffenen im täglichen Leben genutzt werden können. Um dies sicherzustellen gilt es die Themen, Inhalte, Ziele und Aufgabenstellungen einer Stottertherapie weitestgehend am Lebensalltag des Klienten zu orientieren. Eine kontinuierliche In-vivo-Arbeit erleichtert den Zugang zu verschiedenen Lebensbereichen und kommunikativen Handlungsfeldern des Klienten. Und sie erlaubt eine regelmäßige Einschätzung, welche Bewältigungsstrategien der Stotternde aktuell besitzt, und wie er mit seinem Stottern angesichts realer kommunikativer und sozialer Herausforderungen umgehen kann.

- *Motivationshilfe:* Nicht zuletzt begründet sich die Notwendigkeit zur In-vivo-Arbeit anhand eines Problems, das innerhalb von Stottertherapien immer wieder auftauchen kann: die unbeständige Motivation mancher Klienten zur Mitarbeit. Dieses Problem reduziert sich automatisch durch In-vivo-Arbeit, weil bei ihr der Betroffene die Alltagsrelevanz der Therapie unmittelbar erfährt: In den für ihn bedeutsamen Alltagssituationen spürt er den Nutzen der erworbenen Techniken und Bewältigungsstrategien und erlebt die Sinnhaftigkeit des eigenen Veränderungsbemühens – beispielsweise, wenn sich starre Vermeidungsgewohnheiten auflösen und Sprechfreude und Leichtigkeit im Kontakt entstehen.

- *Erfolgskontrolle:* Der Erfolg einer Stottertherapie bemisst sich anhand der Stabilität erreichter Therapieziele: Gewünschte kommunikative Fähigkeiten müssen vom Klienten nicht nur im Behandlungsraum, sondern vor allem in relevanten Alltagssituationen gezeigt werden können. Es reicht nicht aus, wenn der Klient selbst oder seine Bezugspersonen davon berichten. Der Therapeut muss sich von der Stabilität des Zielverhaltens und seiner flexiblen Anwendung selbst einen Eindruck verschaffen und dabei den Umgang des Klienten mit seinem Stottern und die Gestaltung der Kommunikationsaufgaben in wechselnden sozialen Kontexten beobachten. Hierfür stellt die In-vivo-Arbeit einen geeigneten Rahmen dar. Der Grad der Generalisierung erworbener Verhaltens- und Einstellungsweisen lässt sich in unterschiedlichen kommunikativen Alltagssituationen kontinuierlich ermitteln, ebenfalls das Ausmaß der bereits erzielten Veränderungen.

- *Eigenständiger Kompetenzbereich:* In-vivo-Arbeit ist eine professionelle Behandlungsmethode mit eigenständigen Vorgehensweisen und Behandlungstechniken (siehe Kasten oben). Sie erfordert vom Stottertherapeuten zusätzliche Kompetenzen, die über die therapeutische Arbeit im Behandlungsraum hinausgehen (vgl. hierzu das Praxishandbuch: Wendlandt 2003). In-vivo-Arbeit kann in diesem Sinne als wesentlicher Tätigkeitsbereich im Rahmen der beruflichen Qualifikation von Stottertherapeuten begriffen werden.

Dass In-vivo-Arbeit nicht nur ein Veränderungsinstrument für stotternde Klienten, sondern ebenso für Stottertherapeuten sein kann, zeigt das folgende Beispiel. Eine Kollegin, die eine Fortbildung bei mir belegt hatte, ist nach Montreal ausgewandert und schreibt mir nach einem Jahr, wie hilfreich ihr unser In-vivo-Training war, das wir in der Fußgängerzone von Hameln durchgeführt hatten:
„Zum Jahresende finde ich endlich die Zeit mich bei Ihnen für einen Vorfall zu bedanken, der nun schon über ein Jahr zurück liegt. Im Sommer 2007 ist [...] mein Vater sehr schwer erkrankt und die Ärzte hatten angeraten, dass wir Kinder nach Hause kommen sollten, da nicht sicher war, ob er seine Krankheit überleben würde. Ich musste also kurzfristig mit zwei vier Monate alten Mädels nach Deutschland fliegen – mein Mann bekam keinen Urlaub und wir

hatten das Problem, dass man nicht allein mit zwei Kindern unter zwei fliegen darf (ja, es gibt jede Menge Überraschungen mit Zwillingen [...]). Wir haben dann eine Tierärztin aus Quebec gefunden, die uns begleiten wollte, aber [....] hatten drei Tage Ärger mit Lufthansa, um die Flüge Quebec und Montreal koordiniert zu bekommen. Am Tag vor dem geplanten Abflug wurde mir dann am Flughafen mitgeteilt, dass wir nicht fliegen könnten (nach drei Tagen Dauertelefonaten mit der Fluglinie!!!) und auch kein Vorgesetzter von Lufthansa zu sprechen sei. In Anbetracht der Umstände war ich völlig frustriert und verzweifelt. Da habe ich mich an Ihr geniales Seminar in Hameln erinnert und mir gedacht, wenn Du Dich in Hameln in der Fußgängerzone 'zum Affen machen kannst', dann kannst Du das hier auch: Ich bin dann einfach auf den Schalter der Lufthansa geklettert und habe laut angefangen alle in der Schalterhalle des Flugshafens über die Missstände der Lufthansa und meine Situation zu informieren. Nach zwei Minuten hatte ich jede Menge verzücktes Publikum (durchgeknallte Leute werden ja immer gerne bestaunt) und nach vier Minuten die Flughafenpolizei vor Ort. Das war sehr hübsch, denn die sind ja hier sehr kinderfreundlich und haben mir auch ein bisschen zugehört und mich dann freundlich gebeten, aufzuhören Reden zu schwingen und vom Schalter zu kommen. Im Gegenzug würden sie mich zum Lufthansa-Chef am Flughafen bringen. Zwanzig Minuten später hatte ich unsere drei Tickets und mein Vater hat die Kinder noch sehen können und war überglücklich (er hat wider Erwarten überlebt, aber die Tatsache, dass wir da waren, war für ihn in der Situation enorm wichtig)."

18. Einstellungsänderung vor Verhaltensänderung

Hier soll noch einmal an ein wesentliches Arbeitsprinzip erinnert werden, das an unterschiedlichen Stellen des Buches herausgearbeitet wurde, und das Stottertherapeuten gerade angesichts einer ausgeprägten Trainingsorientierung ihres Berufsstandes berücksichtigen sollten: Neue Verhaltensweisen, die in der Therapie erworben wurden (beispielsweise Sprech- oder Modifikationstechniken), werden vom Stotternden nur dann in das eigene Handlungsrepertoire aufgenommen, wenn die entsprechenden *Einstellungen* zur Handlungsausführung vorliegen.

- Der Stotternde muss sich das neue Verhalten *zutrauen*, glauben, es bewältigen zu können, nach dem Motto: „Ich kann das!", „Das schaffe ich!"
- Und er muss es sich *erlauben*, also tatsächlich bereit sein, es auch in den konkreten Kommunikationssituationen auszuführen, nach dem Motto: „Ja, das will ich!", „So soll es sein!", beispielsweise „Ich gestehe mir Sprechen mit Stottern zu!"

Es hat also keinen Zweck, in der Therapie neue Verhaltensziele zu erarbeiten, wenn nicht gleichzeitig (und gleich intensiv!) an der Etablierung hilfreicher Einstellungen gearbeitet wird. Statt zu hoffen, dass sich gewünschte Verhaltensweisen durch häufiges Trainieren automatisch im Alltag zeigen werden, geht es über die Gesamtdauer der Therapie immer wieder um die Erarbeitung hilfreicher Kognitionen, die neues Handeln begünstigen. Hierzu ist es erforderlich, erst einmal ungünstige innere Überzeugungen und familiäre Normen (z.B. „Bescheidenheit ist eine Zier!") zu identifizieren, die als Handlungsbarrieren für expansiveres Kommunikationsverhalten gelten können. Die Überwindung derartiger kognitiver Handlungsbarrieren kann, wie in Kapitel 7 gezeigt wurde, auf vielfältige Weise erfolgen. Bei der In-vivo-Arbeit lässt sich dieser Weg beispielsweise mit Hilfe des Arbeitsbogens 25 (s. S. 220) unterstützen, der positive innere Haltungen für ein experimentelles Vorgehen in Alltagssituationen beschreibt.

Manchmal lassen sich Einstellungsänderungen nur durch das Sammeln neuer Erfahrungen anstoßen: Peter war überzeugt, dass ihn andere Menschen wegen seines Stotterns immer wieder auslachen würden, besonders Frauen, die er attraktiv fand, und denen er sich nicht gewachsen fühlte. Er erhielt für eine Woche die Aufgabe, wann immer es ging Blickkontakt zu halten und das Blickverhalten anderer Menschen zu beobachten:

> *Peter wertet sein wöchentliches Selbsttraining aus und notiert, was er erreicht hat („Plus-Erfahrungen"):*
> „Meine Beobachtungsziele waren auf den Blickkontakt gerichtet und auf mein Sprechen, sowie auf die Verhaltensweisen aus meinem Bekanntenkreis, aber auch bei Fremden. [...] Ich habe mir in dieser Woche zum Ziel gesetzt, erst zu sprechen, wenn der Blickkontakt aufgenommen ist. Meine Erkenntnisse waren, dass ich nicht derjenige war, der bei einer Begrüßung zuerst wegguckte. Wenn man den Leuten die Hand

gibt, gibt es sehr viele, die den Blickkontakt erst gar nicht aufnehmen. [...] Nicht nur Stotterer sind leicht zu verunsichern, auch Normalsprecher. Als ich bei der Wohnungsgesellschaft noch mal ein Gespräch führen musste, fiel mir auf, dass die Bearbeiterin, die dazu auch noch recht attraktiv war, sehr guten Blickkontakt hielt und immer lächelte, wenn ich sprach. Dies hätte mich damals wahrscheinlich so stark verunsichert, dass ich überhaupt nicht mehr hätte sprechen können. Ich habe diesen Blickkontakt nicht mehr als Auslachen gesehen, sondern als Anlachen. Diese schlimmen Wahnvorstellungen sind weg, die ich als Stotterer hatte. [...] Zu meinem Sprechen kann ich sagen, dass ich lange Sätze wähle anstatt die kurzen. Wenn ich in ein Restaurant gehe, sage ich nicht mehr 'guten Tag', sondern 'ich wünsche Ihnen einen wunderschönen guten Tag'. Als Stotterer sollte man sich als Ziel setzen, mit dem Sprechen aufzufallen. Sei es mit oder ohne Stottern. [...] Ich habe das Gefühl, dass meine Bekanntschaften mir mehr zuhören als damals. [...] Aber ich ertappe mich immer noch beim Vermeiden von Wörtern (blitzschnelles Austauschen eines Wortes). [...] Zum Abschluss möchte ich noch sagen, dass ich jeden Tag sehr viel über mich und die Menschen lerne und dass ich mich schon auf die Therapiestunden freue."

Gezielte Beobachtungsaufgaben führen Klienten zu neuen Erkenntnissen und erlauben ihnen eine neue Sicht auf die Umwelt. Stottertherapeuten können lernen, den notwendigen Einstellungswandel bei ihren Klienten als einen Parallelprozess zu begreifen, der dem Prozess der Verhaltensänderung meist ein Stückchen vorausgeht. Dabei kommt dem therapeutischen Gespräch ein besonderes Gewicht zu: Ansichten und Meinungen können erörtert, die mit ihnen verknüpften Gefühle verbalisiert, alternative Sichtweisen besprochen und neue Handlungsmöglichkeiten ausphantasiert werden. Klientenzentrierte Gespräche in Verbindung mit einer offenen und vertrauensvollen Beziehung zwischen Therapeut und Stotterndem ermöglichen dem Betroffenen, eigene negative Einstellungen und Überzeugungen zu überwinden (vgl. „Die eigene Kompetenz der Gesprächsführung und Beratung erweitern"; Wendlandt 2009, S. 155 ff).

V. Schlussgedanken

Viele Themen aus dem weiten Feld der Stottertherapie sind bereits angesprochen worden. Verschiedene Methoden und Vorgehensweisen für den Therapieablauf mit stotternden Erwachsenen konnten dargestellt und diskutiert werden. Dabei ging es auch um die detaillierte Beschreibung von „Handwerkszeug", das Stottertherapeuten in ihrem beruflichen Alltag beherrschen sollten sowie um Einstellungen und Arbeitshaltungen, die mit der Rolle des Stottertherapeuten eng verknüpft sind. Ich hoffe, dabei auch die Betroffenen selbst erreicht zu haben, vor allem diejenigen, die sich mit der Eigenveränderung beschäftigen, sei sie als Therapie, als Mitarbeit in einer Stotterer-Selbsthilfegruppe oder als Projekt der Selbstveränderung geplant bzw. bereits realisiert.

Was bleibt noch zu sagen?

Claudia schreibt, als das Ende ihrer Therapie absehbar wird: „Sicherheit? Das war etwas, das ich seit einiger Zeit nicht mehr suchen wollte; keine Sicherheiten mehr. Keine Lebensversicherung, kein Haus, keine Familie, keine starren äußeren Ver-Sicherungen. Ich wollte die Un-Sicherheiten suchen, die Bewegung, die Veränderung, das Neue, das Unklare. Vielleicht bleibt dann gerade die Selbst-Sicherheit als einzige übrig, derer ich dann umso mehr bedarf. Mir in den Un-Sicherheiten meiner selbst sicher bleiben. Das ist schwer und darum so wichtig."

Die Suche nach den Ursachen des Stotterns geht weiter

Betrachtet man die gegenwärtige Diskussion um das Thema Stottern, so fällt auf, dass sich das Forschungsinteresse zurzeit verstärkt auf biologische, speziell neurophysiologische Determinanten des Stotterns bezieht (vgl. z.B. Natke 2005, Bosshardt 2008, Sommer et al. 2008, Fiedler 2009) und man bestrebt ist, spezifische Besonderheiten in der Beschaffenheit der Hirnstruktur und den Hirnfunktionen stotternder Menschen zu ermitteln. Die Suche nach der Verursachung des Stotterns geht intensiv weiter. Und das ist gut so! Vielleicht wird es einmal gelingen, für die sprechmotorischen Anteile des Stotterns kausale Therapiestrategien zu entwickeln, die sich aus den Ergebnissen der Ursachenforschung herleiten lassen. Zum jetzigen Zeitpunkt allerdings muss uns die noch immer bestehende Ungewissheit, was genau denn nun die Ursachen des Stotterns sind, nicht beschweren! Denn das Leiden am Stottern ist heilbar.

Das Leiden am Stottern ist heilbar

Wenn ich die Blumen in meiner Praxis versorge oder den Boden kehre und über die bevorstehenden Therapien des Tages nachdenke, tauchen manchmal meine eigenen Überzeugungen zum Stottern und zur Stottertherapie auf, erfüllen mich mit Genugtuung und geben mir Kraft für die Therapiesitzungen. Zum Beispiel ist da der Satz *„Das Leiden am Stottern ist heilbar!"* Ja, ich bin überzeugt davon, dass Stotternde befähigt werden können, ihr Leben mit Zuversicht und Freude zu gestalten und bisher erlebte Grenzen in der Kommunikation zu überwinden. Dazu gehört, dass sie sich klar werden, was sie im Leben möchten, dass sie ihre Bedürfnisse selbstbewusst äußern und dass sie ohne selbst auferlegte Vermeidungen ihre Sprecherrollen im Alltag ausfüllen.

Bärbel, über 50 Jahre, hat einen kleinen Text zum Motto „Es zählt nur das, was ich selber will!" verfasst: „Es zählt nur das, was ich selber will? Was will ich wirklich selber? Und wenn ich es weiß, zählt es dann? Zählt dann nur das, was ICH will? – 'Es zählt nur das, was andere wollen', so lautete mein Lebensprogramm! Sei lieb und angepasst, dann mag man dich, dann fällst du nicht unangenehm auf. Die Meinung anderer Menschen ist wichtiger. Sie sind eher im Recht und ich eher im Unrecht! Was andere wollen zählt. Mir bleibt nur, mich einzufügen, wenn ich möchte, dass ich dazugehöre. Anpassen an andere! Mein eigenes unverwechselbares Profil wird verwischt! Ich bin nicht mehr zu sehen! Nur um Zuwendung zu bekommen? Wer oder was bekommt dann Zuwendung? Ich – oder das Schattenbild bzw. das Spiegelbild des jeweiligen Gegenübers? – Es zählt nur das, was ich selber will!"

Wenn ich mit meinen Klienten im Kiez spazieren gehe und wir uns während der In-vivo-Arbeit auf eine Bank am Marheinikepark setzen, blicken wir auf den Spielplatz, auf die herumtollenden Kinder, auf Rutschen und Schaukeln, auf die Lebendigkeit und Intensität der kindlichen Aktionen, hören die Expressivität und Ungehemmtheit im Ausdruck, die starken Gefühle in der Kommunikation. Und auf dem freien Platz daneben, vor der alten Markthalle, schlägt uns die Kraft des Brunnens in seinen Bann: vier übermannshohe steinerne Kübel, aus denen sich das Wasser ergießt und in verzweigten Linien am Boden seinen vorgezeichneten Weg nimmt über planschende Kinderfüße und Hände, die das fließende Nass vergeblich aufzuhalten suchen. Auf der Bank wächst die Lust am Mitspielen, am Ausprobieren, am Schiffchen schwimmen lassen – bei mir und bei meinen Klienten. Aber auch die Traurigkeit wird bei den Stotternden spürbar, wenn sie ihre eigene Impulsivität gebremst und ihre Phantasie verschüttet glauben, und wenn sie schimpfende Eltern sehen und deren eingrenzende und abwertende Ermahnungen ihnen schmerzlich bewusst machen, wie wenig sie an sich selbst glauben.

Und auch hier taucht eine Überzeugung auf: *„An sich selbst glauben, das ist eine heilsame Kraft, die den Verlauf einer Stottertherapie vorantreibt."* Ja, ich bin überzeugt, dass sich Veränderungen in Therapie und Selbsthilfe nur dann zum Positiven hin entwickeln, wenn Stotternde ihre quälenden Selbstzweifel beiseite legen und eigene Stärken wahrnehmen und an sich selbst glauben können. So wie es Sabine tut, die sich ihre eigenen Stärken immer wieder vergegenwärtigt hat und Angst und Stottern auf die ihnen zustehenden „hinteren Plätze" verweisen konnte.

Sabine: „Ich zeige mich gerne. – Ich habe wunderschöne graugrüne Augen. – Ich habe lange blauschwarze Fliegenbein-Wimpern. Ich finde meine Wimpern genial. – Ich bin auf meine Art und Weise schön und interessant. – Ich höre gerne anderen zu bis mir die Ohren schmerzen. – Ich bin eine gute Beobachterin. Ich erfreue mich an den kleinen Dingen des Lebens. Ich empfinde dabei ein Glücksgefühl. – Ich kann meinen Körper gut wahrnehmen. Ich spüre meine Fußsohlen. – Ich träume gerne. Ich lasse so manchen Traum nicht aus dem Auge. Ich freue mich, wenn Träume wieder heimkehren, die Ausgang hatten. – Ich lache gerne. Ich lache gerne Tränen. Ich kichere gerne. Ich höre gern andere lachen. Ich lache oft über mich selbst. – Ich weiß, dass meine Seele viele Farben hat. Ich nehme meine Gefühle wahr. Ich gehe bewusst mit meinen Gefühlen um. – Ich habe oft Angst. Ich betrachte meine Angst als guten Freund. Ich lasse meine Ängste nicht wachsen. – Ich stottere. Ich akzeptiere mein Stottern. Ich beherrsche mein Stottern immer besser. Ich ergreife trotz Stotterns immer öfter das Wort. – Ich mache mir viele Gedanken über mein Leben. Ich interessiere mich für meine Zukunft. – Ich male mein eigenes Bild. Ich habe die Farben in mir. Ich male es schön bunt und leuchtend. – Ich zweifele an allem, nur nicht an mir."

Selbstfindungsprozesse sind typisch für Stottertherapien im Erwachsenenalter. Sie finden nicht nur beim Betroffenen statt, sondern bilden sich immer auch nachvollziehend und miterlebend im Stottertherapeuten ab. Auch er benötigt Kommunikationsgelassenheit, beispielsweise wenn er dem Stotternden das Therapiekonzept erläutert. Dabei ist eine offene innere Haltung erforderlich: *„Therapie gibt nicht richtige Handlungsweisen vor, sondern ermutigt zu Handlungsalternativen in konkreten Kommunikationssituationen."* Mit dieser Sichtweise befreit sich der Therapeut von einer einengenden Richtig-Falsch-Perspektive und unterstützt seinen Klienten dabei, Handlungsspielräume ausfindig zu machen und Kommunikationsangebote aus der Umwelt zu nutzen.

Zu meinen Überzeugungen zählt auch der Gedanke, wie unsinnig es ist, nach einem Therapiekonzept Ausschau zu halten, das für alle Betroffenen Gültigkeit besitzt! Absurd erscheint es mir dann, wenn einige Experten sich darüber streiten, wer wohl den besten Therapieansatz im ganzen Lande habe. Dabei gilt es doch – und das haben die Leserinnen und Leser sicherlich anhand dieses Buchtextes als eine meiner Überzeugungen ausmachen können – für jeden einzelnen stotternden Menschen in der Therapie einen individuellen Königsweg zu entdecken, der zum Erfolg führt. *„Erfolg verlangt ein Therapiekonzept, das der Individualität des Betroffenen gerecht wird."* Das ist nicht anders als beispielsweise beim Sprachenlernen in einem Crashkurs der Volkshochschule. Und auch enttäuschte Pauschaltouristen kennen diesen Anspruch – und wählen beim nächsten Mal prompt eine Individualreise oder eine Abenteuertour.

Auseinandersetzung mit dem Stottern – ein Abenteuer

Abenteuer und Aufbruch gehören zusammen. Bange Schritte in die Ungewissheit, Zittern und Hoffen. Wo werde ich landen? Abenteuer, die nur in der Vorstellung durchlebt werden, verschwimmen im nächtlichen Dösen. Abenteuer, zu denen wir tatsächlich aufbrechen, führen unweigerlich in die Veränderung. Stottertherapie und Selbsthilfe sind Veränderungswege, die jedem stotternden Erwachsenen zugänglich sind.

- Dabei ist der Blick auf das eigene Leben in all seiner Vielfalt zu richten, auf die ganze Person, nicht nur auf die verkrampften Sprechunflüssigkeiten! Es geht um ein Veränderungskonzept, das sich einem **ganzheitlichen Ansatz** verpflichtet fühlt und damit die Chance birgt, die gesamte Lebensentwicklung umfassender voranzubringen.

- Jede Stottertherapie ist aufs Neue ein Abenteuer und spielt sich nicht auf ausgetretenen Pfaden ab: Effektive Veränderungsimpulse ergeben sich meist nur dann, wenn Stotternde und Therapeuten ihre Rucksäcke auf eine neue Weise schnüren, vielleicht altes Schuhwerk wechseln, die Ausrüstung verändern, sodass nun überhaupt erst unbekannte Pfade eingeschlagen und neue Wegstrecken begangen werden können, die zu anderen Abstiegen locken, aber auch bisher versteckte Aufstiege ermöglichen. So werden beflügelnde Abenteuer wie die Veränderungsprojekte „Stottertherapie“ und „Selbsttherapie“ zu **integrativen Unternehmungen**, bei denen die Interventionen nicht auf ein Set altbekannter Verfahren eingeschränkt bleiben.
- Dass herausfordernde Abenteuer nur gelingen können, wenn der Begleiter die Route nach den Fähigkeiten und Bedürfnissen der Reisenden konzipiert, achtsam vorausplant, die Wegstrecken kennt, in Notsituationen flexibel und gelassen reagiert und auch mal ein knisterndes Feuer zu entfachen sowie gemütliche Ruhephasen einzulegen weiß, das erscheint sofort einleuchtend – das erwarten wir auch von einem Stottertherapeuten, der ein guter **personenbezogener Begleiter** sein muss und die Beziehung zum Klienten hilfreich zu gestalten weiß.

In diesem Sinne wünsche ich mir, dass mit diesem Buch Stotternde und ihre Therapeuten in gleicher Weise ermutigt werden, unterschiedliche Wege der Veränderung zu beschreiten und neben den eigenen, bisher praktizierten Vorgehensweisen alternative Interventionen erproben, sie sich spielerisch aneignen, einige von ihnen auswählen und sie entsprechend den eigenen Bedürfnissen und Überzeugungen in das persönliche Alltagshandeln integrieren.

Anhang

Verzeichnis der Arbeitsbögen für stotternde Erwachsene

In dieses Buch wurden insgesamt 25 Arbeitsbögen aufgenommen, die Anregungen für die therapeutische Eigenarbeit des erwachsenen Stotternden geben. Es handelt sich um langjährig erprobte Arbeitsmaterialien aus meiner eigenen Therapiepraxis, die sich auf einen jeweils umgrenzten Themenbereich beziehen. In Form und Inhalt stellt ein jeder Arbeitsbogen ein Beispiel dar, das den Veränderungsexperten – sei er nun Stottertherapeut oder Betroffener – motivieren möchte, selbst passende Materialien für die anstehenden Veränderungsaufgaben zu entwickeln. (Die Arbeitsbögen 5 und 19 richten sich an den Stottertherapeuten selbst.) Der Bezug der Arbeitsbögen zum Buchtext wird durch die Seitenangaben verdeutlicht.

Arbeitsbogen 1

Stopp – Innehalten – Runterschalten *

Im folgenden Arbeitsbogen wird eine Selbstkontrolltechnik vorgestellt, mit der erwachsene Stotternde ihre Unsicherheiten und Ängste durch körperbezogene Übungen gezielt reduzieren können. Zum einen erwerben sie die Fähigkeit, zunehmend sensibler für diejenigen Muskelpartien zu werden, die typische Spannungsbereiche darstellen. Zum anderen lernen sie eine wirkungsvolle Selbststeuerung, mit der sie in der Lage sind, den wahrgenommenen Verspannungen willentlich entgegenzuwirken und durch geeignete Selbstinstruktionen eine zunehmende Muskelentspannung einzuleiten. Diese Selbstkontrolltechniken stärken das Selbstvertrauen, mit Unsicherheiten und Ängsten in belastenden Kommunikationssituationen erfolgreich umgehen zu können.

Ich kann runterschalten

Sie werden mit dem Abbau von Ängsten und Unsicherheiten ein gutes Stück vorankommen, wenn Sie Ihr Selbsttraining um die Veränderungsmethode erweitern, die in diesem Arbeitsbogen beschrieben ist. Es geht darum, durch gezielte Selbstinstruktionen den körperlichen Spannungsgrad in belastenden Alltagssituationen willentlich zu reduzieren und zu einem entspannteren Kommunikationsverhalten zu kommen. Voraussetzung ist, dass Sie körperliche Anspannungen bereits lokalisieren können, also Spannungszustände in den Muskelpartien spüren, in denen sie entstehen. Wenn Sie z.B. Verspannungen im Nackenbereich registrieren, könnte das dadurch bedingt sein, dass Sie unwillkürlich und andauernd Ihre Schultern hochgezogen oder Ihren Kopf zu sehr vorgestreckt und leicht gesenkt halten. Oder Sie könnten feststellen, dass der leichte Kopfschmerz im Stirnbereich mit den Bewegungen Ihrer Kiefermuskeln zusammenhängt, die ein ständiges Aufeinanderbeißen der Zähne bewirken.

Was können Sie nun tun? Es geht um dreierlei: um das „Stopp", um das „Innehalten" und um das „Runterschalten".

1. Stopp – nicht bewegen! Denk- und Handlungsablauf unterbrechen!

Unterbrechen Sie den aktuellen Denk- und Handlungsablauf dadurch, dass Sie sich innerlich den Befehl „Stopp!" geben, legen Sie eine Pause im aktuellen Denken und Handeln ein, bewegen Sie sich nicht. Wenden Sie sich blitzschnell Ihrem Körperempfinden zu. (Dieser Vorgang erinnert mich immer an das Kinderspiel, bei dem die Mädchen und Jungen bei laufender Musik im Raum herumtollen und alle in dem Moment zu Salzsäulen erstarren, in dem die Musik abbricht.)

2. Innehalten – Körpersignale wahrnehmen!

Wenden Sie Ihre Aufmerksamkeit jetzt Ihrem Körper zu, halten Sie bewegungslos inne und schalten Sie auf „Empfang". Wie „halten" Sie Ihren Körper, wo ist er „fest", wo spüren Sie Spannung. Es geht um ein empfindsames Gewahrwerden von Spannungszuständen im ganzen Körper, in den Händen und Armen, im Gesicht und Schulterbereich, im Bauch, in den Beinen, um die Art Ihrer Kopf-, Sitz- oder Stehhaltung. Hierbei kann Ihr Bewusstsein eine kleine Reise durch den ganzen Körper unternehmen. Wo gibt es typische „Schwachstellen der Angespanntheit"?

* nach: Wendlandt, W.: Programm V: Spannung blitzschnell lösen. In: Entspannung im Alltag. Ein Trainingsbuch. Weinheim: Beltz 2005, S. 99–105

3. Runterschalten – Spannungsgrad senken, Muskeln lockern!

Geben Sie sich nun innerlich den Befehl „Runterschalten!" Weisen Sie sich im Stillen gezielt an, die Körperspannung insgesamt zu senken, die Muskeln zu lockern: Hier können Signalwörter wie „Loslassen!", „Ruhe!", „Entspannen!" verwendet werden. Hilfreich ist es, sich nach der allgemeinen Selbstinstruktion „Runterschalten" immer auch gezielt zu einer konkreten Veränderung anzuweisen: „Sitzhaltung locker!" oder „Fußsohlen am Boden spüren!", „Stimme tiefer!", „Sprechtempo ruhiger!", „Stirn locker!", „Bauch loslassen!" usw. Es geht also darum, die gewünschte Körperreaktion gezielt einzuleiten. Das „Runterschalten" können Sie sich als einen Vorgang wie beim Herunterregeln des Lichtes an einem Dimmer vorstellen oder als ein stufenweises Herabsteigen einer Leiter, oder als das Umstellen einer Weiche, so als ob Sie sich auf einem neuen Wegstück nun freier vorwärts bewegen könnten.

Der Dreierschritt ist ein leicht handhabbares Selbstkontrollverfahren, das in sehr verschiedenen Alltagssituationen angewendet werden kann. Es lässt sich wie nebenbei realisieren – egal ob Sie gerade schweigen oder sprechen, sitzen oder stehen, mit Kollegen essen oder eine Verabredung am Telefon treffen. Es geht lediglich um ein ganz kurzes Herunterpegeln des Körperzustandes auf ein niedrigeres Spannungsniveau. Nach dieser „Um-Stellung" können Sie sich dann gedanklich wieder nach außen wenden und in der Tätigkeit fortfahren, die gerade ansteht. Sie werden nun merken, dass Sie Ihre Handlungen mit weniger Anspannung und Unruhe ausführen können.

Aufgaben:

1. Entscheiden Sie, in welcher Situation Sie mit dem „Stopp-Innehalten-Runterschalten" beginnen möchten:

   ....

2. Legen sie fest
   - an welchem Tag Sie mit der Übung beginnen: ....
   - wie oft Sie die Übung realisieren möchten: ....
   - wie Sie die Anzahl registrieren werden (stricheln? Streichhölzer in der Hosentasche knicken? Steinchen von einer Hosentasche in die andere tun?):

     ....

3. Führen Sie Ihre Übungen durch und werten Sie Ihre Erfahrungen anschließend aus. Überlegen Sie, ob bei Ihrer Übungsdurchführung noch etwas verändert werden sollte.

   ....

4. Notieren Sie nun andere belastende Kommunikationssituationen, in denen das „Stopp-Innehalten-Runterschalten" eine hilfreiche Technik für Ihr Selbsttraining wäre. Entscheiden Sie sich für die nächsten drei Übungssituationen und notieren Sie sie:

   ....

Im Verlauf der Übungen werden Sie immer deutlicher muskuläre Anspannungen registrieren, die unwillkürlich aufgetreten sind und die Sie nun immer sensibler erspüren und denen Sie dann auch zunehmend schneller entgegenwirken können. Sie werden Lust bekommen, in weiteren Trainingssituationen Ihre Fähigkeiten zum Runterschalten zu genießen. Gehen Sie dem in Ruhe nach!

Arbeitsbogen 2

Vermeidungen aufspüren

Stellen Sie sich vor: Klaus hat Angst vor dem Sprechen in Gruppen. Immer, wenn er sich in einer Gruppe aufhält, macht er sich unscheinbar, tut so, als ob er mit seinen Arbeitspapieren beschäftigt sei, vermeidet Blickkontakt zu anderen Gruppenmitgliedern („Keiner soll mich ansprechen!"), geht schnell mal auf die Toilette, wenn eine Diskussionsrunde beginnt, oder verlässt die Gruppensitzung vorzeitig. Sein Fluchtverhalten scheint erst einmal ausgesprochen sinnvoll: Die Hitzewallungen hören schlagartig auf, die innere Unruhe klingt ab. Als er zum nächsten Gruppentermin aufbrechen muss, beschließt er, lieber seinen Haushalt in Ordnung zu bringen und liegen gebliebene Briefe zu schreiben („Das ist wirklich überfällig!"). Dieses Vermeidungsverhalten garantiert, dass Ängste und die damit einhergehenden unangenehmen körperlichen Symptome aufhören oder erst gar nicht auftreten können. Flucht- und Vermeidungsverhalten sind allerdings nur kurzfristig „erfolgreich" – der Sprechängstliche geht in Zukunft einer möglichen Begegnung mit der bedrohlichen Situation aus dem Weg. Damit nimmt er langfristig den Fortbestand seiner Ängste in Kauf. Und die Einschränkung seiner Verhaltensspielräume, seiner Bewegungsfreiheit. Denn das Vermeidungsverhalten verhindert eine realistische Auseinandersetzung mit der Angst. Nie kann er erfahren, dass es in der Gruppe möglich ist, mit den auftauchenden Ängsten angemessen umzugehen. Nie kann eine Gruppe als Ort der Anteilnahme und des Wohlwollens erlebt werden. Das Vermeidungsverhalten konserviert die Vorstellungen von einer Gruppe als einem „Höllenschlund". Neue realistische Eindrücke können nicht gesammelt werden. Die negative Phantasie, sich kläglich im eigenen Sprechen zu verheddern und dem höhnischen Gelächter der selbstbewussten Redekünstler ausgesetzt zu sein, kann nicht ersetzt werden durch angenehmere Sprecherfahrungen und positivere innere Bilder. Der Sprechängstliche erfährt nicht, dass er eine ganze Menge mitteilen kann, unabhängig davon wie „gut" oder wie „flüssig" das Sprechen ist, und dass die Gruppenmitglieder auf seine Äußerungen eingehen und sich zu ihm in Bezug setzen. Das fortgesetzte Vermeiden führt dazu, dass das Zutrauen in die eigenen Fähigkeiten sinkt und der Aufbau des Selbstwertgefühls verhindert wird. Vermeiden kurbelt den Teufelskreis an!

Aufgabe:

Wie steht es mit Ihrem eigenen Flucht- und Vermeidungsverhalten? Bitte notieren:

- Wann tritt es auf?

  ....

- Welche Vorteile hat es? (Wollen Sie es vielleicht doch beibehalten?)

  ....

- Welche negativen Folgen hat Ihr Vermeidungsverhalten konkret?

  ....

- Was könnten Sie tun, um Ihr Vermeidungsverhalten abzubauen?

  ....

Arbeitsbogen 3

Hausaufgaben zur Stottermodifikation

Stellen Sie sich einen Übungsplan für die nächste Woche zusammen, der mindestens drei Techniken zur Stottermodifikation (StM) berücksichtigt, die Sie gerne automatisieren möchten. Nehmen Sie auch Übungen aus den beiden vorherigen Veränderungsbereichen (VB 1: Körperbezogene Modifikation / VB 2: Abbau von Angst und Vermeidung) auf! Beachten Sie, dass Sie bereits bei der Annäherung an die Trainingssituation das jeweilige Zielverhalten vorab (im Stillen oder leise vor sich hin redend) anwenden, wenn also noch kein Kommunikationsdruck besteht.

Lernziele für die Stottermodifikation	**Situation**	**Kommentar** (worauf ich achten will)
Ruhiges, unangestrengtes Sprechen, deutlich leiser (VB 1) als sonst (vorbereitendes Einsprechen)	Zeitungslesen beim Frühstück (entspannte Sitzhaltung)	Berührung/Bewegung der Lippen spüren
Lockern von Schultern, Kiefermuskeln und Bauch (VB 1)	während S-Bahnfahrt immer unmittelbar vor Aufnahme von Blickkontakt zu Fahrgast	freundlich lächeln! (VB 2)
Kiefermuskeln lockern, Fußsohlen spüren, dann Pullout (Korrektur während der Blockade, StM 1)	leises Vor-sich-hin-Sprechen bei Annäherung an Kiosk / Geschäft, Beschreibung der Umgebung	Bauch locker! „Weich" sprechen! Es darf verwaschen klingen
Präventives Ersetzen: Pseudostottern als absichtsvolles weiches Silbenwiederholen (StM 2, Gu-gu-gu-guten Ta-ta-ta-tag)	Begrüßung am Kiosk / im Geschäft, in der Post / Bank	mindestens 3 Silbenwiederholungen
Präventives Ersetzen: Pseudostottern als zartes Dehnen, (StM 3, Mmmmmmorgen Herr Mmmmüller, wwwwwie geht's?)	Begrüßung des Pförtners im Dienst	Blickkontakt beim Dehnen halten!
Spannungsvariation: Erst Spannungszunahme – dann Abebben lassen (StM 4)	Smalltalk mit Kolleginnen Lernziel immer nur zu Satzbeginn	Symptomdosierung deutlich von hart nach weich!
präventives Ersetzen: Pseudostottern als absichtsvolles weiches Silbenwiederholen (Vertiefung StM 2)	Gespräch mit Lieblingskollegin,	auch in Teeküche, wo andere zuhören können
Pullout (Vertiefung Lernziel StM 1)	Berufliche Telefonate, nur beim 1. Satz	mindestens 3 x am Vormittag!
Pseudostottern als Blocklösetechnik bei erwarteten / gespürten Blockaden (Vertiefung Lernziel StM 2)	Nachfragen in der Poststelle, Gespräch am Kopierer	Schultern, Bauch locker!
Blickkontakt öfter wagen (VB 2), Schultern, Kiefermuskeln und Bauch lockern (VB 1)	Mittagessen in der Cafeteria mit Kollegen	sich Stottern zugestehen! (VB 2)
Spaziergang durch den Körper (VB 1)	am Schreibtisch im Büro, sitzend auf Drehstuhl	Augen auf! Zeit lassen! Hände stillhalten!
Pseudostottern als Wechseln zwischen Wiederholen (StM 2) und Dehnen (StM 3)	Dienstschluss: Abschließendes Gespräch mit Lieblingskollegin	5 Min. konsequent (Wechsel nach jeweils 3 Sätzen)
Pseudostottern als zartes Dehnen (StM 3)	Verabschieden vom Pförtner	kurz stehen bleiben
Pseudostottern (wahlweise StM 2 / 3)	Abendliches Telefonat mit Mutter oder Freundin	informieren über Übungsabsicht, StM erklären!

Aufgaben:

1. Wählen Sie bitte aus dem obenstehenden Übersichtsplan Übungsbeispiele für Ihr eigenes Selbsttraining aus. Fügen Sie eigene Trainingssituationen hinzu.

2. Werten Sie bitte nach einer Woche Ihre täglichen Übungen aus. Welche Schlussfolgerungen können Sie aus Ihren Übungserfahrungen ziehen?

3. Verändern Sie ggf. Ihr Vorgehen bzw. die Lernziele. Denken Sie daran, dass Wiederholungen desselben gut tun und Sicherheit geben. Und: Die Desensibilisierung darf nie aufhören! Manchmal müssen aber auch wieder neue Herausforderungen (fremde/neue Situationen) gewagt werden! Seien Sie neugierig auf neue Erfahrungen!

Achtung: Wenn Sie sich an dem hier aufgeführten Übersichtsplan orientieren, sollten Sie Ihre eigene Motivation berücksichtigen und erst einmal nur so viele Trainingssituationen in Ihren Plan aufnehmen, wie Sie realistischerweise bewältigen können. (Nehmen Sie sich am Anfang lieber etwas weniger vor!) Mit der Zeit kann sich dann eine spielerische Erprobungsfreude einstellen, die die Bewältigung kleiner Übungssituationen über den ganzen Tag hinweg erlaubt.

Arbeitsbogen 4

Hausaufgaben zur Sprechmodifikation / Fluencyshaping

Wählen Sie aus den Übungsaufgaben (folgende Seite) mindestens drei Techniken zur Sprechmodifikation (SpM) aus. Berücksichtigen Sie auch Übungen aus den drei ersten Veränderungsbereichen (VB 1: Körperbezogene Modifikation / VB 2: Abbau von Angst und Vermeidung / VB 3: Stottermodifikation). Stellen Sie sich einen täglichen Aufgabenkatalog zusammen, der auf Ihren persönlichen Tagesablauf und Ihre Kommunikationsmöglichkeiten zugeschnitten ist. Tragen Sie (wenn möglich) Tageszeiten ein, zu denen Sie das Zielverhalten zeigen wollen. Überfordern Sie sich nicht mit zu vielen Aufgaben und zu schwierigen Übungssituationen. Abends können Sie Ihre Erfahrungen auswerten: Notieren Sie Gedanken und Erkenntnisse und überprüfen Sie, ob Sie Ihren Übungsplan beibehalten oder ihn verändern möchten.

Neben den unten aufgeführten Beispielsituationen können Sie auch andere Situationen in Ihr Trainingsprogramm aufnehmen. Denken Sie bei der Übungsdurchführung daran, dass sich Lernerfolge nur durch Wiederholung festigen. Variationen des Sprechens, um die es jetzt ja vor allem geht, sollten anfangs immer besonders deutlich ausgeführt werden: Nur so lassen sie sich gut wahrnehmen und – wenn nötig – sofort gezielt nachbessern. Beachten Sie bei der In-vivo-Arbeit, dass Sie bereits bei der Annäherung an die Trainingssituation das jeweilige Zielverhalten vorab (im Stillen oder leise vor sich hin redend) anwenden. Dieses „Warmlaufen" erleichtert die gewünschte Handlungsausführung in der Ernstsituation.

Werten Sie bitte nach einer Woche Ihre täglichen Übungen aus. Welche Schlussfolgerungen können Sie aus dem Selbsttraining ziehen? Verändern Sie ggf. Ihr Vorgehen oder die Lernziele bzw. Übungsaufgaben. Gelingen Ihnen auch die komplexeren Aufgaben, bei denen sowohl eine Sprech- als auch eine Stottermodifikation verlangt wird oder die Kombination mit Aufgabenstellungen zum Angstabbau und zur Körperentspannung ansteht? Eigentlich ist das nur etwas für Fortgeschrittene. Denken sie daran, dass Wiederholungen desselben gut tun und Sicherheit geben. Manchmal müssen aber auch wieder neue Herausforderungen (fremde Situationen) gewagt werden! Ermutigen Sie sich, neue Erfahrungen zu sammeln! Die Desensibilisierung darf nie aufhören!

Lernziele für die Sprechmodifikation	**Situation**	**Kommentar** (worauf ich achten will)
Übungen zur Sprechmodifikation (SpM)		
Ausformen: spürend, weich-bewegt sprechen	Zeitunglesen beim Frühstück	nicht zu sehr verlangsamen, lebendig!
Gegliedertes Sprechen, Kraft raus	leises Vor-sich-hin-Sprechen auf der Straße, Beschreibung der Umgebung	ggf. auch mal beim Einkaufen im Supermarkt
Gegliedertes Sprechen	Privates Telefongespräch, einfacher Gesprächspartner, 1 Minute am Stück	Hand auf den Bauch legen, Atemrhythmus spüren
Betont, klangvoll	Erster Satz bei eigenen Telefonanrufen	Resonanz spüren
Gebundenes Sprechen, zusätzlich klangvoll und betont	Smalltalk im Dienstzimmer mit Lieblingskollegen	offene Mimik, bewegte Gestik
Übungen zur Sprechmodifikation und zur Stottermodifikation (StM)		
Ohne Notwendigkeit nach etwas fragen: 1. Satz: Ersatzstottern (StM); 2. Satz: ausgeformt, weich-bewegt (SpM)	beim Einkaufen, auf der Straße, in Ämtern/Behörden	mindestens 3 x hintereinander (verschiedene Situationen)
Nachsprechen des Gehörten, dabei mit hartem Stottern beginnen (StM), weich-ausgeformt weitersprechen (SpM)	1/2/3 Sätze der Nachrichtensprecherin (Radio/Fernsehen) laut nachsprechen	Achtung: das Gleichzeitig-Sprechen verführt zu unnötig starkem Krafteinsatz, also: gegensteuern = lockern!
Übungen zur Sprechmodifikation (SpM) und zum Abbau von Angst und Vermeidung (VB 2)		
Erstes Wort (z.B. „Hallo") deutlich tiefer sprechen; bei eigenen Redebei trägen wiederholt lange Pausen einlegen	Entgegennahme von Telefonaten	Schultern locker, Hand locker am Hörer
Bei jedem Wort des ersten Satzes weichen Stimmeinsatz nutzen; wiederholt leises, „verlegenes Kichern" wagen	selbst Telefonate führen	Unterkiefer absenken, Bauch locker!
Laut (!) vor sich hinsprechen, dann Kinderlied laut singen	im Auto, vor allem bei Halt an roter Ampel	Blickkontakt zu Fahrern der Nachbarautos halten
Übungen zur Sprechmodifikation (SpM) sowie zur Körpersensibilisierung und Entspannung (VB 1)		
Anders grüßen: Stimmlage hoch, Tempo schnell; dann umschalten auf Ruhe: Stimmlage tief, deutliche Pausen	Begrüßung von Kollegen	Redewendungen, Blickverhalten u. Körperkontakt variieren! Beim Umschalten Fußsohlen spüren, Augenbrauen absenken
Stopp-Innehalten-Runterschalten; Redebeitrag anschließend betont und gebunden	beim gemeinsamen Mittagsessen in der Kantine	bloß keine originellen Beiträge machen wollen!

Arbeitsbogen 5 für Stottertherapeuten

Mäuschen, Bär und Außerirdische

Die Stimme verstellen – anders sprechen als sonst – in eine komische Rolle schlüpfen – exaltiert daherkommen – überheblich und laut sein – zögerlich und zart – die Lippen beim Sprechen nicht schließen – einen Mundwinkel beim Reden mit dem Zeigefinger kräftig nach rechts ziehen – Kieselsteine in den Mund nehmen – mit einem Korken zwischen den Zähnen sprechen.... Das Spiel mit Sprechvariationen ist ein köstliches Vergnügen. Kinder lieben es. Stotternde Erwachsene erfreuen sich daran, wenn der Therapeut ihnen vormacht, wie es geht. Und wenn sich bei der Imitation das individuelle Sprechmuster drastisch verändert und Stottersymptome in der Folge kaum noch auftreten oder ganz verschwinden. Ausgelassenheit entsteht, ganz viel Lockerheit und Lachen.

Dieser Arbeitsbogen will den Stottertherapeuten ermutigen, ein deutliches und klares Modell zu sein. Er soll mit seinem Klienten Übungen zur systematischen Variation unterschiedlicher Merkmale des Sprechens durchführen (s. Tabelle 1, Kap. 4), ohne über das Ziel der bevorstehenden Übungen zu informieren und ohne die Sprechmerkmale zu benennen, um die es gehen wird. Der Therapeut fordert seinen Klienten auch nicht zur Imitation auf. Vielmehr ist die Übernahme seines Modellverhaltens durch den Klienten das automatische Ergebnis der lebendigen und mitreißenden Schilderung des Therapeuten. Beispielsweise präsentiert sich der Therapeut als ängstliches Mäuschen (in der Ich- und Gegenwartsform), spricht mit hoher, piepsiger Stimme, gehetzt und atemlos, beschreibt seine nie enden wollende Flucht vor dem bösen Kater („Iiiiiiiihhhhhh, da kommt er wieder, der böse Schleicher! Wo fliehe ich hinnnnnnn?"). Achtung, keine Sorge: Wenn die Vorgabe des Therapeuten lebendig und unbefangen erfolgt und lange genug andauert, um Anreiz und Orientierung zu geben, wird sie vom Klienten tatsächlich übernommen!

Ablauf:

Therapeut und Klient sitzen sich gegenüber, der Therapeut schlüpft in die erste Rolle, stellt sich kurz vor (z.B. „Ich bin ein ängstliches Mäuschen"), spricht dabei konsequent mit veränderter Sprechweise sowie entsprechender Körperbewegung und -mimik. Er schildert gehetzt und schrill (etwa eine Minute lang) aus der Sicht seiner Rolle (z.B. des Mäuschens auf dem Bauernhof) sein aktuelles Erleben (siehe Stichworte: „Thema/Beispieltext"). In einer Therapiegruppe lässt der Therapeut Paare bilden. Nach der Modellpräsentation zeigt er auf diejenigen Klienten, die nun in der vorgezeichneten Rolle weiter sprechen sollen. Bei den Paaren übernimmt immer nur einer die Rolle (für etwa ein bis zwei Minuten), der andere beobachtet und hört zu. Anschließend präsentiert der Therapeut die nächste Rolle und das dazugehörende verbale und nonverbale Ausdrucksverhalten. Erst am Ende des Übungsablaufes erfolgt die Gesamtauswertung.

Auswertung:

Der Therapeut erfragt, was der Klient erfahren hat (spontane Resonanz / Reaktionen), welche Auswirkungen die Veränderung der Sprechweise und der Art des Kommunizierens hatten, um welche Ziele es im Einzelnen in den Übungen wohl ging und welche Schlussfolgerungen sich für die Alltagskommunikation ziehen lassen.

Natürlich gibt es viele weitere schöne Rollenvorgaben und Themen, die zu spontanen Imitationen anregen, beispielsweise das Sprechen in einem hinduistischen Dialekt (Phantasiesprachen-Singsang) oder die Geheimsprache der Etrusker. Wie im richtigen Leben bleibt dabei mitunter der Inhalt verborgen, lässt sich allerdings – mit ein bisschen Phantasie – meist zwischen den Zeilen (Lauten) erschließen. Ergo: Therapeuten können auf sehr vielfältige Weise ihren Mut und ihre Modellfunktion ausbilden. Und bei alledem geht es – ganz nebenbei – natürlich auch um die Veränderungsbereiche „Angst und Vermeidung", „Kommunikative Fähigkeiten" und „Selbstsicherheit".

Rolle	Sprechweise	Thema / Beispieltext
Mäuschen auf der Flucht / Bauernhof	hektisch, hohe Stimmlage, atemlos	*Auf der Flucht:* Der böse schwarze Kater jagt mich, spitze Krallen überall, Fauchen, Angst, wo finde ich ein Versteck?
Dicker gemütlicher Bär, tapsig, sucht Honig im Wald	tief, sonor, weich, verlangsamt	*Honigsuche:* Ich klettere auf die Bäume, suche ein Bienennest, schlecke vom Honig, liege faul im Gras
Der Hänger aus tiefsten Tiefseeetiefen	lasch, unartikuliert, monoton, lange Pausen, schlaffe Gesichts- und Körpermuskulatur (Therapeut demonstriert sitzend mit offenem Mund, hängenden Wangen und Armen, die Beine weit von sich gestreckt)	*Bewegungsspiele auf unserem Archipel:* Ich bin der Hänger von ganz ganz unten, wir sind Wassertrolle, bei uns hängt alles, müde und schwer, meine Zunge lässt sich kaum bewegen, meine Lippen nicht schließen, ich klebe am Stuhl, jede Bewegung eine Qual
Jakatu, ein Zeitreisender weit entfernter Galaxien	Zungenspitze wird über die Zähne des Unterkiefers vor die Unterlippe geschoben, verbleibt dort	*Surfen und Segeln auf den schwarzen Löchern:* Unser Volk spricht besonders ästhetisch, als Säugling wird uns die Zunge fein säuberlich unten angenäht, wenn wir groß sind, bauen wir die schönsten Surfbretter und Segelboote
Jakatu II	Zunge wird mittig oben am Gaumen gehalten	*Süße Süßigkeiten:* Nach unserer missglückten Revolution mussten wir fliehen. Hier im neuen Sonnensystem ist uns das Höhere nicht mehr versagt: Unsere Zungenspitze weist jetzt gen Himmel, für immer an den Gaumen genäht. So erschaffen wir schmatzend und schleckend die schönsten Süßigkeiten dieses Sonnensystems
Eingebildeter Jungreporter	exaltiert, nasal, überdeutlich artikuliert	*Selbstlob des Schönsten:* Ich habe den internationalen Wettbewerb gewonnen, als Schönster, Klügster, Bester moderiere ich nun die geniale neue Fernsehshow, schaut mein hübsches Gesicht, meine betörenden Augen, meine tolle Figur
Der Spürer, Androide aus dem Cyberspace	Gewahrwerden von Klang, Bewegung, Kraftdosierung und Atmung beim Sprechen	*Ekstase:* Wie es kitzelt, wenn ich rede, an der Zunge, an den Lippen. Kühl streicht die Luft durch die Nase, strömt erregend in die Lungen. Oh, wie lustvoll explodiert die Muskelkraft beim „t“, orgiastisch das tönende Vibrieren beim „m“. Ich spüre deine Gedanken auf, selbst wenn du nicht sprichst, alles nehme ich wahr
Außer Rand und Band geratener Roboter	wechselnd: laut – leise, hart – weich, metallisch, abgehackt mit Aussetzern	*Chaos:* Ich liebe das Chaos. Ich bin unberechenbar, ein Nein-Sager, ein Schwätzer, ein Angeber, ein Großkotz, ein Durcheinander und Niezuende, überall und nirgends zu hause
Zwei aufgeregte Freunde/ Freundinnen	übermäßiger Einsatz von Mimik und Gestik, expressives Überzeugenwollen	*Abweichender Ablauf:* Therapeut instruiert, dass nun ein Wechselgespräch mit ständigen Unterbrechungen stattfinden soll (Thema: Gemeinsame Ferien), bei dem das Gegenüber überzeugt werden soll, zum eigenen Ferienort mitzureisen

Arbeitsbogen 6

Den Dialog suchen

Es geht in dieser Übung um den Dialog, um das Wechselgespräch. In ausgewählten Kommunikationssituationen sollen Sie nun versuchen, die eigene Sprechaktivität zu erhöhen.

Regeln für Dialog-Experimente:

- Gehen Sie häufiger initiativ ins Sprechen, steigen Sie öfter ein!
- Sprechen Sie länger, als Sie es eigentlich tun würden! „Ein Satz mehr!“ ist das neue Motto. Oder: „Zwei Sätze mehr!“
- Wenn das gelungen ist: Sprechen Sie etwa genauso viel wie ihr Gesprächspartner (jeder ungefähr 50 %)! Das kann bei machen Kommunikationspartnern schon eine riesige Herausforderung sein. Also erst einfachere Übungspartner wählen!
- Bremsen Sie sich nicht durch den Anspruch, etwas Kluges oder Besonderes sagen zu wollen! Das „Was“ ist nicht wichtig. Haben Sie Mut zum Banalen!

Also: „Zaghaft und vorsichtig gilt nicht!“ Die Devise lautet nun eher: „Vorlaut und aufdringlich darf sein!“ (zumindest in den jetzt anstehenden Kommunikationsexperimenten). Nicht immer erst den anderen sprechen lassen – sich selbst das Wort erteilen! Und dann auch mal unterbrechen! Ja – unterbrechen! Bloß nicht so höflich sein. Sich einmischen, selbst wenn schon alles gesagt zu sein scheint: Ich gebe meinen Senf trotzdem noch dazu! Und: Ich lasse nicht zu, dass andere mehr reden als ich! Genau darum geht es jetzt!

Aufgaben:

1. Legen Sie drei Personen fest, bei denen Sie das „Prinzip 50 : 50“ ausprobieren möchten.
2. Führen Sie das Kommunikationsexperiment mit den drei Personen jeweils einzeln durch. Spielen Sie dabei mit offenen Karten: die andere Person sollte wissen, worum es geht und gerne bereit sein, dieses Kommunikationsspiel mitzuspielen.
3. Werten Sie Ihre Erfahrungen gemeinsam aus. Wiederholen Sie die Dialog-Übung, wenn es noch etwas zum Nachbessern gibt.
4. Notieren Sie Ihre Erkenntnisse und planen Sie weitere Vorhaben nach dem „Prinzip 50:50“ mit anderen Personen.
5. Führen Sie neue Experimente durch, nun auch ohne Mitwissen der Beteiligten. Seien Sie nicht sauer auf sich (oder den anderen), wenn es nicht klappt. Einfach öfter ausprobieren!
6. Notieren Sie Ihre Fortschritte!
7. Seien Sie stolz auf sich, wenn es Ihnen gelingt früher loszusprechen, länger zu sprechen oder häufiger zu unterbrechen und sich Sprech-Zeit zu nehmen.

Das Leben ist Kommunikation!

Arbeitsbogen 7

Zielbereiche für Selbstsicherheit und Selbstvertrauen

Im Folgenden werden 18 Zielbereiche vorgestellt, die dem Aufbau von Selbstsicherheit und der Stärkung des Selbstvertrauens dienen:

Selbstsicher sprechen	Spontan das Wort ergreifen; laut und deutlich sprechen; die Aussage klar und eindeutig formulieren; die Stimme variabel einsetzen; sich in ein Gespräch einmischen; das Gegenüber unterbrechen
Blickkontakt aufnehmen und halten	Jemanden anblicken; dem Blick anderer standhalten; dabei die richtige Dauer für sich finden (den anderen nicht starr und unbeweglich fixieren); mit Blicken flirten
Körpersprache lebendig einsetzen	Mit der Mimik und Gestik die eigenen Aussagen unterstreichen; aufrecht stehen und sitzen, offen in der Körperhaltung, klar und bestimmt im Bewegungsablauf sein; Zuwendung und Abwendung deutlich gestalten; zielsicher und unbefangen den Raum nutzen; fester Händedruck; die eigene Körperlichkeit akzeptieren, sie nicht „verstecken" (z.B. unter weiter Kleidung)
Zu sich stehen	Das Wort „ich" statt „man" oder „wir" verwenden; von sich selbst sprechen, eigene Stärken und Schwächen benennen können, dabei stolz auf eigene Leistungen und Fähigkeiten sein; „Peinliches" unaufgeregt akzeptieren (offene Hose); über sich selbst lachen; etwas schenken, ohne in Ironie oder Abwertung („ist nichts Besonderes") zu verfallen (gilt z.B. auch für angebotene Speisen)
Gefühle annehmen und ausdrücken	Zu den eigenen Empfindungen stehen, eigene Gefühle mitteilen; die Befindlichkeit anderer Menschen wahrnehmen und thematisieren; eigene und fremde Tränen zulassen
Wünsche äußern, Bedürfnisse anmelden	Eigene Wünsche formulieren, die persönliche Interessenlage mitteilen; eine Person um Hilfe / Unterstützung bitten; eigene Absichten unmissverständlich dem richtigen Adressaten gegenüber ausdrücken
Eigene Meinung vertreten	Persönliche Ansichten und Meinungen vertreten, auch in Gruppenzusammenhängen; ggf. einer Mehrheitsmeinung widersprechen; bei Stellungnahmen anderer gelassen und offen zuhören, ohne sich profilieren oder für die eigene Meinung rechtfertigen zu müssen
Sich Fehler zugestehen	Sich eigene Fehler zugestehen; sie als Chance sehen, nicht als Schande; sie ggf. unkorrigiert stehen lassen, ohne sich entschuldigen oder sie verbessern zu müssen; auf Perfektion verzichten können (z.B. einen Klecks im Brief belassen, ohne gleich das Blatt zu zerreißen); Unvollkommenheit als Selbstverständlichkeit akzeptieren; eigene Fehler anderen gegenüber eingestehen („da habe ich einen Fehler gemacht"); Fehler nicht anderen in die Schuhe schieben
Gegenposition	Jemandem widersprechen; die eigene Gegenposition deutlich äußern und nicht verklausuliert, ironisch oder zu vorsichtig nur andeuten
Kritik üben und entgegennehmen	Ausdrücken, was einem an einer anderen Person oder einem Sachverhalt nicht gefällt; dabei respektvoll und sachlich bleiben können; Kritik unaufgeregt entgegennehmen, nicht eingeschnappt sein und sich grundsätzlich abgelehnt fühlen

Forderungen stellen	Direkt und bestimmt mitteilen, was das Gegenüber tun soll; auf der eigenen Forderung beharren, auch wenn das Gegenüber ausweicht; Bedingungen stellen; Anweisungen geben
Nein-Sagen	Sich abgrenzen; etwas ablehnen; sich der Erwartung oder Forderung eines anderen widersetzen; auf „faule Kompromisse" nicht eingehen
Lob annehmen	Bei einem Lob nicht verlegen werden, wegschauen, es überhören, sondern es dankend entgegennehmen; sich offen und neugierig auf positive Rückmeldungen einlassen, ggf. ruhig nachfragen
Andere loben	Direkt und konkret ausdrücken, was einem an einer anderen Person (ihren Handlungen/ihrer Beziehungsgestaltung) gefällt; dabei den Mut haben, die eigenen Empfindungen offen mitzuteilen
Verantwortung übernehmen	Für das eigene Tun Verantwortung übernehmen; für eigene Handlungen und Anschauungen einstehen, die Konsequenzen für das Gesagte und Getane tragen; Entscheidungen treffen, Alternativen für eigenes Handeln (zügig) abwägen
Beachtung ertragen	Im Mittelpunkt stehen; die Blicke auf sich ziehen können; sich in eine exponierte Position begeben; sich dabei nicht konform bzw. den Erwartungen gemäß verhalten müssen
Kontakt knüpfen	Personen ansprechen, einen Dialog führen; das Gegenüber für sich interessieren; Gemeinsamkeiten herausstellen; Sympathie ausdrücken; die Beziehung zum Gegenüber thematisieren
Kontakt pflegen	Interesse am anderen deutlich ausdrücken; sich Zeit für den anderen nehmen; eine Verabredungen treffen; an Gemeinsamkeiten anknüpfen

Manche Kategorien überschneiden sich, lassen sich nicht immer ganz eindeutig voneinander abgrenzen. Das sollte Sie nicht stören, sondern eher ermutigen, in Ihrer Eigenarbeit mit einer ganzen Reihe verschiedener Möglichkeiten zu experimentieren.

Aufgaben:

Im Folgenden finden Sie Beispiele für Aufgabenstellungen, die Sie für Ihre Eigenarbeit nutzen können:

- Wo lassen sich aus Ihrer Sicht Ergänzungen im Arbeitsbogen vornehmen?
- Schreiben Sie einen kleinen Aufsatz zu einer der Verhaltenskategorien!
- Wählen Sie eine Verhaltenskategorie aus (oder zwei)! Beobachten Sie dann für eine Woche, wie weit es Ihnen gelingt, die entsprechenden Verhaltensweisen zu zeigen!
- Wählen Sie eine Verhaltenskategorie aus (oder zwei)! Beobachten Sie dann für eine Woche ihre Mitmenschen: wer zeigt das entsprechende selbstsichere Verhalten der ausgewählten Kategorie? Schauen Sie sich etwas ab – lernen Sie von guten Vorbildern!
- Entscheiden Sie sich, welche Verhaltenskategorie Sie in nächster Zeit im Rahmen Ihres Selbsttrainings intensiver bearbeiten möchten. Legen Sie dazu entsprechende Alltagssituationen mit den Ihnen angemessen erscheinenden Ziel-Verhaltensweisen fest. Beginnen Sie mit kleinen Erprobungen!

Nicht vergessen: *Selbstsicherheit und Selbstvertrauen sind unternehmungslustige Gesellen – sie sind von Kopf bis Fuß auf Wachsen eingestellt!*

Arbeitsbogen 8

Smalltalk

Vielleicht haben Sie Schwierigkeiten, sich auf ein leichtfüßiges Plaudern einzulassen. Vielleicht mögen Sie keinen Smalltalk. Dieser Arbeitsbogen will Ihnen dabei helfen, dies zu ändern. Probieren Sie „Gespräche ohne Absicht" zu führen, wie nebenbei, ohne glänzen oder beeindrucken zu wollen. Seien Sie klein – seien Sie „small"!

Aufgaben:

1. Gehen Sie die Liste der Situationen mit den Themenvorschlägen durch (s.u.) und suchen Sie sich drei Situationen aus, in denen Sie einen kurzen „banalen Plausch" ausprobieren möchten, eine Situation, die Sie bisher eher gemieden haben, die nun zu einer „Mitrede-Situation" werden soll.

2. Stellen Sie sich die ausgewählten Situationen konkret vor. Fallen Ihnen weitere Themen und Anknüpfungspunkte ein? Achtung: Vermeiden Sie, originell sein zu wollen! Das Einfache ist gefragt, nach dem Motto: Ich bin durchschnittlich! Ich strenge mich nicht an! Ich biete nicht mein Bestes! Banal ist Trumpf!

3. Schreiben Sie sich zu jeder ausgewählten Situation ein paar Smalltalk-Stichworte auf: Sie sollten sich auf den eigenen Erfahrungsbereich beziehen, nicht auf irgendwelches hergeholtes Wissen. Beziehen Sie sich also auf das, was in der Situation vorhanden ist, was Sie sehen und hören, schmecken und fühlen können.

4. Starten Sie Ihre Smalltalk-Experimente! Sammeln Sie in der kommenden Woche Erfahrungen mit den drei Situationen. Werten Sie Ihre Erprobungen aus. Fügen Sie neue Situationen zur Smalltalk-Liste hinzu.

5. Vertiefen Sie Ihre Fähigkeiten zum Smalltalk, indem Sie einerseits pro Woche eine neue Situation hinzunehmen, andererseits aber auch bereits erprobte Situationen wiederholen.

6. Weihen Sie Verbündete in Ihr Plauder-Projekt ein. Ziehen Sie gemeinsam los. Sie werden nette Menschen kennen lernen und lustige Erfahrungen machen.

7. Achten Sie darauf, dass Sie Alltagssituationen, die für Sie typisch sind, in ihre Smalltalk-Liste aufnehmen. Da, wo bereits Kontaktsituationen vorhanden sind, da gilt es vorrangig Konversation zu üben, beim Pförtner beispielsweise, bei fremden Kollegen in der Cafeteria, bei Tanzpartnern im Tangokurs oder bei bestimmten Besuchern einer Literaturveranstaltung, die Sie nur vom Sehen her kennen. Es geht also nicht nur um die üblichen In-vivo-Situationen, in denen die Kontaktaufnahme zu fremden Menschen (Passanten) und in öffentlichen Räumen (Straßen und Plätzen) möglich ist.

Situation	Mögliche Themen
Nachbarn	Wetter, Fahrräder, Mietpreise, Müllabfuhr, Straßenlärm, Geschäfte in der Nachbarschaft
Verkäuferin im Kaufhaus	Hektik, neues Sortiment, Hintergrundmusik, freundliche Bedienung
Party: die nächstsitzende/-stehende Person ansprechen	Musik; welche Gäste man kennt; Beziehung zum Gastgeber; Speisen u. Getränke; Partys allgemein - diese im Besonderen
Haltestelle: Mitwartende ins Gespräch ziehen	Wetter; Jahreszeit; Verkehrslage; Warten als vergeudete oder aber Nachdenk-Zeit; Umgebung beschreiben und kommentieren
Mitbesucher einer Veranstaltung (Volkshochschule, Elternabend, Fitness-Gruppe, Tanzkurs etc.)	Räumlichkeiten; Veranstaltungsthema, Kursleiter, Material und Übungen; Hobby; Bezug zu gemeinsamen Interessen
In einer Warteschlange (Post, Geschäft)	Reklame, Plakate, Menschen; Eigenbefinden, Anlass / Vorhaben
Wartezimmer eines Arztes	Reihenfolge; ausliegende Zeitschriften; Erfahrungen mit dem Doktor; eigene Krankheit, Gedanken über Gesundheit

Viel Spaß – seien Sie einfach und banal!

Arbeitsbogen 9

Kontakt knüpfen

Sie wollen neue Menschen kennen lernen, vielleicht Ihren Freundeskreis erweitern oder nach einem Partner Ausschau halten. Sie möchten nicht nur ein unverbindliches Gespräch führen, sondern die Person unbedingt wieder sehen. Dazu ist mehr nötig als ein Smalltalk. – Die folgenden Strategien helfen Ihnen, ein solches Kontaktgespräch zu gestalten. Anhand der konkreten Situation werden Sie einschätzen können, welche der aufgeführten 13 Punkte sich eignen, und welche Punkte Sie wiederholt realisieren sollten. Und ob eine andere Reihenfolge günstiger wäre.

1. *Offenheit signalisieren:*
   Blickkontakt herstellen und wiederholt kurz halten, freundliche Mimik, lockere Körperhaltung, ruhiger Bewegungsablauf; ggf. flirten
2. *Begrüßen:*
   Freundliches Ansprechen, sparsam, nicht das Originelle, sondern das Naheliegende ist gefragt; angemessene Distanz im Raum bezüglich Nähe und Körperkontakt wahren
3. *Zuhören und Zuwenden:*
   Aufmerksames Zuhören, freundliche mimische Beteiligung; Nachvollziehen und Verstehen (keine negativen Bewertungen, kein Ausfragen)
4. *Lächeln:*
   Wiederholt und gezielt lächeln, dabei Blickkontakt aufnehmen, auch wenn gerade nichts gesagt wird
5. *Annehmen und Aufgreifen:*
   Positiv reagieren, Äußerungen annehmen, sich auf sie beziehen, zentrale Aussagen bestätigen
6. *Von sich sprechen:*
   Angemessene Selbsteinbringung; dem Gegenüber Einblick in eigene Lebensbereiche gewähren; nicht nur von Sachverhalten, auch vom eigenen Erleben erzählen
7. *Auf Symmetrie achten:*
   Häufigkeit und Art der Kommunikation gleichartig gestalten: sich in Stimme, Bewegung und Körperhaltung dem Gegenüber angleichen, das „Prinzip Ping-Pong“ (Kap. 5) praktizieren
8. *Gemeinsamkeiten aufspüren und verbalisieren:*
   Ähnlichkeiten der Interessen, Hobbys, Reiseziele etc. benennen; vertiefend über Gemeinsamkeiten sprechen
9. *Interesse am Gegenüber äußern / Wertschätzen / Loben:*
   Interesse an eingebrachten Themen und Meinungen zeigen, auch an der persönlichen Art sich zu geben bzw. sich zu kleiden; Komplimente machen; dies deutlich aber unaufdringlich tun
10. *Positive Gefühle mitteilen:*
   Wohlbehagen am Gespräch äußern, positive Befindlichkeit im Kontakt benennen

11. *Verabredung treffen:*
    Telefonnummer / E-Mail-Adresse erfragen, Interesse an einem weiteren Gespräch äußern, möglichen Termin in Aussicht stellen, ggf. konkreten Vorschlag machen

12. *Sich wieder melden:*
    Anrufen, mailen; eine erneute persönliche Verabredung treffen; dabei Distanz wahren, nicht „mit der Tür ins Haus fallen" (Achtung: an das „Prinzip 50 : 50" denken!)

13. *Anknüpfen:*
    Bei erneutem Treffen bereits vertraute Themen aufgreifen

Spielen Sie unterschiedliche Situationen im Rollenspiel durch (Ansprechen einer attraktiven Person: Bahnabteil, Stehcafé, Kantine, Party). Vertiefen Sie einzelne Punkte durch variantenreiche Wiederholungen, um die entsprechenden Fähigkeiten mit einer größeren Souveränität zeigen zu können. Und denken Sie daran: In der Alltagsrealität kann durchaus ein anderer Ablauf sinnvoll sein. Und vor allem: Personen, die Sie im Alltag ansprechen, schätzen vielleicht ihre freundliche Art und stören sich in keiner Weise an Ihrem Stottern, aber sie haben vielleicht gerade keinen aktuellen Bedarf an neuen Beziehungen. Also: Machen Sie sich nicht selbst für Körbe verantwortlich! Der/die andere kann Sie durchaus sympathisch finden und trotzdem gerade keinen näheren Kontakt wünschen!

Arbeitsbogen 10

Die Macht der Gedanken

Denken bedient sich der Sprache. Denken ist inneres Sprech-Handeln. Mit unseren inneren Verbalisierungen steuern wir unser Verhalten. Wir können mit der Art und Weise, wie wir innerlich zu uns sprechen, die eigenen Veränderungsbemühungen torpedieren („Das klappt ja doch nicht!"), können unsere Lernprozesse blockieren („Andere machen das viel besser!") und uns bei der Weiterentwicklung unserer Fähigkeiten behindern. Ja, wir können ausgesprochen destruktiv mit uns umgehen. Andererseits können wir uns aber auch voranbringen und uns unterstützen. („Das war gut so!" – „Ich war mutig!" – „Fehler dürfen sein!")

Der positive oder negative Umgang mit uns selbst zeigt sich darin, wie wir über uns selbst denken und innerlich mit uns sprechen, was wir von uns halten, wozu wir uns anleiten, wovon wir uns abbringen, was wir uns befehlen, was wir uns vorwerfen, wie wir uns ermutigen, was wir gut an uns finden.

Wir kennen alle nur zu gut unseren inneren Schweinehund, der uns während schwieriger Alltagssituationen immer wieder Dinge zuflüstert, die unser Vorwärtsschreiten bremsen – innere Sätze, die wie Knüppel zwischen den Beinen wirken.

Enzo hat diese negative innere Haltung einmal selbstkritisch und ironisch auf den Punkt gebracht: „Lieber überhaupt nichts versuchen, dann kann auch nichts schief gehen. Und wenn man dann doch etwas ausprobiert und es schief geht, hat man's ja eh schon vorher gewusst. Genau."

Wenn es uns gelänge, innerlich so mit uns zu sprechen, dass wir daraus Kraft schöpfen können, so wäre das ein sehr hilfreicher Umgang mit uns selbst. Statt den Daumen nach unten zu richten, statt unseren Befürchtungen und Negativ-Sichtweisen innerlich Raum zu geben, wäre es sinnvoll, den Daumen aufwärts zu richten, den inneren Gesprächen mit sich selbst eine positive Richtung und einen erfreulichen Klang zu geben. Dies können wir lernen! Wir können lernen, die Kraft unserer Gedanken dazu zu nutzen, dass wir uns an positiven inneren Aussagen orientieren, die uns wichtig sind. Und dass wir dieses positive Denken immer wieder praktizieren.

(Auch Mundwinkel können nach oben oder nach unten weisen ...)

Aufgaben:

1. Bekommen Sie erst einmal heraus, ob man Ihnen Ihre negativen Befindlichkeiten anmerkt. Beobachten Sie sich selbst für eine Woche genauer! Sind Sie beispielsweise öfter grummelig, schlecht gelaunt oder kurz angebunden, und – das soll nun wichtig werden – sehen Ihre Mitmenschen diese negativen Befindlichkeiten? Können sie Ihre negativen Selbstverbalisierungen aufgrund Ihrer Körpersprache vielleicht erschließen?

2. Interessant kann es auch sein, die Beobachtungen nicht auf sich, sondern erst einmal nur auf Gesprächspartner zu richten, auf deren Mundwinkel, auf deren mahlende Kiefermuskeln, auf deren Faltenwüste auf der Stirn, auf deren abgewandte Körperhaltung, obwohl sie ansonsten freundliche Gesprächsbereitschaft signalisieren. Was für innere Verbalisierungen laufen wohl bei diesen Personen ab? Seien Sie frech genug, sich alle möglichen Varianten vorzustellen!

3. Nehmen Sie nun Ihre eigenen körperlichen Reaktionen gezielt unter die Lupe, wenn Sie sich im Kontakt wohl fühlen. Wie lauten dann Ihre inneren Selbstgespräche? Was sagen Sie dann zu sich?

4. Welche Erkenntnisse und welche Vorhaben leiten Sie nach ein oder zwei Wochen aus Ihren Beobachtungen ab? Machen Sie sich ein paar Notizen dazu.

Arbeitsbogen 11

Meine Selbstgespräche

Wenn Sie die folgenden Beispiele lesen, werden Ihnen vielleicht eigene Situationen einfallen, in denen Ihr Kopf voller Selbstgespräche ist. Neigen Sie eher zu negativen oder positiven inneren Verbalisierungen? Können Sie eine der hier aufgeführten fünf Arten von Selbstgesprächen bei sich selbst feststellen, wenn eine Belastungssituation ansteht?

	negative	positive
Selbstbewertungen (Einschätzungen und Urteile über die eigene Person, das eigene Verhalten und die aktuelle Befindlichkeit)	„Ich bin eine Niete" „Ich sehe bescheuert aus" „Ich fühle mich schrecklich"	„Ich bin gut vorbereitet." „Mein Schal gefällt mir!" „Lampenfieber darf sein!"
Selbstbeschreibungen (Benennen eines Teilaspekts der eigenen Person oder des eigenen Verhaltens)	„Meine Stimme zittert." „Mein Herz hat wie verrückt geschlagen." „Ich habe mich völlig unzureichend vorbereitet."	„Ich stehe fest am Boden." „Ich habe meine Gegenposition laut und klar geäußert." „Ich habe getan, was in meinen Kräften stand."
Selbstinstruktionen (Anweisung zum erwünschten Zielverhalten oder Einleitung von Flucht bzw. Vermeidung)	„Guck sie bloß nicht an!" „Bloß weg hier!" „Bleib zu Hause!"	„Atme langsam, halte Blickkontakt!" „Geh zügig auf ihn zu!" „Los, verlasse das Haus!"
Urteile über Situation, Personen und Umstände (Beschreibung bzw. Interpretation negativer oder positiver Aspekte der äußeren Situation)	„Die vielen Zuhörer machen mich ganz verrückt!" „Die Hektik im Kaufhaus erschlägt mich!" „Das ist doch alles viel zu schwer."	„Die Zugewandtheit der Blicke zeigt das Interesse der Zuhörer." „Lebendigkeit pur! Da lass ich mir Zeit beim Einkauf." „Mein kleiner Auftritt wird nach zwei Minuten zu Ende sein."
Urteile über das bevorstehende Handlungsergebnis (Vorwegnahme eines negativen oder positiven Handlungsausgangs; Katastrophenphantasien bilden den einen Pol, Erfolgserwartungen den anderen)	„Das geht den Bach runter, da bin ich sicher!" „Ich werde mich bis auf die Knochen blamieren!" „Das hat noch nie geklappt!"	„Ich werde das Referat gut abschließen. Die Zensur ist nebensächlich!" „Meine Beispiele sind gut ausgewählt, sie werden gefallen." „Neues Spiel – neues Glück!"

Aufgabe:

1. Notieren Sie untereinander einige Belastungssituationen aus Ihrem alltäglichen Leben, in denen Sie zu derartigen Selbstgesprächen neigen.
2. Tragen Sie dann daneben den Wortlaut Ihrer Selbstgespräche ein.
3. Was fällt Ihnen auf?

Arbeitsbogen 12

Zeitpunkte meiner Selbstgespräche

Versuchen Sie herauszubekommen, wann Sie dazu neigen, sich „gedankliche Knüppel“ zwischen die Beine zu werfen und wann Sie sich ermutigen. Fängt das bereits vor einer belastenden Kommunikationssituation an, wenn diese eigentlich noch gar nicht ansteht, vielleicht schon Tage vorher? Oder findet das während einer Sprechsituation statt, so als ob Sie neben sich stünden und Ihr eigenes Verhalten kommentierten? Oder merken Sie, dass Sie auch nach einer überstandenen schwierigen Situation noch mit sich selbst reden und Ihr eigenes Verhalten bewerten, sich ärgern, mit sich hadern? Die folgende Übersicht nach Wohlfahrt u. Schneider (1999, S. 93) verdeutlicht den Sachverhalt:

negative Selbstgespräche	**positive Selbstgespräche**
vor der Situation	
Das wird völlig schief gehen! Ich weiß nicht, wie ich das schaffen soll!	Erst einmal probieren! Ich beginne langsam und deutlich zu sprechen!
in der Situation	
Ich rede viel zu schnell! Mein Herz schlägt ganz wild!	Nur ruhig, entspanne dich! Ich kann nicht verhindern, dass ich nervös werde, aber ich kann die Anspannung herunterpegeln!
nach der Situation	
Ich habe total versagt! Ich war ein schrecklicher Angsthase!	Ich habe zwar ein paar starke Blockaden gehabt, aber ich habe gesagt, was ich wollte! Es war gut, dass ich mich überhaupt getraut habe!

Aufgaben:

1. Notieren Sie drei Kommunikationssituationen, die Ihnen immer wieder Stress bereiten.

2. Tragen Sie zu jeder der Situationen die für Sie typischen Sätze ein und kennzeichnen Sie dabei, ob diese Selbstverbalisierungen vor, während oder nach der Situation auftreten.

3. Welche Schlussfolgerungen ergeben sich aus Ihren Beobachtungen und Notizen? Schreiben Sie hierzu ein paar Gedanken auf!

Arbeitsbogen 13

Hilfreiche Selbstaussagen

Erarbeiten Sie sich für alle drei der bereits ermittelten Stress-Situationen (s. AB 12) mindestens zwei ausschließlich positive Selbstaussagen, die Sie jeweils vor, während und nach der Situation zu sich selbst sagen könnten.

	meine Selbstaussagen		
	vor der Situation	**während** der Situation	**nach** der Situation
Situation			
A:	....	....	....
	....	....	....
B:	....	....	....
	....	....	....
C:	....	....	....
	....	....	....

Aufgaben:

1. Erproben Sie in den drei Alltagssituationen den Einsatz Ihrer positiven Selbstaussagen! Das braucht ein bisschen Übung. Es wird Ihnen bald gelingen, auch im Rahmen einer Kommunikationssituation, die Sie fordert und ablenkt, gleichzeitig an Ihr Vorhaben der Selbststärkung zu denken: Treffen Sie eine deutliche Entscheidung für den Einsatz einer positiven Selbstverbalisierung, und sprechen Sie dann innerlich ihre Sätze genüsslich vor sich hin.

2. Wenn Sie wiederholt Erfahrungen mit den hilfreichen Selbstaussagen gesammelt haben, können Sie für weitere Belastungssituationen die entsprechenden Selbstverbalisierungen notieren und dann ebenfalls erproben.

Bleiben Sie bei Ihren Experimenten mit den Selbstverbalisierungen gelassen! Sie können nicht erwarten, dass Sie immer gleich an das gedankliche Gegensteuern denken. Und dass es dann auch von Anfang an funktioniert. Aber eines ist klar: Auch jahrelang wirksame negativen Gedanken, die bisher immer völlig automatisiert aufgetaucht sind, lassen sich stoppen!

Arbeitsbogen 14

Mottos*

Alles zu meiner Zeit! • Mitmischen, darum geht es! • Ich weiß, dass ich sprechen kann! • Raus aus der alten Kiste – Mut zu Neuem! • Das, was andere Menschen machen, muss für mich noch lange nicht gut sein! • Stehe zu Deinen eigenen Fähigkeiten, sei stolz auf Dich! • Farbe bekennen! • Weich anlauten – kraftvoll tönen! • Tu Dir gut! • Ich gehe ohne Angst auf Leute zu. • Öfter lächeln, öfter schmunzeln, dass vertreibt die trüben Runzeln! • Ich bin wie ich bin! • Ich darf Fehler machen! • Ich spreche mit – ich spreche aus – ich spreche dazwischen! • Neues ist spannend – Neues bereichert. • Ich muss nicht perfekt sein! • Wenn der Mut ausmarschiert, kommt das Ziel ihm entgegen! • Stottern zulassen und Lächeln zeigen! • Ich bleibe bei mir! • Weiterreden – ausführen! • Wer wagt gewinnt! • Nicht zu den anderen schielen! • Sprechflüssigkeit ist schön! • Einmischen! • Ich bin ein liebenswerter Mensch. • Ruhe bewahren – loslassen! • Dem Mutigen hilft das Glück. • Mein Entschluss steht fest: Ich will! • Lachen ist die beste Medizin! • Zart und hart, weich und fest – that's the best! • Wer sich im Weg irrt, lernt den richtigen Weg zu finden. • Da wo die Angst ist, da geht's lang! • Reden ist Gold! • Höchste Zeit, die Sau rauszulassen! • Ich spüre meine Fußsohlen sicher am Boden. • Ist erst der Anfang gemacht, läuft das Sprechen wie von selbst! • Ich nehme mich wichtig. • Nur wer sich ändert, bleibt sich treu. • Frech, frecher, am frechsten! • Nicht immer auf den „richtigen" Augenblick warten – los, sofort! • Ich bin ganz ruhig, gelöst und frei. • Gib Widerworte, sei vorlaut! • So much more to enjoy. • Ich habe was zu sagen! • Ich spreche erst recht, wenn andere neugierig zuhören! • Die Kunst besteht darin, sich nicht aufzuregen. • In der Ruhe liegt die Kraft.

Aufgaben:

1. Lesen und Anstreichen

Welche Mottos (s.o.) gefallen Ihnen? Gehen Sie die Auflistung in Ruhe durch und lassen Sie sich die einzelnen Mottos auf der Zunge zergehen! Überprüfen Sie, wie sich diese Sätze für Sie anfühlen, was sie auslösen. Und unterstreichen Sie mit einem farbigen Stift diejenigen Formulierungen, die Ihnen zusagen und gefallen!

2. Übertragen und ergänzen

Schreiben Sie diejenigen Mottos, die Ihnen etwas bedeuten, auf kleine Zettel oder Karteikärtchen. Wandeln Sie dabei ruhig die Formulierungen nach eigenem Geschmack ab. Vielleicht fallen Ihnen zusätzliche Mottos ein – ergänzen Sie damit Ihre Kärtchen! Nehmen Sie sich Zeit, nach Mottos Ausschau zu halten (bei Freunden erfragen – von Kalenderblättern abschreiben – im Internet heraussuchen)!

3. Schwerpunkte bilden

Vielleicht können Sie Ihre Mottos unterschiedlichen Themen zuordnen. Vielleicht gelingt das nicht sofort. Aber mit der Zeit, wenn Sie genügend Mottos beisammen haben und sich auch selbst im-

* nach Wendlandt 2002 a, S. 144ff

mer wieder Mottos ausdenken, können Sie wahrscheinlich Motto-Schwerpunkte bilden: Mottos zum Umgang mit dem Sprechen, zur Verflüssigung des Stotterns, zur Einleitung von Entspannung und Gelassenheit, zur Aufnahme von Kontakten, zur Durchsetzung Ihrer Wünsche und Bedürfnisse in Alltagssituationen.

4. Mottos vergegenwärtigen

Die Mottos sollen regelmäßig vergegenwärtigt werden. Dazu können Sie sich mehrmals am Tag auf einzelne Mottos konzentrieren, die Kärtchen nehmen und einzelne Mottos lesen oder sich ein Motto am Ende einer Entspannungsübung vorsagen. Tun Sie das langsam und bedächtig! Sprechen Sie so, dass Sie sich bei jedem Motto die Bedeutung der Aussage intensiv vergegenwärtigen. Dies gelingt dann leichter, wenn Sie sich an einem ruhigen Platz befinden und sich ein paar Minuten Zeit gönnen. Manche Stotternde wählen täglich eine Happy-hour für ihre Mottos, zelebrieren ein genussreiches Ritual mit ihren Vorstellungsbildern, die mit den Mottos verknüpft sind. Andere stellen Bilder oder Texte zu einem Motto her oder verwenden Mottos als Bildschirmschoner bei Ihrer täglichen Arbeit am PC. Vielleicht legen Sie sich auch eine Motto-Datei an oder kleben Merkzettel mit Mottos in die Wohnung. Oder Sie lassen den Motor Ihres Autos erst dann an, wenn Sie vorher die Augen geschlossen und sich ein paar aktuelle Mottos vergegenwärtigt haben. Es gibt viele Möglichkeiten, Mottos ohne großen Aufwand einzusetzen und ihre Wirkung für den täglichen Gebrauch zu nutzen. Die Vergegenwärtigung der Mottos mobilisiert Kräfte, die Ihr Befinden verbessern und Sie zufriedener und sicherer in Ihrem Lebensalltag werden lassen.

Welche Gedanken sind beim Lesen dieses Arbeitsbogens aufgetaucht? Bitte notieren!

....

....

....

....

....

Arbeitsbogen 15

Mich interessiert vor allem die Gegenwart,
denn ich werde sie für den Rest meines Lebens
nicht mehr verlassen!
(W. Wendlandt)

Zufrieden leben!

Die Zukunft beginnt heute! Sie haben Einfluss auf die Lebensspanne, die vor Ihnen liegt! Manches wird sich so gestalten lassen, wie Sie es sich wünschen, Anderes entzieht sich Ihrem Einfluss. Was wollen Sie erproben, was anders machen als bisher? Welche neuen Aktivitäten könnten Sie eigentlich schon morgen in Angriff nehmen? Womit werden Sie Ihr Leben bereichern? Was möchten Sie in Ihre Vorstellung von „Zukunft" aufnehmen? Schauen Sie sich die folgenden sechs Bereiche an und tragen Sie konkrete Vorhaben ein, für die Sie sich verbindlich entscheiden. (Entscheidungen müssen nicht für alle Ewigkeiten getroffen werden.) Formulieren Sie eindeutig und klar. Denken Sie dabei immer an Ihre eigenen Bedürfnisse und die Tatsache, dass das Leben nicht ewig währt. Verschieben gilt nicht!

Ich: **Veränderungen, die meine eigene Person betreffen**

Verhalten ....

eigenes Handeln ....

Rolle ....

Lebensraum: **Veränderungen, die sich auf mein Lebensumfeld beziehen**

Wohnung ....

Finanzen ....

Mobilität ....

Beziehungen: **Veränderungen, die meine zwischenmenschlichen Beziehungen betreffen**

Freundeskreis ....

Partnerschaft und Liebe ....

Familie ....

Beruf/Ausbildung: **Veränderungen, die meine Ausbildung- oder Berufssituation betreffen**

Vorgesetzte ....

Kollegen ....

Tätigkeitsfelder ....

***Freizeit:* Veränderungen, die meine Freizeit betreffen**

Hobbys ....

Reisen ....

Genuss ....

***Herausforderungen:* Vorhaben die mich reizen**

neue Kontakte ....

neue Aufgaben ....

Sonstiges ....

Aufgaben:

- Nehmen Sie sich ein bisschen Ruhe für diese Aufgabe!
- Vielleicht gibt es noch einen wichtigen Bereich, der hier nicht aufgeführt ist und den Sie mitbearbeiten wollen. Tun Sie das!
- Manchmal ist es hilfreich, sich erst einmal nur einen Themenbereich auszuwählen und nur hierfür Ideen zu sammeln, Alternativen durchzuspielen und erste Planungen auszuformulieren.
- Sparen Sie bei diesen Arbeitsschritten nicht mit Papier und Zeit!

Arbeitsbogen 16

Klärungsgespräche mit den Eltern führen

Oft sind es Mutter und Vater, zu denen Kinder auch im Erwachsenenalter einen engen Kontakt halten. Das heißt allerdings noch lange nicht, dass sie mit ihnen über die wirklich wichtigen Dinge des Lebens reden. Besonders das Sprechen über gefühlsbesetzte Inhalte fällt vielen Menschen schwer. Eigene Probleme, belastende Erfahrungen, Ängste und Unsicherheiten bleiben vielfach ausgespart. Der unbefangene Austausch über die Therapie und über die therapeutische Eigenarbeit ist keine Selbstverständlichkeit. Dabei sehnen sich viele stotternde Menschen danach, auch wenn sie erwachsen geworden sind, endlich einmal von Mutter und Vater vorbehaltlos verstanden und liebevoll akzeptiert zu werden. Und dass Bevormundungen und gute Ratschläge endlich aufhören.

Vertrauen lässt sich aufbauen, da wo es bisher fehlte! In diesem Arbeitsbogen finden Sie Anregungen, wie Sie am Beispiel der Thematik „Therapie und eigenes Stottern" Gespräche über persönliche Sachverhalte mit Vater und/oder Mutter beginnen können. Voraussetzung dafür ist, dass Sie den ersten Schritt machen. Fangen Sie die Gespräche von sich aus an! Und: Nur wenn Sie selbst Interesse an den Gesprächen haben, können Sie erwarten, dass es zu einer Verbesserung des Gesprächsklimas kommen kann.

Bei den folgenden Aufgaben geht es zuerst um zwei Themen, die für Ihre Eltern bedeutsam sind und im Allgemeinen positive Gefühle auslösen. Erst dann folgen die beiden Gespräche, die sich auf Ihr eigenes Stottern und Ihre aktuelle Therapie beziehen. Die Gespräche können in der vorgegebenen Reihenfolge durchgeführt werden – immer nur ein Thema bei einem Treffen. Es sollte genügend Zeit zur Verfügung stehen, und Sie sollten vorab für eine ruhige Atmosphäre sorgen (keine Störungen durch Telefon oder laufenden Fernseher).

Aufgaben:

Einschulung und Schulzeit der Eltern: Befragen Sie Ihre Mutter, Ihren Vater zu ihrer/seiner Schulzeit. Erinnern sich Ihre Eltern an die eigene Einschulung? Welche besonderen Erinnerungen gibt es – an Lehrer, an Schüler, an das Gebäude, den Schulhof? Welche Lieblingsfächer hatten sie? (Zeigen Sie Interesse an der persönlichen Vergangenheit Ihrer Mutter / Ihres Vaters!)

Kennenlernen der Eltern: Wie und wo haben sich Ihre Eltern kennen gelernt? Wo war das genau, wie waren die Umstände? Gab es Steine, die ihnen von ihren Familien in den Weg gelegt wurden? Wie verlief die Hochzeit, welche Kleidung haben sie getragen? Was haben sie aneinander gemocht? (Diese Themen sind zwar ziemlich persönlich, über sie wird aber im Allgemeinen gerne gesprochen.)

Therapie und Eigenarbeit: Erzählen Sie von Ihrer Therapie, von Ihrer therapeutischen Eigenarbeit. Sagen Sie offen, worum es Ihnen dabei geht. Berichten Sie von Ihren Erwartungen und Gefühlen, von Ihren Veränderungswünschen, von dem, was Sie lernen und selbst ausprobieren. Lassen Sie Vater und/oder Mutter an Ihren Erfahrungen teilhaben! Lassen Sie sich nicht beirren, wenn Sie zur

Beschwichtigung hören: „Ach, Du brauchst doch keine Therapie.“ Erklären Sie genauer, was Sie durch die Therapie und Eigenarbeit erreichen möchten!

Stottern: Fragen Sie Ihre Eltern nach dem Beginn Ihres Stotterns. Wie hat es begonnen? Ermuntern Sie Ihre Mutter, Ihren Vater zu erzählen! Wie war das damals? Welche Erinnerungen haben beide an die Art Ihres kindlichen stotternden Sprechens? Gab es besondere Ereignisse in Ihrer Schulzeit oder später, die sich auf das Stottern oder Ihr Kontaktverhalten bezogen? Wie sind Sie selbst als Kind – aus Sicht Ihrer Eltern – mit den eigenen Sprechauffälligkeiten umgegangen? Und: Was waren Sie – aus Sicht der Eltern – für ein Kind (ganz unabhängig vom Stottern)? Vielleicht tauchen während des Gesprächs eigene Erinnerungen zu Ihrer Kindheit auf, Bilder, Themen, die Sie vertiefen und mit Vater oder Mutter besprechen möchten, und die Sie hinterher festhalten können.

Als Erwachsene können Stotternde die Verantwortung dafür übernehmen, dass sich in der Gegenwart ihre Beziehung zu den Eltern wandelt. Eltern sind vielfach überfordert, eingefahrenes Rollenverhalten zu verändern. Stotternde hingegen erhalten durch Therapie und Selbsthilfe vielfältige Veränderungsimpulse. Sie befinden sich im Aufbruch und brennen auf neue Erfahrungen. Jeder Neuanfang lohnt sich!

Arbeitsbogen 17

Gesprächsführung mit Bezugspersonen

Die folgenden Gesichtspunkte helfen Ihnen, gut ins Gespräch zu kommen. Probieren Sie es aus!

- Blickkontakt und freundliche Zuwendung sind gute Verbündete für persönliche Gespräche.
- Achten Sie darauf, dass Sie die Gesprächsinhalte aufgreifen, die die Bezugspersonen anbieten!
- Zeigen Sie deutlich, welche Themen oder Fragestellungen Sie interessieren!
- Ermuntern Sie ihren Gesprächspartner weiterzuerzählen!
- Bremsen sie die Mitteilungen des Gegenübers nicht durch kritische Kommentare!
- Sprechen Sie über sich – bringen Sie sich überall da ein, wo es möglich ist!
- Benennen Sie Gemeinsamkeiten in den Einschätzungen, die Sie zwischen sich und Ihren Bezugspersonen finden!
- Denken Sie daran: Offenheit steckt an!
- Lassen Sie nicht nur Ihre eigenen Wahrnehmungen und Einstellungen zum Stottern gelten! Seien Sie offen für die Ansichten und Beobachtungen Ihrer Bezugspersonen!
- Nehmen Sie sich nach jedem der Gespräche ein bisschen Zeit und werten Sie die Unterhaltungen aus! Machen Sie sich in Ruhe ein paar Notizen!
- Gehen Sie die Informationen durch, die Sie erhalten haben, und markieren Sie neue Sachverhalte!
- Vergegenwärtigen Sie sich die eigenen Gedanken und Gefühle, die durch die Unterhaltung bei Ihnen ausgelöst wurden!
- Klären Sie, welche Erkenntnisse Sie aus dem jeweiligen Gespräch für Ihre weitere Eigenarbeit und Therapie gewonnen haben!

Sie werden staunen: Solche Gespräche eröffnen völlig neue Perspektiven.

Arbeitsbogen 18

Wie andere auf mein Stottern reagieren

Wie reagieren Familienmitglieder, Partner, Freunde, Bekannte, Kollegen und Vorgesetzte auf Ihr Stottern? Was hat sich eingespielt? Beobachten Sie gründlich. Und machen Sie sich ein paar Notizen!

Körpersprachliche Signale unmittelbar in Bezug zum Stottern:

- ○ Nervöse Reaktionen ....
- ○ Abwenden des Blickes ....
- ○ Sonstiges ....
- ○ Unbefangenes Verhalten ....

Kommentare bezüglich des Stotterns:

- ○ Abwertende Äußerungen, Vorwürfe ....
- ○ Ermahnungen, anders zu sprechen ....
- ○ Mitleidsreaktionen ....
- ○ Beruhigende Äußerungen ....
- ○ Unbefangene freundliche Bemerkungen ....

Sprechbezogene Einmischungen:

- ○ Vorschnelles Unterbrechen ....
- ○ Einhelfen, Wörter und Satzteile ergänzen, Äußerung zu Ende führen ....
  ....
- ○ keine sprechbezogenen Einmischungen ....

Übernahme von Interaktionshandlungen:

- ○ Bezugsperson spricht im öffentlichen Raum (meist/immer) zuerst (z.B. bei Begrüßung gemeinsamer Bekannter, beim Einholen von Erkundigungen im Geschäft)
  ....
- ○ keine Übernahme von Interaktionshandlungen ....

Übernahme von Telefonaten:

- ○ Bezugsperson übernimmt Telefongespräche für Sie (z.B. Treffen von Verabredungen, Vereinbarung von Arztterminen)
  ....
- ○ keine Übernahme von Telefonaten ....

Übernahme emotionsgeladener Sprechaufgaben innerhalb der Familie:

- ○ Bezugsperson übernimmt Klärungsgespräche bei Auseinandersetzungen und Konflikten mit Familienmitgliedern (z.B. Abgrenzung von Schwiegereltern oder den eigenen Kindern)

  ....

- ○ keine Übernahme emotionsgeladener Sprechaufgaben innerhalb der Familie ....

Übernahme emotionsgeladener Sprechaufgaben außerhalb der Familie:

- ○ Bezugsperson regelt Kontakte zu Vertretern von Kindergarten und Schule bzw. übernimmt Klärungsgespräche mit Behördenvertretern (z.B. Verhandlung um Strafzettel mit Politesse)

  ....

- ○ keine Übernahme emotionsgeladener Sprechaufgaben außerhalb der Familie ....

Andere Reaktionsweisen von Bezugspersonen, die sich in Stress-Situationen oder auch sonst eingespielt haben:

- ○ störend: ....
- ○ unterstütend, aber Sprechvermeidungen verstärkend (z.B. Sprechen in einer fremden Sprache beim Auslandsaufenthalt): ....
- ○ hilfreich, förderlich: ....

Konsequenzen:

Werten Sie Ihre Beobachtungen aus! Gehen Sie Ihre Notizen noch einmal in Ruhe durch. Gibt es Konsequenzen, die Sie aus den Beobachtungen ziehen möchten?

....

....

Positive Reaktionsweisen, die Sie sich von Ihren Bezugspersonen wünschen:

Vielleicht haben Sie herausbekommen, welche hilfreichen Reaktionsweisen Sie sich öfter von Ihren Bezugspersonen wünschen. Welche wären das?

....

....

Eigenes Vermeidungsverhalten:

Manchmal werden durch die intensiven Beobachtungen vorhandene Probleme in der Interaktion mit anderen Menschen durchschaubarer. Sie als Stotternder erkennen deutlicher, was Sie stört und einschränkt, aber auch, was Sie bisher erduldet oder vielleicht gerne in Kauf genommen haben: Ihre eigenen Anteile, beispielsweise das eigene Vermeidungsverhalten, die Scheu sich in die erste Reihe zu stellen und Verantwortung in der Interaktion zu übernehmen, tritt klarer hervor. Das ist gut so – Sie werden diese alten Verhaltensgewohnheiten bearbeiten können und abzustellen lernen!

Arbeitsbogen 19 für Stottertherapeuten

Methodisches Vorgehen von Stottertherapeuten

Gehen Sie als Stottertherapeut die folgenden Arbeitsschritte durch und vergegenwärtigen Sie sich dabei einen stotternden Klienten, den Sie gerade behandeln. Welche der folgenden methodischen Schritte bzw. Arbeitsformen sollten im Rahmen der Therapie mit diesem Klienten ein stärkeres Gewicht bekommen? Machen Sie sich ein paar Notizen hierzu!

Methodische Schritte:

Besprechen: Regelmäßige Besprechungen therapierelevanter Themen und Arbeitsvorhaben, dabei gründliche Klärung offener Punkte und Anregung zu vertiefter Selbstreflexion

Beobachten: Eigene Verhaltensweisen, Gedanken und Gefühle vom Klienten in unterschiedlichen Kommunikationssituationen gezielt beobachten lassen; Zusammenhänge ermitteln und bisherige Sichtweisen überprüfen

Ziele festlegen: Erwünschte Handlungsweisen, die durch die Therapie erreicht werden sollen, konkretisieren; Prioritäten festlegen

Veränderungsweg planen: Methoden auswählen und ihren Einsatz planen; dabei Alternativen im Vorgehen erarbeiten; den Klienten auf mögliche Barrieren/Probleme vorbereiten

Erproben: Verhaltensweisen absichtsvoll einsetzen; Klient sollte verstärkt ungewohnte Handlungen wagen; dabei unterschiedliche Anwendungssituationen wählen

Handlungsmöglichkeiten spielerisch variieren: Zielverhalten nicht als starre Verhaltensweise trainieren, sondern als anpassungsfähige Handlungsvariante, die jeweils flexibel auf verschiedenartige Kommunikationsanforderungen abzustimmen ist

Optimales Verhalten im Behandlungsraum gezielt überlernen: Verhaltensvarianten/Bewältigungsstrategien festigen, die für die Person leicht zu handhaben und in ihrer Wirkung effektiv sind

Transfer sicherstellen: Verhalten/Bewältigungsstrategien wiederholt in unterschiedlichen Kommunikationssituationen von Alltagsrelevanz einsetzen lassen; Generalisierung sicherstellen

„Sicherheitsvorschuss" etablieren: Zielverhalten für Ausnahmesituationen verfügbar machen, die weit höhere Kommunikationsanforderungen stellen, als im Alltag üblich; dadurch Erfolgsgewissheit auch für Extrembelastung etablieren

Auswerten und Reflektieren: Alle Arbeitsschritte gründlich auswerten; durch Ermutigungen, Rückmeldungen und Bilanzierungen den Veränderungsprozess unterstützen; Weiterarbeit gegebenenfalls modifizieren

Registrieren/Dokumentieren: Zu oben aufgeführten Veränderungsschritten Aufzeichnungen anfertigen lassen, die einen Überblick über den Veränderungsprozess und die erzielten Ergebnisse ermöglichen

Arbeitsform und Kontext:

Klären Sie für sich, welcher Rahmen für die geplanten Veränderungsschritte bei einem Klienten hilfreich sein könnte:

- Dialog mit dem Therapeuten
- Auseinandersetzung mit schriftlichen Texten (Fremdimpulse)
- Analyse eigener Ton- oder Filmaufzeichnungen
- Gedankenaustausch mit anderen Betroffenen
- Themenbearbeitung mit Hilfe kreativer Verfahren, beispielsweise mit Hilfe einer Malübung (s. Kap. 8) oder einer Schreibaufgabe (z.B. therapeutisches Tagebuch, Protokolle)
- Rollenspielübungen und szenische Kommunikationsübungen
- Übungen im realen Lebensumfeld (In-vivo-Arbeit)
- Auseinandersetzung mit Extremerfahrungen, z.B. anhand besonders exponierter öffentlicher Auftrittssituationen (Risikoübungen)
- Auseinandersetzung mit Bezugspersonen (Bekannten, Freunden, Kollegen)
- Auseinandersetzung mit Familienmitgliedern (Partner, Eltern, Kindern)
- Eigenarbeit / begleitende therapeutische Hausaufgaben
- Kontaktaufnahme zur Stotterer-Selbsthilfe

Arbeitsbogen 20

Der Wechsel steht an

Wenn Sie bis vor kurzem noch stark unter Ihrem Stottern gelitten haben, das plötzlich und machtvoll auftrat, so werden Sie oft das Gefühl des Ausgeliefertseins gehabt haben: „Ich komm da nicht raus!“, „Da ist nichts zu machen!“, „Augen zu und durch!“. Sie mussten die Situation aushalten, durchleiden, oder sie kurz und knapp halten. Vielleicht konnten Sie ihr auch entfliehen, haben sich unauffällig zurückgezogen. Heute, nach einigen Monaten Therapie oder Selbsttherapie, tritt heftiges Stottern auch noch manchmal auf. Im Rahmen Ihrer Veränderungsbemühungen gilt es nun aber, sich an Handlungsalternativen zu wagen: Gerade dann, wenn Sie heftig stottern, gilt es einen Wechsel einzuleiten. Im Arbeitsbogen werden drei Alternativen vorgeschlagen.

Sie haben die Wahl

- **Beobachten und Zulassen / Körperwahrnehmung**

  Sie wechseln von der Gefühlsebene („wie peinlich“, „schrecklich!“, „was denken bloß die anderen?“) zur Ebene körperbezogener Wahrnehmungen: Sie erspüren die Spannungen in den „Stottermuskeln“, beobachten z.B. genau Bauch und Schultern, Zunge und Lippen, ruckartige Bewegungen des eigenen Körpers („Aha, ah ja, da wird was fest, hier spanne ich an“). Sie betrachten sich neugierig wie bei einem Selbstexperiment. Sie finden heraus, was sich da alles so plötzlich und so heftig verselbstständigt. Sie lehnen sich gewissermaßen wie in einem Beobachtungssessel zurück und verfolgen den Film. Sie haben Interesse an dem Film. Es ist ein Programm, das es in sich hat. Sie wollen alles bis ins Detail mitbekommen. Sie versuchen nicht weiter zu zappen, Sie bleiben auf diesem Kanal, Sie akzeptieren, dass es so noch ein Weilchen weitergeht.

- **Selbstoffenbarung, laut / Interaktion positiv beeinflussen**

  „Mensch, das geht ja gerade wieder schlecht!“ Sie benennen den Zustand, in den Sie geraten sind. „Irgendwas hat mich wohl mächtig geärgert.“ Sie sprechen aus, was sonst nur als Gedanke still in Ihrem Kopf verwahrt bleibt. Bei fremden Gesprächspartnern gehen Sie offen auf das Thema Stottern zu, kurz und bündig: „Ich stottere – haben Sie bitte etwas Geduld“, oder „Erschrecken Sie nicht, mein Stottern spielt heute verrückt.“ Oder irgendeine andere, Ihnen passend erscheinende Äußerung. Sie akzeptieren die spontanen Äußerungen, die da aus Ihrem Mund wollen, Sie geben sich einfach die Erlaubnis zum Stottern. Keine Zensur bitte! (vgl. „Stottern zum Thema machen“: Kap. 6, S. 89 f).

- **Pause – und dann konsequent anders / Stotter- und Sprechvariation**

  Bei dieser dritten Alternative müssen Sie etwas riskieren. Ganz schön viel riskieren. Sie müssen a) eine deutliche Pause machen (genügend Zeit für den Spannungsabfall lassen; es hilft kein kleines Päuschen!). Und Sie müssen b) anders weitersprechen, d.h. einerseits den Sprechbeginn gezielt mit Ruhe und Bewusstheit steuern, sodass gleich der erste Ton nach der Pause anders klingt.

Gleichzeitig sollten Sie sich körperlich insgesamt anders positionieren, vielleicht auch Ihre Mimik verändern, anders gucken und sich anders zuwenden.
Sie haben bereits einige Möglichkeiten erworben, anders weiterzusprechen. Sie sollten Ihre Lieblingsmethode nutzen, eine, die Ihnen behagt, jenes Stotter- oder Sprechverhalten, das Sie willentlich herstellen können, das sofort produzierbar ist und sich dabei leicht handhaben lässt. Kompromisslos müssen Sie dabei sein, nicht lau!

Sie können nur gewinnen:

Drei Möglichkeiten haben Sie (natürlich gibt es noch andere). Sie können heftiges Stottern in einer konkreten Situation nur dann überwinden, wenn Sie sich auf eine konkrete Alternative einlassen – mit Haut und Haar. Das heißt Sie müssen sich entscheiden, klipp und klar und deutlich und ohne Wenn und Aber, was Sie zu tun gedenken, wenn das nächste Mal heftiges Stottern auftritt. Nicht drei, nicht zwei, sondern wirklich nur eine der drei Alternativen steht erst einmal an. Die Entscheidung muss vorher getroffen sein. Sie haben die Wahl, aber Sie sollten sich dann bereits innerlich verpflichtet haben, was Sie tun wollen. Wankelmütig oder zögerlich ist kein langjähriges Stottern zu verändern. Die Entscheidung steht an.

Der Wechsel ist fällig!

Und doch – auch hier gilt wieder: Dieser Arbeitsschritt wird nicht sofort und perfekt gelingen. Gestehen Sie sich das zu! Sie sind in einer neuen Experimentierphase angelangt. Lassen Sie sich Zeit für erneute Anläufe! Gelassenheit ist Trumpf.

Arbeitsbogen 21

Blitzschnelles Umschalten

In diesem Arbeitsbogen geht es um ein wichtiges Veränderungsprinzip, um das Prinzip Umschalten, d.h. den blitzschnellen Wechsel von einer Sprechtechnik oder einer Kommunikationsweise zu einer anderen Sprechtechnik oder Kommunikationsweise. Gelernt werden soll die Fähigkeit, ein aktuell gezeigtes Verhalten (A) absichtsvoll und schnell beenden zu können und stattdessen ein anderes Verhalten (B) willentlich zu produzieren.

Spontanes stotterndes Sprechen ist ein Sprechen, das meist mit zuviel Kraft verbunden ist, und das in der Regel nicht absichtlich gezeigt wird. Ein weich dahin fließendes Sprechen ist ein Verhalten, das stattdessen sehnlichst erwünscht wird. Neben dem stotternden Sprechen gibt es auch soziale Verhaltensweisen, die man loswerden möchte, z.B. das Schweigen und Wegschauen. Es könnte ersetzt werden durch ein zugewandtes Reden mit Blickkontakt. Ersetzen – abwandeln – umwandeln – etwas ganz anders machen – etwas Neues dagegensetzen. All das können Sie absichtsvoll tun.

Betrachten wir das Prinzip Umschalten am Beispiel hochgezogener Schultern: Loslassen führt in ein angenehmeres Körpergefühl, der Wechsel kann selbst herbeigeführt werden, die Schultern sinken herab. Den Wechsel absichtsvoll einleiten zu können, bedeutet mehr Freiheit bzgl. eigener Handlungsmöglichkeiten zu besitzen. „Ich kann auch anders. Ich komme aus der Sprechblockade heraus. Ich steige aus, schalte auf Ruhe. Ich kann Umschalten, kann eine Gewohnheit, die sich gerade wie von selbst abspult, stoppen, den Automatismus willentlich beenden.“ Den Wechsel einzuleiten bedeutet, Gewohnheiten zu brechen, seit langem währende motorische, aber auch soziale Handlungsabläufe aufzulösen.

Das Umschalten will geübt sein. Es kann nur dann gelingen, wenn folgende Voraussetzungen erfüllt sind:

- Das Verhalten A muss wahrgenommen werden (z.B. das Wegschauen oder die Blockade).
- Das Verhalten B (z.B. das Blickkontakt-Aufnehmen oder das weiche Verflüssigen durch lockeres Wiederholen des blockierten Lautes) muss bereits im Verhaltensrepertoire vorhanden sein und gut beherrscht werden.
- Der Wechsel muss gewollt und durch einen inneren Impuls in Form einer Selbstinstruktion eingeleitet werden. Die Fähigkeit zur inneren Selbstanweisung muss also durch ausreichende Übungserfahrungen bereits ausgebildet sein.
- Es muss klar sein, von wo nach wo gewechselt werden soll. Die Alternative zu A sollte klar sein: Wenn Sie in eine Sprechblockade geraten, gibt es immer mehrere Möglichkeiten, sie zu beenden und anders weiterzusprechen. Wie wollen Sie weitersprechen? Wollen Sie das pausenbetonte Sprechen einsetzen oder lieber das weiche Silbenwiederholen? Oder doch das Dehnen? Oder sollte es der weiche Stimmeinsatz sein oder das weich bewegte Betonungssprechen? Nein, besser das Stoppen? Na, was denn nun? Ja, eine Entscheidung muss vorher getroffen sein, bevor die Übung mit dem Wechsel beginnt: B sollte klar definiert sein.

Flexibel im Umschalten zu werden bedeutet mehrfach hin und her wechseln zu können, nicht nur in eine Richtung und nicht nur zwischen zwei Alternativen:

- von A nach B, aber auch von B nach A
- nicht nur von B zurück zu A, sondern auch von B nach C
- nicht nur einmal, sondern mehrfach zu wechseln, hin und her
- dabei auch unterschiedlich lange bei einem Zielverhalten zu verweilen

Wie können Sie diese Ideen für Ihr eigenes Selbsttraining nutzen? Was lässt sich im Rahmen Ihrer eigentherapeutischen Übungen hierzu bereits umsetzen? Die folgenden Beispiele mit verschiedenartigen „Übungs-Ketten“ geben Ihnen Anregungen für die Erstellung eigener Übungsaufgaben. Denken Sie daran, dass sich das **Prinzip Umschalten** auf Lernziele aus unterschiedlichen Veränderungsbereichen (1 bis 7) beziehen kann.

Beispiele für das Prinzip Umschalten				
Lesen am Frühstückstisch:				
A	B			
Spontanes Lesen	Stoppen bei Blockade (VB 3); Kiefer/Schultern/Bauch locker (VB 1); weicher Stimmeinsatz beim Weiterlesen (VB3)			
Partnergespräch am Frühstückstisch:				
A	B	C	A	
Pausenbetontes Sprechen (VB 4)	Pseudostottern hart (VB2)	Pseudostottern weich (VB 3)	Pausenbetontes Sprechen (VB 4)	
Morgendliche Begrüßung von Kollegen:				
A	B	C	D	
Spontanes Begrüßen von Bert	klangvoll-tönendes Sprechen mit Ute (VB 4)	Fußsohlen und Bauch spüren im Gespräch mit Anne (VB 1)	weiches Wiederholungsstottern bei John (VB 3)	
Am Telefon im Dienst:				
A	B	A	B	C
Äußerung ausgeformt (VB 4)	Äußerung hektisch-schnell (VB 2)	Äußerung ausgeformt (VB 4)	Äußerung hecktisch-schnell (VB 2)	Äußerung mit Pseudostottern hart (VB 2)
An unterschiedlichen Marktständen:				
A	B	C	B	D
Äußerung mit Füllwörtern (VB 2)	Äußerung betont und gebunden (VB 4)	Äußerung ohne Blickkontakt mit nervösem Kratzen (VB 2 u. 6)	Äußerung betont u. gebunden (VB 4)	Äußerung bei aufrechter Körperhaltung, Kopf erhoben, Bauch locker vor Sprechbeginn (VB 1 u. 5)

Aufgabe:

1. Legen Sie zwei / drei ganz einfache Übungssituationen und erst einmal nur ein Zielverhalten fest, zu dem Sie von Ihrem Spontansprechen mit Stottern umschalten möchten. Erproben Sie in der ersten Woche lediglich das Hin- und Zurück-Schalten! Wählen Sie noch keine komplizierten Übungsabläufe. Schaffen Sie sich vorher solide Erfolge!
2. Erst wenn das Umschalten vom Stottern auf eine Verflüssigungstechnik leicht gelingt, können Sie nun anspruchsvollere Selbsttrainingsaufgaben wählen.

Ihre Freiheit, sich vom Stottern lösen zu können, wird enorm wachsen, je stärker Sie das Prinzip Umschalten nutzen! Sie bestimmen nun, wie Sie in einer belastenden Kommunikationssituation weitersprechen.
Nicht das Stottern diktiert Ihr Kontaktverhalten, sondern Sie persönlich übernehmen die Regie!

Arbeitsbogen 22

Sprechflüssigkeit als Gefahr

Sie könnten, wenn Sie wollten, flüssiger sprechen. Sie haben bereits die Wahl zwischen einem spontanen Sprechen mit Stottern und einem deutlich flüssigeren Sprechen, das durch eine bestimmte Sprechweise oder Stotter-Lösetechnik gekennzeichnet ist. Nun gut, Sie vergessen manchmal die Anwendung der Sprechtechniken. Angesichts der Sie umgebenden Hektik, der schwierigen Sprechanforderungen oder der anspruchsvollen Gesprächsinhalte ist es vielleicht manchmal noch zu schwer, auf die Steuerung des Sprechablaufes zu achten. Noch ist die Löse- oder Sprechtechnik nicht automatisiert. Aber im Prinzip wissen Sie: Stottern und Sprechen lassen sich steuern, Sie können Ihr Stottern herunterpegeln! Und Sie haben damit bereits positive Erfahrungen gesammelt! Vielleicht haben Sie „Blut geleckt", wollen „Stottern in den Griff bekommen", kämpfen darum, ein flüssiger Sprecher, eine flüssige Sprecherin zu werden. Genau hier taucht eine Gefahr auf. Genau jetzt kann es im Veränderungsprozess langjährig stotternder Menschen zu einem Stillstand kommen. Enttäuschungen, Ärger, Ungeduld, Wut können auftauchen, Unzufriedenheit mit sich selbst – das Stottern nimmt wieder zu.

Warum?

Ihre Ansprüche haben sich verändert. Sie erhoffen sich nun, da Sie bereits einige Verflüssigungs- oder Sprechtechniken kennen, flüssiger durch Ihren Sprechalltag zu gelangen, weniger zu stottern als bisher. Ihr Kopf flüstert Ihnen zu: „Streng dich an", „Du weißt doch, was Du zu tun hast", „Verdammt, wende es an!" Sie erwischen sich bei dem Gedanken „Eigentlich könnte ich jetzt ein leichtes Wiederholungsstottern einsetzen oder ausgeformter bzw. betonter, mit weichem Stimmeinsatz sprechen". Sie spüren immer wieder den Anspruch, flüssig sprechen zu wollen und es dann doch nicht zu können. Dies wächst zu einem Problem heran, kann mit einem Mal einen Konflikt darstellen. Sie sind nicht mehr stolz auf sich, dass Sie überhaupt sprechen, dass Sie mehr als bisher sprechen, dass Sie deutlich weniger schweigen, dass Sie Sprechsituationen kaum noch mit gesenktem Blick an sich vorbeiziehen lassen. Sie zentrieren Ihre Aufmerksamkeit, ohne dass Sie das vielleicht bewusst bemerken, auf die Qualität Ihres Sprechens und leiden an der Sprechunflüssigkeit – nun auf eine ganz neue Art. Früher haben Sie gelitten, weil Sie eine Stotterin / ein Stotterer waren, heute leiden Sie daran, dass Sie Ihre Stottersymptome in bestimmten Situationen nicht unter Kontrolle bekommen. Die Ablehnung des Stotterns wächst. Und weil Sie mittlerweile viel sensibler für Ihre sprechmotorischen Verspannungen geworden sind und somit viele Ihrer leichten Stottersymptome registrieren, die Sie früher gar nicht wahrgenommen haben, werden Sie noch unzufriedener. Heftiges Stottern macht Sie richtig wild, oder depressiv. Ärger auf das „blöde Stottern" breitet sich aus, auf Sie selbst, auf den Therapeuten, auf andere, die es besser können. Die Motivation, am Sprechen zu arbeiten, sinkt, alles geht Ihnen zu langsam voran, immer noch gibt es Stottersituationen wie eh und je, die „fürchterlich" sind. Sie fragen sich nicht zuversichtlich, welche Fähigkeiten kann ich noch erwerben, um besser mit diesen langjährig bestehenden Belastungssituationen umgehen zu können. Vielmehr scheint nun bewiesen zu sein, jetzt, wo die sprechmotorischen Techniken versagen, dass Sie selbst einfach ein zu schwacher Mensch sind, ein zu schwieriger Fall, der wieder mal versagt hat.

Was läuft falsch?

Neben Ihrer Eigenarbeit, bei der es um die Anwendung körperbezogener Übungen (VB 1), den Einsatz von Stotterverflüssigungstechniken (VB 3) oder um Sprechmustervariationen (VB 4) geht, ist es gerade jetzt von besonderer Wichtigkeit, die Toleranz gegenüber dem eigenen Stottern immer weiter auszubauen, sich abzuhärten gegen die Scham oder die Wut, die auftreten können, wenn Sie ganz unerwartet und heftig ins Stottern geraten. Gerade jetzt ist es enorm wichtig, den Mut wachsen zu lassen, um denjenigen Menschen in die Augen schauen zu können, die erstaunt oder irritiert das Stottern wahrnehmen. Gerade jetzt geht es darum, über das Stottern zu sprechen, mit Fremden, mit Familienangehörigen, mit Freunden, mit dem Liebsten. Gerade jetzt ist es notwendig, das Pseudostottern als Alternative zum unerwarteten, unwillkürlichen, ungeliebten Stottern wieder zu pflegen, es wieder zu erproben, zart oder heftig. Oder Sie nehmen sich vor, ganz ohne Qualitätsanspruch einfach drafloszureden, wie Ihnen der Schnabel gewachsen ist. Gerade jetzt geht es darum, sich wieder eine größere Unbefangenheit im Kontakt zu erarbeiten, gezielt nach den eigenen Vermeidungen Ausschau zu halten, weniger zu verschieben, häufiger auch dann zu reden, wenn noch ein Grummeln im Bauch zu spüren ist.

Wenn Sie sich im Laufe Ihrer Therapie und Eigenarbeit gut mit den Sprechtechniken arrangieren konnten und wenn das Stottern Sie nur noch manchmal (dann aber heftig) plagt, gerade dann sollte es bei Ihrem Selbsttraining wieder um Lernziele aus VB 2 gehen, Lernziele, die die eigenen Ängste und Unsicherheiten betreffen. Die Scham vor dem Stottern schnellt in schwindelnde Höhen, wenn Stotterfreiheit ersehnt wird. Und die gelernten Veränderungstechniken können Verführer werden, die solche Sehnsüchte auslösen.

Also:

Der Veränderungsbereich „Angst und Vermeidung“ ist ungemein wichtig! Denken Sie an ihre zwei Beine: Zwei Beine, die Ihnen Halt geben und Spielräume eröffnen. Das eine Bein soll Symbol für ein langerprobtes Fortbewegen sein, für Ihr Sprechen mit Stottern – ein vertrautes Fortbewegungsmittel. Das zweite Bein soll Symbol für Ihre Sprechveränderung sein, für Ihre Strategien und Methoden, flüssiger durch die Welt zu kommen. Sie hopsen nicht nur auf diesem zweiten Bein durch Ihren Alltag (und verlieren das Gleichgewicht). Nein, Sie bewegen sich absichtsvoll auf beiden Beinen. Keines ist wichtiger als das andere. Erst mit beiden Beinen kommen Sie unbeschadet voran.

Arbeitsbogen 23

Ein eigenes Protokollblatt entwickeln

Dieser Arbeitsbogen gibt Hinweise, wie Sie Ihre wichtigen Veränderungsschritte dokumentieren können: mit Hilfe verschiedener Beobachtungsbögen, Auswertungsschemata und Erfassungssysteme, aber auch durch freie Notizen oder kleine Aufsätze.

Aufgabe:

Sie haben sich bereits ausführlich mit der therapeutischen Eigenarbeit beschäftigt. Entwerfen Sie nun also ein eigenes System, mit dem Sie Ihre Eigenarbeit planen und auswerten können. Berücksichtigen Sie dabei die unterschiedlichen Darstellungsmöglichkeiten, die es gibt:

Freie Eintragung: Zu einem beliebigen Thema (z.B. „Was ist mir heute an meinem Sprechen aufgefallen?") können Sie alle Ihre subjektiven Gedanken und Gefühle festhalten (dies entspricht dem Vorgehen beim Tagebuchschreiben: Stichworte, halbe Sätze, Assoziationen und Gedankenfetzen sind erlaubt!)

Häufigkeitsangabe: Sie tragen in ein vorgegebenes Feld eine Zahl ein. Sie gibt an, wie oft Sie das Zielverhalten in einer bestimmten Situation gezeigt haben (als Ergebnis eines genauen Mitzählens oder als subjektive Schätzung), z. B. Anzahl von Pullouts im Gespräch mit fremden Kollegen in der Kantine: ....

Ankreuzen: Unter vorgegebenen Aussagen, die Sie vorher in einem Protokollblatt festgelegt haben, kreuzen Sie die zutreffende Aussage an, z.B.

Entspannungsübung	*geübt*	○
	nicht geübt	○

Subjektive Beurteilung nach vorgegebenem Maßstab: Nach der Erprobung Ihres Zielverhaltens beurteilen Sie das Ergebnis, schätzen beispielsweise mit einem Zahlenwert ein, wie zufrieden Sie mit sich sind, wie tief die Entspannung war oder wie laut Sie gesprochen haben (1 = wenig; 5 = viel):

Zufriedenheit	1 – 5	....
Entspannungsgrad	1 – 5	....
Lautstärke des Sprechens	1 – 5	....

Mix: Natürlich können Sie von den hier beispielhaft vorgegebenen Beschreibungs- bzw. Erfassungsformen unterschiedliche Möglichkeiten mischen bzw. eigene Darstellungsweisen entwickeln.

Besinnung und Reflexion: Manche Stotternde schreiben eine kleine Geschichte zum durchlebten Tag, fassen ihre positive Gestimmtheit oder ihre Zweifel in ein kleines Gedicht, notieren Mottos für den nächsten Tag auf Kärtchen und stecken sie sich in den Timer. Oder werten mit einer Vertrauten / einem Vertrauten die Trainingserfahrungen aus.

Eigenes Selbsttraining wertschätzen

Eines zeigt die Erfahrung überdeutlich: Stotternde erzielen beeindruckende Erfolge, wenn Sie Ihre Übungen nicht nur durchführen, sondern sich anschließend (oder abends) in einem stillen Viertelstündchen auch gezielt auf die hoffnungsvollen Momente besinnen, die es gab!
Also: *Vergessen Sie nicht, sich für ihre Veränderungsbemühungen wertzuschätzen und sich für das Erreichte liebevoll zu verstärken!*

Arbeitsbogen 24

Auswertung meiner In-vivo-Übungen

Bitte beantworten Sie nach der Durchführung Ihrer In-vivo-Übungen die folgenden sechs Fragen:

1. Wie ging es mir vor der In-vivo-Sitzung?

....

....

2. Was ist anders gelaufen als erwartet?

....

....

3. Was hat mich berührt, beeindruckt?

....

....

4. Womit bin ich zufrieden, was ist mir gelungen?

....

....

5. Was für Schlussfolgerungen ziehe ich aus meinen Übungserfahrungen?

....

....

6. Welche Konsequenzen ergeben sich anlässlich dieser Übungsauswertung für meine weitere In-vivo-Arbeit?

....

....

Zusätzliche Bemerkungen:

....

....

....

....

Arbeitsbogen 25

Hilfreiche Einstellungen für das In-vivo-Selbsttraining

Therapie und Selbsttherapie stärken die Lebensgeister und helfen persönliche Entwicklungen voranzubringen. Grenzen im eigenen Denken, Fühlen und Handeln, die sich aus der individuellen Lebensgeschichte ergeben haben, bekommen die Chance sich aufzulösen: Wir alle haben nur einen kleinen Ausschnitt unserer Welt kennen lernen können, blicken auf einen begrenzten Erfahrungshorizont zurück und sind nicht selten durch langjährige Gewohnheiten, familiäre Anschauungen und zusätzlich durch Unsicherheiten und Ängste in unseren Handlungsmöglichkeiten eingeschränkt gewesen – ein ganz natürliches Phänomen individueller Entwicklung. Therapie und Selbsttherapie fordern zu Neuem heraus, locken uns, das bisher nicht Erprobte zu wagen, Wege zu beschreiten, die bisher nicht betreten wurden. Dieser großen Aufgabe kann man nur dann ein Stückchen näher kommen, wenn man zu neuen Sichtweisen gelangt. Alte Überzeugungen müssen dafür beiseite gelegt werden – das ist nicht so einfach. Aber es lohnt sich!

Im Folgenden geht es darum, mit neuen Einstellungen auf sich selbst und die Umwelt zu schauen, neue innere Grundhaltungen für das eigene Handeln zu entdecken und spielfreudig in das Alltagshandeln zu integrieren. Und hiermit gleich zu starten – beispielsweise bei der Durchführung der eigenen In-vivo-Übungen.

Aufgaben:

- Vergegenwärtigen Sie sich die unten aufgeführten acht Sichtweisen. Diese Sichtweisen oder Einstellungen stimmen mit den üblichen Einstellungen von Stotternden nicht überein.
- Machen Sie sich klar, welche Veränderungschancen sich aus der jeweils neuen Perspektive der acht positiven Einstellungen für Ihre eigenen Handlungsmöglichkeiten ergeben.
- Ziehen Sie Schlussfolgerungen für die Art der Durchführung Ihres In-vivo-Trainings.
- Welche der Einstellungen könnten nicht nur hilfreiche Begleiter für Ihre In-vivo-Arbeit sein, sondern sich auch für Ihr allgemeines Kommunikationsverhalten im Alltag eignen? Zentrale Frage bei Ihren Reflexionen sollte sein: Welche inneren Haltungen bremsen mein Vorwärtskommen, welche beflügeln es (siehe hierzu das Kapitel 7 in diesem Buch!)?
- Notieren Sie ein paar Gedanken zu diesen Aufgaben! Vielleicht spricht Sie eine der Sichtweisen besonders an, zu der Sie einen kleinen Text formulieren möchten.
- Vielleicht gibt es auch Punkte, die Ihnen übertrieben erscheinen. Oder ein Gesichtspunkt, der Sie mehr als alle andere berührt. Oder Ihnen fallen andere innere Grundhaltungen ein, die Sie notieren und „mit in Ihr Reisegepäck nehmen" wollen.

Acht neue Perspektiven:

1. Ohne Anfang kein Erfolg!

Ich verlasse meinen sicheren Bunker, auch wenn es stürmt und schneit. Ich gehe los, auch wenn ich nicht weiß, wo ich ankomme.

2. Ich brauche Misserfolge, um den richtigen Weg zu finden!

Wenn ich etwas Neues lernen will, wird mir nicht gleich alles gelingen. Ich riskiere Stolpersteine und Umwege. Sie gehören dazu. Sie regen mich an, die Sinne offen zu halten und mit meiner Suche nicht aufzuhören.

3. Erst wenn Unruhe und Aufregung abgeklungen sind verlasse ich die Situation!

Wenn ich etwas Neues ausprobiert habe, verweile ich in der Situation (bzw. am Rande des Geschehens), bis ich zur Ruhe gekommen bin. Dann wiederhole ich, was mir schwer fiel. Erst wenn Lampenfieber und körperliche Erregung abgeklungen sind, gehe ich von dannen.

4. Ich entscheide mich eindeutig: Klarer Anfang, klares Ende!

Mein Selbsttraining beginnt zu einem innerlich festgelegten Zeitpunkt oder an einem bestimmten Ort, mit einer bestimmten Handlung. Ich beende die Übungssituation an einem bestimmten Punkt und schließe deutlich ab.

5. Statt „das war Zufall“ sage ich künftig „das war ich“! Ich bin es, der etwas bewirkt!

Alles was ich erreiche, darf ich meinen eigenen Fähigkeiten zuschreiben. Ich bin verantwortlich für die Ergebnisse meines Handelns.

6. Ich bekämpfe meine Angst Schritt für Schritt!

Es gibt kleine Schritte. Angst und Unsicherheit können noch so groß sein, ich rücke ihnen langsam zu Leibe.

7. Ich halte stand!

Vermeidung untergräbt die Selbstveränderung. Vermeidung baue ich ab! Ich bleibe in der Übungssituation, auch wenn es schwer fällt. Selbstinstuktionen zur körperlichen Entspannung und positive Selbstermutigungen helfen mir.

8. Schief gegangen – na und! Auf ein Neues!

Wenn mal etwas schief läuft, verzeihe ich mir: Das gehört dazu. Es gibt Gründe dafür. Es gibt neue Gelegenheiten, die ich selbst herbeiführe. Ich tue etwas für mich! Beim nächsten Mal gibt's eine neue Chance!

Literaturliste

Alexander F. (1988): Der Gebrauch des Selbst. München: Kösel (Original: The use of the Self. London: Methuen u. Co. Ltd.; 1932)

Andersen, M. (1996): Theatersport und Improtheater. Berlin: Buschfunk

Angermeier, W. (1972): Kontrolle des Verhaltens. Lernen am Erfolg. Berlin

Aronson, E., Wilson, T., Akert, R. (2004): Sozialpsychologie. München: Pearson, 4. Aufl.

Argyle, M. (1996): Körpersprache und Kommunikation. Paderborn: Junfermann, 7. Aufl.

Aronson, E., Wilson, T., Akert, R. (2004): Soziale Perzeption: Wie können wir andere Menschen verstehen. Kap. 4. In: Sozialpsychologie. München: Pearson Studium, 4. Aufl., S. 100–147

Baer, U. (2005): Das ungelebte Leben und Viktor von Weizsäckers anthropologische Medizin. Therapie kreativ, Heft 4, S. 3–14

Bahlmann, E. (2006): Von DAF, FAF ... und Ohropax. Meine Erfahrungen mit dem speech-easy-Gerät und anderen Sprechhilfen. Der Kieselstein 28, Heft Juli/August, S. 4–11

Bandelow, B. (2004): Das Angstbuch. Woher Ängste kommen und wie man sie bekämpfen kann. Reinbek: Rowohlt

Bandura, A. (1997): Self-efficacy. The exercise of control. New York: W.H. Freeman

Bassett, L. (2004): Angstfrei leben. Das erfolgreiche Selbsthilfeprogramm gegen Stress und Panik. Weinheim: Beltz Taschenbuch

Bassler, M, Leidig, S. (2006): Angstkrankheiten. In: Senf, W., Broda, M. (Hg.): Praxis der Psychotherapie. Stuttgart: Thieme, 3. Aufl., S. 376–399

Beck, J. (1995): Cognitive therapy: Basics and beyond. New York: Guilford Press

Benecken, J. (2001): Psychische und soziale Situation stotternder Menschen. In: Bundesarbeitsgemeinschaft Hilfe für Behinderte e.V. (Hg.): Kommunikation zwischen Partnern: Stottern. Düsseldorf: Bundesarbeitsgemeinschaft Hilfe für Behinderte e.V., S. 15–23

Benecken, J. (2005): Über „Wimmi-Pimmi-Hasenherz", John Wayn und Boris Becker: Stottern und Stotternde in den Medien – eine „never-ending-storry"? In: Arnoldy, P., Traub, B. (Hg.): Sprachentwicklungsstörungen. Früh erkennen und behandeln. Karlsruhe: Loeper Literaturverlag, S. 38–50

Benecken, J., Schindler, C. (2004): Zur psychosozialen Situation stotternder Schulkinder in Allgemeinschulen. Die Sprachheilarbeit 49, Heft 2, S. 61–70

Benesch, H. (1995): Kommunikation. In: Enzyklopädisches Wörterbuch Klinische Psychologie und Psychotherapie. Weinheim: PsychologieVerlagsUnion, S. 419

Bergius, R. (2004): Interaktion. In: Häcker, H., Stapf, K. (Hg): Dorsch Psychologisches Wörterbuch. Bern: Huber, 14. Aufl., S. 452

Bernstein, D., Borkovec, Th. (2004): Entspannungstraining. Handbuch der progressiven Muskelentspannung. Stuttgart: Klett-Cotta, 11. Aufl.

Birbaumer, N., Schmidt, R. (1996): Biologische Psychologie. Berlin: Springer, 3. Aufl.

Bosshardt, H. (2008): Stottern. Göttingen: Hogrefe

Braun, O. (1997): Der pädagogisch-therapeutische Umgang mit stotternden Kindern und Jugendlichen: Eine historisch-systematische Studie. Berlin: Edition Marhold im Wissenschaftsverlag Volker Spiess

Breitenfeldt, D., Rustad Lorenz, D. (2002): Stotterer-Selbst-Management-Programm. Köln: ProLog Therapie und Lernmittel OHG,

Bucher, A. (2009): Psychologie des Glücks. Ein Handbuch. Weinheim: Beltz

Bundesvereinigung Stotterer-Selbsthilfe e.V. (Hg.): Mein Kind stottert. Ratgeber für Eltern. Köln: Demosthenes-Verlag 2010

Chandler, Ch. (1992): Das Geheimnis des Glücks. Berlin: Ullstein

Cierpka, M. (Hg.) (2008): Handbuch der Familiendiagnostik. Heidelberg: Springer, 3. Aufl.

Dornieden, R. (2002): Wege zum Körperbewusstsein. Körper und Entspannungstherapien. München: Richard Pflaum

Drinkmann, A. (2005): Rollenspiel. In: Schermer, F., Weber, A., Drinkmann, A., Jungnitsch, G. (Hg.): Methoden der Verhaltensänderung: Basisstrategien. Stuttgart: Kohlhammer, S. 128-171

Engelken, M. (2008): 10 Jahre Stotterer-Selbst-Management-Programm (SSMP) in Deutschland – Entwicklung einer Therapiemethode. Forum Logopädie 22, Heft 2, S. 12–17

Feldhege, F., Krauthan, G. (1979): Verhaltenstrainingsprogramm zum Aufbau sozialer Kompetenz. Berlin: Springer

Fernau-Horn, H. (1969): Die Sprechneurosen. Prinzip und Methode der Behandlung. Stuttgart: Hippokrates-Verlag

Fiedler P. (2005): Verhaltenstherapie in Gruppen. Psychologische Psychotherapie in der Praxis. Weinheim: Beltz, 2. Aufl. (1. Aufl.: 1996)

Fiedler, P. (2009): Stottern. In: Schneider, S., Margraf, S. (Hg.): Lehrbuch der Verhaltenstherapie Bd. 3; S. 367–380). Heidelberg: Springer

Fiedler, P., Standop, R. (1986): Stottern. Wege zu einer integrativen Theorie und Behandlung. München: Urban und Schwarzenberg, 2. Aufl. (3. Aufl. 1992)

Filipp, S.-H., Aymanns, P. (2003). Bewältigungsstrategien (Coping). In: Adler, R., Herrmann, J., Köhle, K., Langewitz, W., Schonecke, O., Uexküll, T. von, Wesiak, W. (Hrsg.): Psychosomatische Medizin. Modelle ärztlichen Denkens und Handelns. München: Urban & Schwarzenberg, 6. Aufl., S. 297–310

Fliegel, F. (2000): Rollenspiel. In: Margraf, J. Hrsg.): Lehrbuch der Verhaltenstherapie. Band 1. Berlin: Springer 2. Aufl., S. 268–274

Florin, I. (1978): Entspannung – Desensibilisierung. Stuttgart: Kohlhammer

Florin, I., Tunner, W. (1975) (Hg.): Therapie der Angst. Systematische Desensibilisierung. München: Urban und Schwarzenberg

Grohnfeldt, M. (1992) (Hg.): Störungen der Redefähigkeit. Handbuch der Sprachtherapie Band 5. Berlin: Spiess, Edition Marhold

Grohnfeldt, M. (1992 a): Was ist „Erfolg“ in der Stottertherapie? Die Sprachheilarbeit 37, Heft 5, S. 227–239

Gudenberg, A. von (2006): Die Kassler Stottertherapie: Evaluation einer computergestützten Intensivtherapie. Forum Logopädie 20, Heft 3, S. 6–11

Gudjons, H. (1995): Spielbuch Interaktionserziehung. Bad Heilbrunn: Klinkhardt, 6. Aufl.

Gudjons, H., Pieper, M., Wagener, B. (2008): Auf meinen Spuren. Das Entdecken der eigenen Lebensgeschichte. Hamburg: Bergmann u. Helbig, 7. Aufl.

Guitar, B. (1998): Stuttering: An Integrated Approach to its Nature and Treatment. 2. Ed., Baltimore: William & Wilkins

Ham, R. (2000): Techniken der Stottertherapie. Köln: Demosthenes Verlag der Bundesvereinigung Stotterer-Selbsthilfe e.V.

Hambly, K. (2000): Am liebsten ginge ich nicht mehr aus dem Haus. Agoraphobie und Panikattacken überwinden. Weinheim: Beltz

Hanses, A. (1996): Epilepsie als biografische Konstruktion. Eine Analyse von Erkrankungs- und Gesundungsprozessen anfallserkrankter Menschen anhand von Lebensgeschichten. Bremen

Hausdörfer, O. (1994): Vom Dunkel zum Licht! Warum habe ich Angst und Störungen beim Sprechen, trotzdem meine Sprachorgane gesund sind? Die vollständige Erforschung des Wesens der Sprechhemmungen und der einzig natürliche Weg zu ihrer dauernden Beseitigung. Köln: Verlag der Bundesvereinigung Stotterer Selbsthilfe, 2. Aufl. (Nachdruck der 4. Auflage von 1933)

Hautzinger, M. (1994) (Hg.): Kognitive Verhaltenstherapie bei psychischen Erkrankungen. Berlin: Quintessenz

Heekerens, H. (2005): Familientherapie / Systemische Therapie. In: Petermann, F., Reinecker, H. (2005) (Hg.): Handbuch der Klinischen Psychologie und Psychotherapie. Göttingen: Hogrefe, S. 708–716

Herziger, F. (2007): Ich spüre die Schwingungen in mir… Eine erlebnis- und handlungsorientierte ganzheitliche Intensiv-Stottertherapie (H-I-S-T). Berlin: Pro Business Verlag

Hinsch, R., Pfingsten, U. (2007): Gruppentraining sozialer Kompetenz. GSK. Grundlagen, Durchführung, Anwendungsbeispiele. Weinheim: Beltz, 5. Aufl.

Hood, St. (1978): An einen Stotterer. Köln: Demosthenes Verlag

Jacobson, E. (2002): Entspannung als Therapie. Progressive Relaxation in Theorie und Praxis. Stuttgart: Klett-Cotta, 5. Aufl.

Jacobsen, G. (1992): Die Koordinierte Stotterkontrolle. Mit Übungen und einem Therapieheft für Klienten. München: Ernst Reinhardt

Johnson, W. (1961): Stuttering and what you can do about it. Minneapolis: University of Minnesota Press

Johnstone, K. (2004 a): Impro. Improvisation und Theater. Berlin: Alexander Verlag, 7. Aufl.

Johnstone, K. (2004 b): Theaterspiele. Spontaneität, Impro und die Kunst des Geschichtenerzählens. Berlin: Alexander Verlag, 5. Aufl.

Juster, H., Brown, E., Heimberg, R. (2000): Sozialphobie. In: Margraf, J. (Hg.): Lehrbuch der Verhaltenstherapie. Band 2: Störungen, Glossar. Berlin: Springer, S. 43-59

Kaminski, G. (2004): Lebensplan. In: Häcker, H., Stapf, K. (Hg): Dorsch Psychologisches Wörterbuch. Bern: Huber, 14. Aufl., S. 539

Kanfer, F., Reinecker, H., Schmelzer, D. (2000): Selbstmanagement-Therapie. Ein Lehrbuch für die klinische Praxis. Berlin: Springer, 3. Aufl.

Kast, V. (1996): Vom Sinn der Angst: Wie Ängste sichfestsetzen und wie sie sich verwandeln lassen. Freiburg im Breisgau: Herder

Katz-Bernstein N. (2002): Gruppentherapie versus Einzeltherapie bei stotternden Kindern. In: Katz-Bernstein N., Subellok K. (2002) (Hg.): Gruppentherapie mit stotternden Kindern und Jugendlichen. München: Ernst Reinhardt, S. 21–40

Katz-Bernstein N., Subellok K. (2002) (Hg.): Gruppentherapie mit stotternden Kindern und Jugendlichen. München: Ernst Reinhardt

Kellner, J. (1993): Projekt zur therapeutischen Selbsthilfe nach Van Ripers Nichtvermeidungsansatz. Der Kieselstein 15, Heft 6, S. 17–19

Koch-Mangler, Ch.(1995): Symptome als Symbole. Eine individualpsychologische Betrachtung von Symptomen am Beispiel des Stotterns. L.O.G.O.S. interdisziplinär, Jg. 3, Heft 4, S. 268–274

Koch, Ch. (1998): Nicht-Vermeidungs-Ansätze in der Stottertherapie. L.O.G.O.S. interdisziplinär 6, S. 192–202

Kollbrunner, J. (2004): Psychodynamik des Stotterns. Psychosoziale Ursachen, Stottertheorien, tiefenpsychologisch orientierte Therapie, Zukunftsperspektiven der Sprachtherapieausbildung. Stuttgart: Kohlhammer

Krause (1981): Sprache und Affekt. Das Stottern und seine Behandlung. Stuttgart: Kohlhammer

Kriz, J. (2007): Grundkonzepte der Psychotherapie. Eine Einführung. Beltz VPU, Weinheim, 6. Aufl.

Kriz, J., Slunecko, T. (Hg.) (2007): Gesprächspsychotherapie. München: UTB

Kuhr, A. (1991): Die verhaltenstherapeutische Behandlung des Stotterns: Ein multimodaler Ansatz. Berlin: Springer

Kunst und Therapie. Zeitschrift für Theorie und Praxis künstlerischer Therapieformen. Köln: Claus Richter Verlag. Hg.: Menzen, K.-H., Rech, P., Wendlandt-Baumeister, M.

Langenfeld, H., Nothdurft, W. (2007): Psychologie. München: UTB

Lelord, F. (2004): Hectors Reise oder die Suche nach dem Glück. München: Piper, 13. Aufl.

Linden, M. (1996): Systematische Desensibilisierung. In: Linden, M., Hautzinger, M. (Hg.): Verhaltenstherapie. Berlin: Springer, 3. Aufl., S. 308–311

Lindgren, A. (2000): Steine auf dem Küchenbord. Gedanken, Erinnerungen, Einfälle. Hamburg: Oetinger

Lösel, G. (2004): Theater ohne Absicht. Impulse zur Weiterentwicklung des Improvisationstheaters. Ein Herz-, Hand- und Hirnbuch. Planegg: Impuls/Buschfunk

Lyubomirsky, S. (2008): Glücklich sein. Warum Sie es in der Hand haben, zufrieden zu leben. Frankfurt/M: Campus

Maerker, A. (2000): Systematische Desensibilisierung. In: Margraf, J. (2000) (Hg.): Lehrbuch der Verhaltenstherapie. Band 1: Grundlagen, Diagnostik, Verfahren, Rahmenbedingungen. Berlin: Springer, 2. Aufl., S. 405–412

Märtin, U. (2006): Smalltalk. Die wichtigsten Regel fürs kleine Gespräch. Kreuzlingen: Hugendubel

Mannhard, A., Schneider, K. (2005): Kommunikationsrallye. Ein Spiel zur Therapie von Redeflussstörungen und/oder Sprech- bzw. Kommunikationsängsten sowie zur Förderung von Kommunikationskompetenzen bei Jugendlichen und Erwachsenen. Schaffhausen: Schubi

Manu, R. (2004): Innen- und Außenansichten über das Phänomen Stottern. In: Wendlandt-Baumeister, M. (Hg.): Stottern – Festschrift für Wolfgang Wendlandt. Köln: Claus Richter Verlag, S. 28–36

Marcuse, L. (1948): Philosophie des Glücks von Hiob bis Freud. Zürich: Diogenes (2. Aufl. 1972)

Markway, B., Markway, G. (2003): Frei von Angst und Schüchternheit. Soziale Ängste besiegen – ein Selbsthilfeprogramm. Weinheim: Beltz

Marlock, G., Weiss, H. (2006): Handbuch der Körperpsychotherapien. Stuttgart: Schattauer

Mitchell, D. (2007): Der dreizehnte Monat. Reinbek bei Hamburg: Rowohlt

Mühling, S., Jacobi, F. (2006): Psychoedukation. In: Wittchen, H., Hoyer, J. (Hg): Klinische Psychologie und Psychotherapie. Heidelberg: Springer, S. 543–551

Muirden, R. (2003): Natürlich sprechen lernen. Köln: Demosthenes-Verlag

Natke, U. (2005): Stottern. Erkenntnisse, Theorien, Behandlungsmethoden. Bern: Huber

Oertle, H. (1998): Therapie des Stotterns. Ein Ratgeber. Köln: Demosthenes Verlag

Onslow, M. (1996): Behavioral management of stuttering. San Diego, CA: Singular Publishing Group

Orthmann, W., Scholz, H.-J. (1975): Stottern. Kompendium ausgewählter Theorien für Studierende und Angehörige heilpädagogischer Berufe. Berlin: Marhold

Pauli, R. (1999)): Stottern. Oder: Die Kunst, vom mentalen Tennistraining zu lernen. Der Kieselstein 21, Heft 4, S. 12–15

Pauls, H. (2004): Psycho-soziale Beratung. In: Klinische Sozialarbeit. Grundlagen, Methoden und psychosoziale Behandlung. Weinheim: Juventa, S. 197–266

Payne, R. (2002): Entspannungstechniken. Ein praktischer Leitfaden für Therapeuten. München: Urban u. Fischer

Peters, T., Guitar, B. (1991): Stuttering: An Integrated Approach to its nature and Treatment. Baltimore: Williams & Wilkins

Prüss, H. (2000): Stottern kontrollieren lernen. Stotter- und Sprechkontrollierungstechniken. Köln: Demosthenes-Verlag (Video ca. 55 Minuten und Begleitbuch)

Rapp, M. (2006): Stottern im Spiegel der ICF – Neue Maßstäbe für Assessment und Therapie. Bremer Modell, Band 4. Fachschule für Logopädie Bremen

Rapp, M. (2007): Stottern im Spiegel der ICF: Ein neuer Rahmen für Diagnostik, Therapie und Evaluation. Forum Logopädie 21, Heft 2, S. 14–19

Rauschan, W., Welsch, C. (2008): Das ABC-Modell für die Therapie des chronischen Stotterns nach dem Konfrontationsansatz. Forum Logopädie 22, Heft 2, S. 6–10

Reinecker, H. (1999): Lehrbuch der Verhaltenstherapie. Tübingen: dgvt-Verlag

Renner, J. (1995): Erfolg in der Stottertherapie. Berlin: Marhold

Richo, D. (2008): Fünf Dinge, die wir nicht ändern können, und das Glück, das daraus entsteht. Aitrang: Windpferd

Richter, E. (1969): Therapiewerte in der Übungsbehandlung des Stotterns. Z. f. Heilpädagogik 20, S. 625–635

Richter, E. (2003): Natürliches Sprechen befreit vom Stottern. Köln: Demosthenes-Verlag, 3. Aufl.

Richter, E., Wertenbroch, W. (1986): Die Sprachübungsbehandlung des Stotterns. Horneburg: Persen

Richter, E., Neffe, F., Ritter, K. (2002): Die Befreiung von Stottern durch Autosuggestion. Pfaffenhofen: Franz Josef Neffe Verlag

Riese, G. (2007): Stottern und Schreiben. Oder: Wie wird ein Stotterer zum Buchautor? Der Kieselstein 29, Heft 2, S. 10–13

Riper, Ch. van (1973): The Treatment of Stuttering. Englewood Cliffs: Prentice Hall

Riper, Ch. van (1986): Die Behandlung des Stotterns. Köln: Demosthenes-Verlag der Bundesvereinigung Stotterer-Selbsthilfe (1999, 3. Aufl.)

Roebling, I. (1999) (Hg.): Madame Emelie du Châtelet: Rede vom Glück. Discours sur le bonheur. Berlin: Friedenauer Presse

Rogers, C. (2004): Therapeut und Klient. Grundlagen der Gesprächspsychotherapie. Frankfurt: Fischer, 18. Aufl.

Roth, P. (2008): Amerikanisches Idyll. Reinbek: Rowohlt, 11. Aufl.

Salter, A. (1949): Conditioned reflex therapy. New York: Capricorn

Sandrieser, P., Schneider P. (2004): Stottern im Kindesalter. Stuttgart: Thieme (2. Aufl. 2008)

Sartory, G. (2005): Panikstörung. In: Petermann, F., Reinecker, H. (Hg.): Handbuch der Klinischen Psychologie und Psychotherapie. Göttingen: Hogrefe, S. 463–471

Schindler, A. (1998): Stottern erfolgreich bewältigen. Ratgeber für Betroffene und Angehörige. Augsburg: Midena

Schlippe, A. von, Schweizer, J. (2007): Lehrbuch der systemischen Therapie und Beratung. Göttingen: Vandenhoeck u. Ruprecht.

Schmeer, G. (1994): Krisen auf dem Lebensweg: psychoanalytisch-systemische Kunsttherapie. München: Pfeiffer

Schneider, S., Margraf, J. (Hrsg.): Lehrbuch der Verhaltenstherapie, Bd. 3. Heidelberg: Springer

Schoenacker, Th. (1978): Individualpsychologische Gruppentherapie bei erwachsenen Stotternden. Sprache, Stimme, Gehör 2, S. 136–144

Schoenacker; Th. (1981): Stottern: Ein zielgerichtetes Verhalten. Sprache, Stimme, Gehör 5, S. 82–85

Schottenloher, G., Schnell, H. (1994) (Hg.): Wenn Worte fehlen, sprechen Bilder. Bildnerisches Gestalten und Therapie. München: Kösel

Schottenloher, G. (1995): Kunst- und Gestaltungstherapie. Eine praktische Einführung. München: Kösel, 4. Aufl.

Schulte, D. (2002): Die F.M. Alexander-Technik als ergänzender Ansatz in der Stottertherapie. Eine randomisierte Einzelfallstudie zur Prozess- und Wirksamkeitsforschung mit computerunterstützter Datenerfassung unter Alltagsbedingungen. Diplomarbeit am Psychologischen Institut der Albert-Ludwigs-Universität Freiburg im Breisgau.

Schuster, B. (2006): Mobbing. In: Bierhoff, H., Frey. D.: Handbuch der Sozialpsychologie und Kommunikationspsychologie. Göttingen: Hogrefe, S. 136–142

Sheehan, J. (1970): Stuttering. Research and Therapy. New York: Harper & Row

Spolin, V. (1987): Improvisationstechniken für Pädagogik, Therapie und Theater. Paderborn: Junfermann

Sommer, M., Hunter, E., Knappmeyer, K., Wolff von Gudenberg, A., Spindler, N., Paulus W. (2008): Visuomotor lexical semantic reaction times are preferentially handled in the right hemisphere in patients with persistent developmental stuttering. Movement Disorders, Volume 23, S. 235, Published: 2008 Meeting Abstract: 715

Starke, A. (1995): The Van Riper program as intensive interval therapy. In: C.W. Starkweather, C., Peters, H. (Hg.): Proceedings of the First World Congress on Fluency Disorders. The International Fluency Association, S. 425–428

Stangier, U., Clark, D., Ehlers, A. (2006): Soziale Phobie. Göttingen: Hogrefe

Stavemann, H. (Hg.) (2005): KVT-Praxis. Strategien und Leitfäden für die Kognitive Verhaltenstherapie. Weinheim: Beltz PVU

Stavemann, H. (2008): Lebenszielanalyse und Lebenszielplanung in Therapie und Beratung. Weinheim: Beltz

Steinebach, Ch. (2006 a): Handbuch Psychologische Beratung. Stuttgart: Klett-Cotta

Steinebach, Ch. (2006 b): Verhaltens- und kognitionspsychologische Grundlagen der Beratung. In: Handbuch Psychologische Beratung. Stuttgart: Klett-Cotta, S. 175–194

Strätz, H. (1983): Frosch im Hals. Frankfurt a. M.: Suhrkamp

Ullrich de Mynch, R., Ullrich, R. (2001): Das Assertiveness-Training-Programm. Einübung von Selbstvertrauen. Teil 1: Bedingungen und Formen sozialer Schwierigkeiten. München: Clett-Cotta, 8. Aufl. (entspricht: Ullrich u. Ullrich 1976; 4. Aufl.: 1987)

Ullrich de Mynch, R., Ullrich, R. (2006): Das Assertiveness-Training-Programm. Einübung von Selbstvertrauen. Teil 2: Grundkurs. München: Clett-Cotta, 8. Aufl.

Vaitl, D., Petermann, F. (2004) (Hg.): Entspannungsverfahren. Das Praxishandbuch. Weinheim: Beltz, 3. Aufl.

Waas, M. (1999): Das Stottern – ein zielgerichtetes Handeln. Forum Logopädie 13, S. 21–24

Wauligmann, B. (1996): Stotternde entdecken Sprechfreude. Von Oskar Hausdörfers Tönen und Hören zu Erwin Richters Naturmethode. Köln: Demosthenes-Verlag

Wauligmann, B. (2010): Leichter sprechen und sich wohler fühlen. Praktische Hilfen für stotternde Menschen. DVD mit Begleitheft. Münster: Stotterer-Selbsthilfe, Landesverband NRW

Weikert, K. (1996): Stottern – Belastung und Bewältigung im Lebenslauf. Köln: Demosthenes Verlag

Weinberger, S. (2004): Klientenzentrierte Gesprächsführung. Eine Lehr- und Praxisanleitung für helfende Berufe. Weinheim: Juventa, 9. Aufl.

Weizsäcker, V. von (1986): Gesammelte Schriften. Band 6, Frankfurt: Suhrkamp

Wendlandt, W. (1974): Selbstbehauptungstraining. – Ein verhaltenstherapeutischer Ansatz in der Behandlung erwachsener Stotternder. Zeitschrift für Klinische Psychologie und Psychotherapie 22, S. 236–246

Wendlandt, W. (1975): Resozialisierung erwachsener Stotternder. Ein lernpsychologischer und verhaltenstherapeutischer Beitrag zur Behandlung des Stotterns. Berlin: Marhold; 2. Aufl.

Wendlandt, W. (1977): Verhaltensmodifikation durch Rollenspiele. In: Wendlandt, W. (Hg.): Rollenspiel in Erziehung und Unterricht. München: Ernst Reinhardt, S. 15–49

Wendlandt, W. (1979): Verhaltenstherapeutisches Sprechtrainingsprogramm für stottrende Kinder und Jugendliche. Diagnostik, individuelle therapeutische Maßnahmen, Veränderungsprogramm für die Gruppe. Berlin: Mahold (2. Aufl. 1986)

Wendlandt, W. (1984 a): Zum Beispiel Stottern. Stolperdrähte, Sackgassen und Lichtblicke im Therapiealltag. München: Pfeiffer

Wendlandt, W. (1984 b): Zur In-vivo-Arbeit in der Therapie des Stotterns. Durchführung von Behandlungsmaßnahmen in alltäglichen Belastungssituationen des Stotternden. Sprache, Stimme, Gehör 8, Heft 2, S. 44–50

Wendlandt, W. (1987 a): Nicht vermeiden – Stottern zeigen! Teil 1: Grundsätzliches zum Non-avoidance-Konzept in der Behandlung des Stotterns. Die Sprachheilarbeit 32, Heft 4, S. 145–153

Wendlandt, W. (1987 b): Nicht vermeiden – Stottern zeigen! Teil 2: Symptomorientierte Behandlungsbausteine im Rahmen meiner Nicht-Vermeidungs-Therapien bei Stotternden. Die Sprachheilarbeit 32, Heft 5, 193–205

Wendlandt, W. (1993): Entspannung – bloß nicht nur im stillen Kämmerlein! In: Johannsen, H., Springer, L. (Hg.): Tagungsbericht der Jahresfortbildungstagung des Deutschen Bundesverbandes für Logopädie in Münster 1993. Ulm: Phoniatrische Ambulanz der Universität Ulm, S. 370–384

Wendlandt, W. (1994): Stottern ins Rollen bringen. Die Kiesel des Demosthenes. Köln: Demosthenes-Verlag der Bundesvereinigung Stotterer-Selbsthilfe e.V.

Wendlandt, W. (2002 a): Therapeutische Hausaufgaben. Materialien für die Eigenarbeit und das Selbsttraining. Eine Anleitung für Therapeuten, Betroffenen, Eltern und Erzieher. Stuttgart: Thieme

Wendlandt, W. (2002 b): Probleme und Missverständnisse beim Einsatz der In-vivo-Methode. Forum Logopädie 16, Heft 5, S. 12–16

Wendlandt, W. (2003): Veränderungstraining im Alltag. Eine Anleitung zur In-vivo-Arbeit in Therapie, Beratung und Selbsthilfe. Stuttgart: Thieme

Wendlandt, W. (2004 a): Improvisation – nicht nur für Stotternde. Unberechenbare Verwirrungen und verwirrende Unberechenbarkeiten. Forum Logopädie 18, Heft 3, S. 6–10

Wendlandt, W. (2004 b): Kommunikationstraining durch Improvisation. Eine Entdeckungsreise für Klienten und Logopädinnen. L.O.G.O.S. interdisziplinär 12, Heft 3, S. 204–211

Wendlandt, W. (2005 a): Entspannung im Alltag. Ein Trainingsbuch. Weinheim: Beltz, 2. Aufl.

Wendlandt, W. (2005 b): Grundhaltungen und Handlungsstrategien für das szenische Improvisieren – Orientierungspunkte für die Akteure. Korrespondenzen: Zeitschrift für Theaterpädagogik 21, Heft 47, S. 21–25

Wendlandt, W. (2009): Stottern im Erwachsenenalter. Grundlagenwissen und Handlungshilfen für die Therapie und Selbsthilfe. Stuttgart: Thieme

Wendlandt, W. (2009 a): Unerwartete Landung. Stottern: Mein Start ins Berufsleben. In: Bundesvereinigung Stotterer-Selbsthilfe e.V. (Hg.): 30 Jahre Bundesvereinigung Stotterer-Selbsthilfe e.V.. Köln: Demosthenes-Verlag, S. 34–36

Wendlandt, W. (1976): Bewältigungstraining in der Vorstellung. In: Wendlandt, W., Hoefert, H.: Selbstsicherheitstraining. Salzburg: Otto Müller Verlag, S. 126–128

Wertenbroch, W. (1978): Übungsbuch zur Behandlung des Stotterns nach der Methode von Erwin Richter. Hamburg: Sigrid Persen

Wohlfahrt, R., Schneider, D. (1999): Psychoedukatives Training zur Verbesserung der Selbsthilfefähigkeit von Menschen mit Epilepsie. Tübingen: Deutsche Gesellschaft für Verhaltenstherapie e.V.

Wolpe, J. (1958): Psychotherapy by reciprocal inhibition. Stanford: Stanford University Press

Wolpe, J., Lazarus, A. (1966): Behaviour therapy techniques. Oxford

Yalom, I. (2002): Der Panama-Hut. Oder: Was einen guten Therapeuten ausmacht. München: Goldmann, btb-verlag

Young, M. (1984): Identification of stuttering and stutterers. In: Curlee, R., Perkins, W.: (Hg.): Nature and Treatment of Stuttering: New Directions. San Diego: College-Hill Press, S. 31–48

Zacher, A. (1988): Kategorien der Lebensgeschichte. Ihre Bedeutung für Psychiatrie und Psychotherapie. Berlin: Springer

Zückner, H. (2001): Stottertherapie bei Jugendlichen und Erwachsenen. In: Bundesarbeitsgemeinschaft Hilfe für Behinderte e.V. (Hg.): Kommunikation zwischen Partnern: Stottern. Düsseldorf: Bundesarbeitsgemeinschaft Hilfe für Behinderte e.V., S. 41–55

Zückner, H. (2008): Intensiv-Modifikation Stottern: Die Modifikation. Informationen für Therapeuten. Neuss: Verlag Ulrich Natke

Sachwortverzeichnis

A

B

C

D

E

F

G

H

I

K

S

Bücher rund ums Stottern von Wolfgang Wendlandt

„Stottern ins Rollen bringen" erzählt die Geschichte des Griechen Demosthenes, der mit Kieseln im Mund sein Stottern bewältigte und zu einem der größten Redner seiner Zeit wurde. Das Buch zeigt auf, wie Erfolge möglich werden.

Zu beziehen über die Bundesvereinigung Stotterer-Selbsthilfe e.V.

ISBN 978-3-921897-11-9

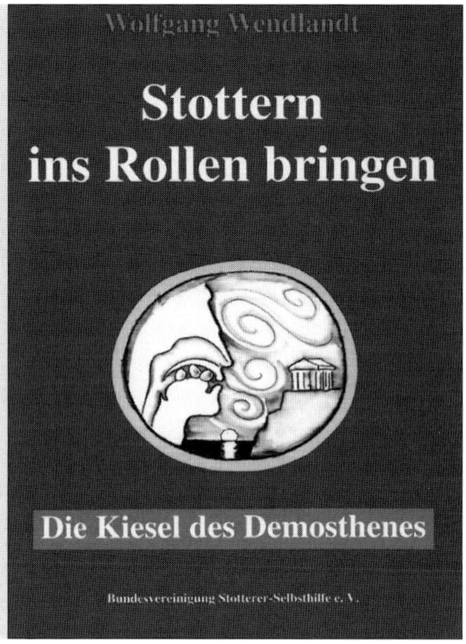

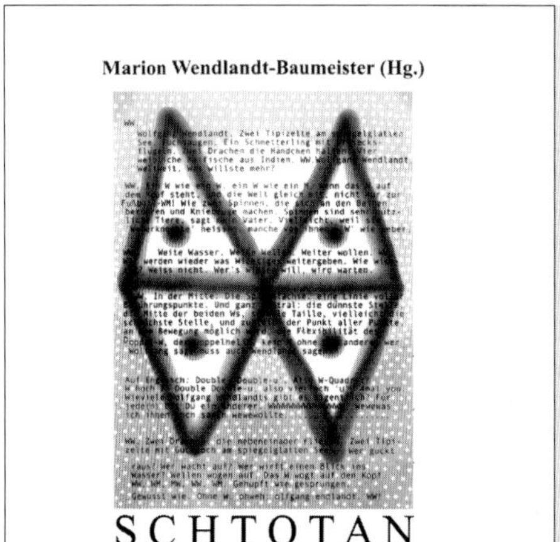

13 Beiträge von Stotternden und Therapeuten rund ums Thema Stottern und Wolfgang Wendlandt, mit Fotos und Anekdoten

ISBN 3924533-75-X

erschienen 2004

Weitere Bücher von Wolfgang Wendlandt

(zu beziehen auch über die Bundesvereinigung Stotterer-Selbsthilfe e.V., Köln)

Ein Meilenstein und Klassiker der Stotterliteratur

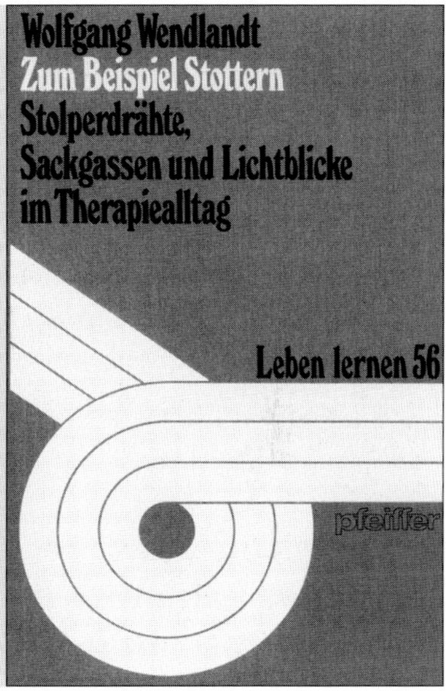

Außerdem

2002 Therapeutische Hausaufgaben. Materialien für die Eigenarbeit und das Selbsttraining. Eine Anleitung für Therapeuten, Betroffene, Eltern und Erzieher. Stuttgart: Thieme Verlag

2003 Veränderungstraining im Alltag. Eine Anleitung zur In-vivo-Arbeit in Beratung, Therapie und Selbsthilfe. Stuttgart: Thieme Verlag

2005 Entspannung im Alltag. Ein Trainingsbuch. Weinheim: Beltz (2. völlig überarbeitete und erweiterte Neuausgabe / Taschenbuch)

2009 Stottern im Erwachsenenalter. Grundlagenwissen und Handlungshilfen für die Therapie und Selbsthilfe. Stuttgart: Thieme Verlag

2010 Sprachstörungen im Kindesalter. Materialien zur Früherkennung und Beratung. Stuttgart: Thieme Verlag, Stuttgart, 6. Aufl.

Bücher und Filme aus dem Demosthenes-Verlag

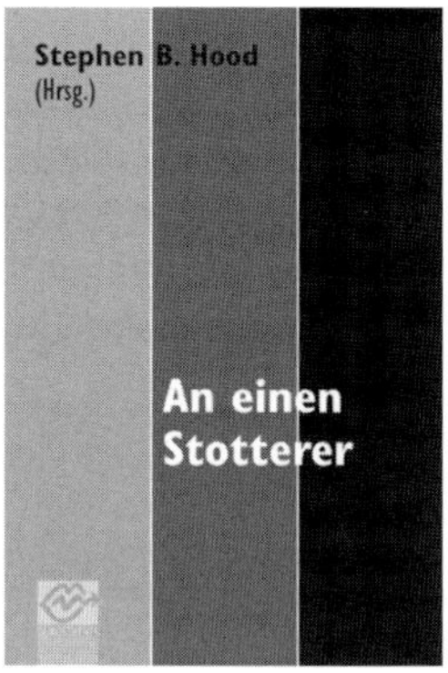

Stephen B. Hood (Hrsg.)

An einen Stotterer

Ein Ratgeber für Stotternde

7. Auflage 2004, 140 Seiten, ISBN 978-3-921897-00-3

Der Klassiker unter den Büchern der Stotterer-Selbsthilfe. In diesem Buch wurden 1972 erstmals von Betroffenen Empfehlungen und Ideen vorgestellt, um die Schwierigkeiten, die mit dem Stottern verbunden sind, überwinden zu können. 24 Sprachtherapeuten aus den USA, die das Stottern aus eigener Erfahrung kennen, eröffnen Perspektiven und geben konkrete Hilfestellungen.

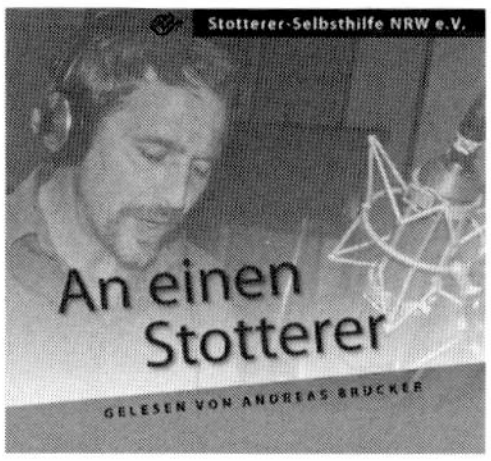

Lon L. Emerick, Henry Freund, Charles Van Riper u.a.

An einen Stotterer (Hörbuch)

Gelesen von Andreas Brucker

2010, 69:42 Min., ISBN 978-3-921897-55-3

Dieses Hörbuch beinhaltet eine Auswahl von 11 Texten aus dem Buch „An einen Stotterer“. Die Autoren, die alle selbst gestottert haben erzählen von ihren persönlichen und therapeutischen Erfahrungen und ermutigen die Hörer zur Auseinandersetzung mit dem eigenen Stottern.

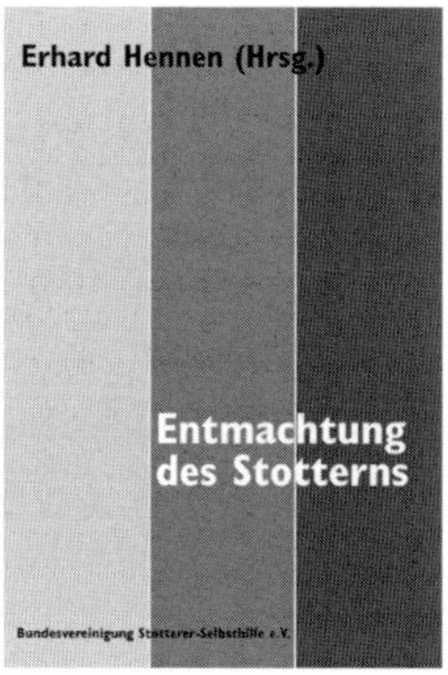

Erhard Hennen (Hrsg.)

Entmachtung des Stotterns

1989, 198 Seiten, ISBN 978-3-921897-06-5

In Entmachtung des Stotterns erzählen überwiegend stotternde Autoren in 22 Beiträgen von ihrem Leben und ihren Erfahrungen mit dem Stottern. Sie schildern, wie ihr Stottern anfing und wie sie in der Schule und im Arbeitsleben damit konfrontiert wurden. Die Reaktionen von Familie und Freunden und die ersten Therapieversuche sind weitere Themen. Von wenigen Ausnahmen abgesehen, beschreiben die Autoren ihr Leben mit dem Stottern als Leidensweg. Erst die Auseinandersetzung mit und die Akzeptanz des Stotterns ermöglichen neue Perspektiven.

Richard Ham

Techniken in der Stottertherapie

2000, 354 Seiten, ISBN 978-3-921897-35-5

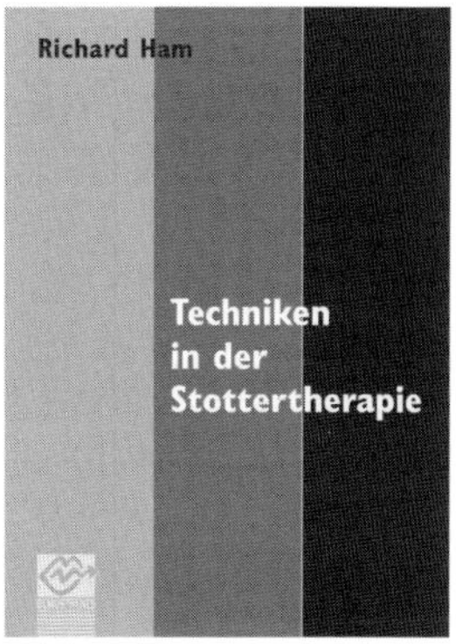

Stottern zu behandeln, erfordert Kenntnisse und Fertigkeiten in einer Vielzahl von Methoden und Techniken.
Dieses Buch stellt nicht *die* Stottertherapie vor, sondern Bausteine einer umfassenden Therapie, deren Auswahl sich an den individuellen Bedürfnissen des Patienten orientiert. Im Vordergrund steht dabei die Anwendung in der Praxis. Die Vielfalt der dargestellten Methoden und Techniken macht das Buch in der Fachliteratur einzigartig.

Malcolm Fraser

Selbsttherapie für Stotterer

2. Auflage 1998, 178 Seiten, ISBN 978-3-921897-01-0

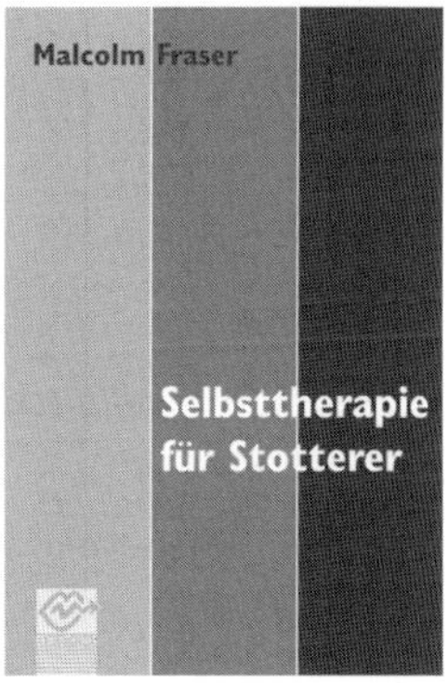

Dieses Buch ist ein wertvoller Leitfaden für alle, die – unabhängig von professioneller Hilfe – an ihrem Sprechen arbeiten wollen. Es zeigt, was man tun kann, um sein Stottern zu kontrollieren und bietet ein Therapieprogramm, das auf Methoden und Verfahren beruht, die bereits erfolgreich angewandt worden sind.
Der Autor, Malcolm Fraser, ist Gründer der Stuttering Foundation of America und war selbst Stotterer.

Charles Van Riper

Die Behandlung des Stotterns

6. Auflage 2006, 262 Seiten, ISBN 978-921897-02-7

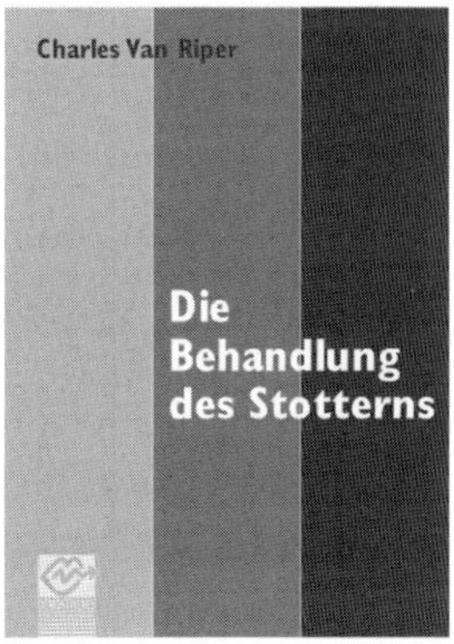

„Flüssiges Stottern“ ohne anstrengende und vermeidende Gewohnheiten, das kann ein Stotterer in Charles Van Ripers Therapie lernen. Doch wie sieht der Weg dorthin aus?
In seinem Buch beschreibt Van Riper die vier Abschnitte seiner Therapie: Identifikation, Desensibilisierung, Modifikation und Stabilisierung. Dabei zeigt er therapeutische Techniken und Prinzipien, die helfen, ein normales Sprechen frei von Sprechängsten zu entwickeln.

Andreas Starke

Stottern vereinfachen (DVD)

Modifikationstechniken nach Charles Van Riper

1996, ca. 70 Minuten + Begleitbuch, 56 Seiten, ISBN 978-3-921897-31-7

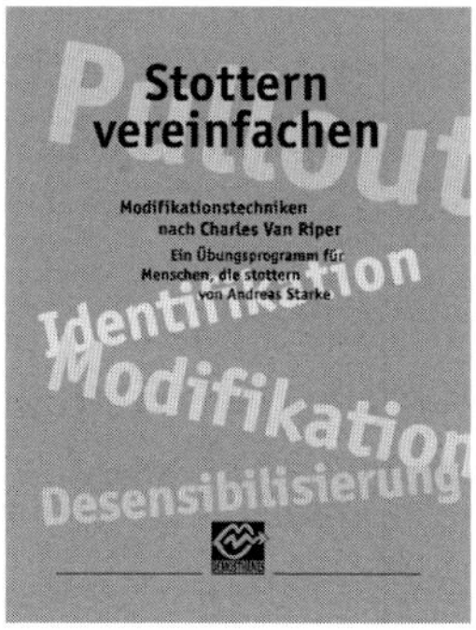

In diesem Übungsprogramm werden die Modifikationstechniken nach Van Riper demonstriert. Der Autor Andreas Starke, selbst Betroffener, verfügt über langjährige Erfahrungen, stotternden Menschen die hier vorgestellte Methode zu vermitteln. Er ist ausgebildeter Logopäde und hat sich auf das Themengebiet Stottern spezialisiert.

Holger Prüß

Stottern kontrollieren lernen (DVD)

Stotter- und Sprechkontrollierungstechniken nach Holger Prüß

2000, ca. 55 Minuten + Begleitbroschüre, 36 Seiten, ISBN 978-3-921897-40-9

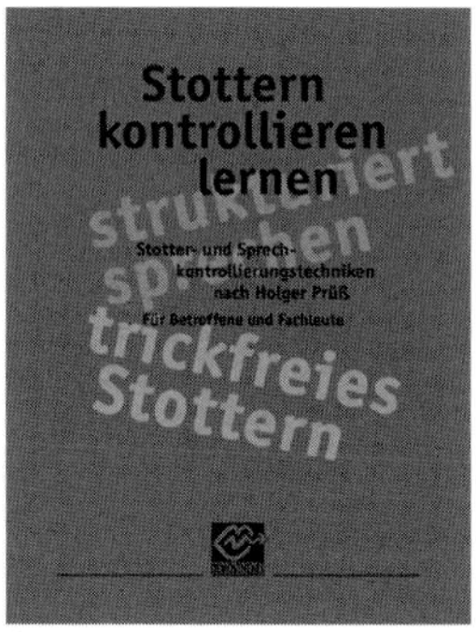

Der Film stellt unterschiedliche Techniken und deren Einflussmöglichkeiten auf das Stottern dar. Demonstriert werden die Techniken an zwei Klienten. Im ersten Teil sind dies Stotterkontrollierungstechniken, das sogenannte „Trickfreie Stottern“ und die „Stotterkontrolle“. Der zweite Teil behandelt die Sprechkontrollierungstechnik, die so genannte „Stufensprechweise“. Holger Prüß versteht es, sein Konzept in einem zeitlich engen Rahmen strukturiert und nachvollziehbar zu präsentieren. Die DVD wendet sich an Betroffene und Fachleute.

Als Anerkennung für Ihre Unterstützung gelten für Mitglieder und Förderer der Bundesvereinigung Stotterer-Selbsthilfe ermäßigte Verlagspreise.
Siehe unter www.bvss.de/shop/ oder fragen Sie uns.

Bundesvereinigung Stotterer-Selbsthilfe e.V. (BVSS)
Zülpicher Straße 58, 50674 Köln
Telefon 0221-139 1106, info@bvss.de

DEMOSTHENES

Stottern
Wir wissen Bescheid.

Bundesvereinigung Stotterer-Selbsthilfe e.V.

Persönliche Hilfe und Stimme für viele

Die Bundesvereinigung Stotterer-Selbsthilfe e.V. (BVSS) ist die Interessenvertretung stotternder Menschen in Deutschland – gestützt von ihren Mitgliedern, acht Landesverbänden, zahlreichen lokalen Stotterer-Selbsthilfegruppen und mehr als 30 Jahren Erfahrung. Wir haben uns zum Ziel gesetzt, die Lebenssituation für stotternde Kinder, Jugendliche und Erwachsene zu verbessern. Darüber hinaus ist die Informations- und Beratungsstelle der Bundesvereinigung Stotterer-Selbsthilfe die einzige überregional tätige Einrichtung, die umfassend und unabhängig zum Thema Stottern informiert und berät – die zentrale Anlaufstelle für Ratsuchende, Fachleute und Medien.

Aufgaben und Angebote im Überblick

Die BVSS informiert:

Materialien zur Erstinformation
Öffentlichkeitsarbeit und Kampagnen
Literatur, Ratgeber, Kinderbücher und Filme (im zur BVSS gehörenden Fachverlag Demosthenes)

Die BVSS hilft:

Individuelle Fachberatung
Bundesweites Therapeutenverzeichnis
Aktive Zusammenarbeit mit Berufsverbänden und Forschung

Die BVSS fördert:

Gründung und Organisation von Stotterer-Selbsthilfegruppen bundesweit
Seminare und Workshops für Betroffene und Angehörige
Erfahrungsaustausch und Vernetzung

Die BVSS fordert:

Abbau der Diskriminierung
Prävention und schulische Förderung
Klarheit über relevante Rechtsgrundlagen

Einladung zum Mitmachen

Erst durch das Engagement vieler Einzelner kann die Bundesvereinigung Stotterer-Selbsthilfe e.V. (BVSS) ihre Aufgaben erfüllen und die Lebenssituation für stotternde Kinder und Erwachsene verbessern. Es gibt verschiedene Wege uns dabei zu unterstützen:

Gemeinsam stark – als Mitglied

Als Mitglied der BVSS sind Sie Teil einer starken Gemeinschaft, die sich für alle stotternden Kinder und Erwachsenen einsetzt: für den Abbau von Vorurteilen und Diskriminierung, für sachliche Aufklärung und frühestmögliche Hilfe, für unabhängige Beratung und aktive Selbsthilfe. Mitglieder stärkt unsere Position als Interessenvertretung stotternder Menschen in Deutschland. Durch ihre Mitgliedsbeiträge tragen sie zur finanziellen Unabhängigkeit der Bundesvereinigung Stotterer-Selbsthilfe bei und ermöglichen eine langfristige Planung.

Hilfe und Verbundenheit – als Förderer

Als Fördermitglied unterstützen Sie solidarisch unseren Einsatz für die Belange stotternder Menschen. Sie tragen mit regelmäßigen Jahresspenden zum Erhalt unserer Angebote bei und ermöglichen uns, kurzfristige Projekte zu realisieren.

Spontane Hilfe – als Spender

Mit einem „Geschenk“ für unsere Arbeit helfen Sie uns, kurzfristige Projekte zu realisieren.

Sie möchten die Bundesvereinigung Stotterer-Selbsthilfe e.V. unterstützen?
Wir sind für Sie da!

Bundesvereinigung Stotterer-Selbsthilfe e.V. (BVSS)
Zülpicher Straße 58, 50674 Köln
Telefon 0221-139 1106
info@bvss.de · www.bvss.de

Spendenkonto 710 34 00 · BLZ 370 205 00 · Bank für Sozialwirtschaft, Köln